Interventionen bei Kindern psychisch kranker Eltern

W0045800

Interventionen bei Kindern psychisch kranker Eltern

Grundlagen, Diagnostik und therapeutische Maßnahmen

von

Albert Lenz

HOGREFE 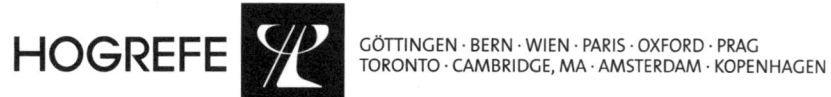 GÖTTINGEN · BERN · WIEN · PARIS · OXFORD · PRAG
TORONTO · CAMBRIDGE, MA · AMSTERDAM · KOPENHAGEN

Prof. Dr. phil. Albert Lenz, geb. 1951. 1973-1979 Studium der Psychologie, Soziologie und Pädagogik in München. 1988 Promotion. Weiterbildung in Paar- und Familientherapie, Krisenintervention. Seit 1994 Professor für Klinische Psychologie und Sozialpsychologie an der Katholischen
Fachhochschule Nordrhein-Westfalen, Abteilung Paderborn, Fachbereich Sozialwesen. *Arbeits-
und Forschungsschwerpunkte:* Sozial- und Gemeindepsychiatrie, Beratung und Jugendhilfe, Soziale Netzwerke und Empowerment, Theorie und Praxis der Gemeindepsychologie.

Bibliografische Information der Deutschen Nationalbibliothek

Die Deutsche Nationalbibliothek verzeichnet diese Publikation in der
Deutschen Nationalbibliografie; detaillierte bibliografische Daten sind
im Internet über http://dnb.d-nb.de abrufbar.

© 2008 Hogrefe Verlag GmbH & Co. KG
Göttingen · Bern · Wien · Paris · Oxford · Prag
Toronto · Cambridge, MA · Amsterdam · Kopenhagen
Rohnsweg 25, 37085 Göttingen

http://www.hogrefe.de
Aktuelle Informationen · Weitere Titel zum Thema · Ergänzende Materialien

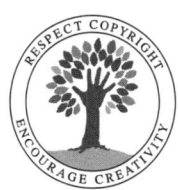

Das Werk einschließlich aller seiner Teile ist urheberrechtlich geschützt.
Jede Verwertung außerhalb der engen Grenzen des Urheberrechtsgesetzes
ist ohne Zustimmung des Verlages unzulässig und strafbar. Das gilt insbesondere für Vervielfältigungen, Übersetzungen, Mikroverfilmungen und die
Einspeicherung und Verarbeitung in elektronischen Systemen.

Umschlagabbildung: Gisela Dauster, Rheinbach
Satz: Grafik Design Fischer, Weimar
Druck: Druckerei Kaestner, Rosdorf
Printed in Germany
Auf säurefreiem Papier gedruckt

ISBN 978-3-8017-2042-1

Inhalt

Einführung

Über die Prävalenz psychisch kranker Eltern lassen sich vorläufig zwar keine verlässlichen Angaben machen, die bis heute vorliegenden methodisch kontrollierten Studien zeigen aber übereinstimmend, dass Kinder psychisch kranker Eltern mit Sicherheit keine Randgruppe darstellen. So wurden beispielsweise in einer konsekutiven Erhebung auf verschiedenen allgemeinpsychiatrischen und psychotherapeutischen Stationen von zwei psychiatrischen Kliniken über einen Zeitraum von 6 Monaten, alle neu aufgenommenen Patienten befragt (Lenz, 2005). Von den in diesem Zeitraum erfassten 808 Patienten hatten ca. 27 % Kinder unter 18 Jahren. Dabei zeigten sich signifikante geschlechtsspezifische Unterschiede. So hatten 34 % der Patientinnen und nur 18 % der Patienten Kinder unter 18 Jahren. Circa 77 % der Patientinnen lebten mit ihren minderjährigen Kindern auch zusammen, während nur ca. 60 % der befragten Patienten mit ihren Kindern im selben Haushalt wohnten. Betrachtet man die Diagnosen, so wird deutlich, dass unter den Patienten mit Kindern unter 18 Jahren alle großen Diagnosegruppen vertreten waren (vgl. ausführlich Lenz, 2005).

Nach den Angaben des Statistischen Bundesamtes haben im Jahr 2002 bundesweit 591.608 Patientinnen und Patienten zwischen 20 und 55 Jahren eine stationäre psychiatrische Behandlung beendet. Legt man die Zahlen aus der konsekutiven Erhebung zugrunde, wurden im Jahr 2002 ungefähr 150.000 Väter und Mütter stationär behandelt. Allein von einer stationären psychiatrischen Behandlung eines Elternteils waren damit mindestens 150.000 Kinder betroffen. Remschmidt und Mattejat (1994) gehen in Deutschland von mindestens 500.000 Kindern mit einem an einer Schizophrenie oder einer affektiven Psychose erkrankten Elternteil aus.

Obwohl bislang keine genauen Angaben vorliegen, ist die Zahl der Kinder mit psychisch kranken Eltern also relativ hoch. Umso erstaunlicher ist es, dass das Thema „Kinder psychisch kranker Eltern" in der deutschsprachigen Fachöffentlichkeit lange Zeit kaum präsent war. Erste empirische Studien zum Thema Kinder psychisch kranker Eltern sind hingegen bereits in den 30er Jahren des letzten Jahrhunderts durchgeführt worden. Systematisch und methodisch differenziert setzte sich erstmals der englische Kinder- und Jugendpsychiater Rutter mit der Thematik auseinander (Rutter, 1966). Im deutschsprachigen Raum griffen Remschmidt und Strunk das Thema in den 70er Jahren erstmalig auf. Sie untersuchten die Kinder von schizophren und depressiv erkrankten Eltern, die in der kinderpsychiatrischen Universitätsklinik Marburg behandelt wurden (Remschmidt et al., 1973). Im Zentrum der empirischen Arbeiten stand lange Zeit die „High-risk"-Forschung, die das Ziel verfolgte, Gruppen mit hohem Erkrankungsrisiko genauer zu beschreiben und herauszufinden, in welchen Merkmalen sich diese Risikogruppen von normalen Vergleichsgruppen unterscheiden. In den zahlreichen Studien konnten eindeutige Zusammenhänge zwischen psychischen Erkrankungen der Eltern und Störungen der kindlichen Entwicklung nachgewiesen werden. Es zeigte sich, dass Kinder, die in Familien aufwachsen, in denen ein Elternteil psychisch krank ist, in vielfältiger Weise durch die elterliche Erkrankung betroffen sind und ein gegenüber Vergleichsgruppen um den Faktor 2 bis 3 erhöhtes Risiko tragen, selbst eine psychische Störung zu entwickeln. Bleuler konnte aber bereits 1972 in einer Langzeitstudie aufzeigen, dass Kinder in schwierigen familiären und sozialen Konstellationen durchaus auch in der Lage sind, ihr Leben adäquat zu meistern. Er stellte fest, dass drei Viertel der untersuchten Kinder schizophren erkrankter Eltern gesund geblieben sind (vgl. Lenz, 2005). Differenzierte Antworten auf die Frage, warum und wie Kinder trotz der vielfältigen Belastungen und Risiken gesund bleiben oder sich relativ leicht von Störungen erholen bzw. mit den belastenden, widrigen und widersprüchlichen Lebenserfahrungen angemessener umgehen können als andere Kinder, liefern die mittlerweile umfangreichen Befunde aus der Resilienz- und Bewältigungsforschung.

Nicht zuletzt ausgelöst durch die Tagung des Dachverbands psychosozialer Hilfsvereinigungen „Auch Kinder sind Angehörige" im Jahr 1997 hat sich mittlerweile die Situation im deutschsprachigen Raum deutlich verbessert. Die Fachöffentlichkeit ist auf die Kinder und ihre psychisch kranken Eltern aufmerksam geworden. So wurden in den letzten Jahren nicht nur zahlreiche Fachtagungen, Symposien und Kongresse durchgeführt, sondern es sind darüber hinaus in verschiedenen Regionen und Orten eine Reihe von Initiativen entstanden, die Kindern und ihren psychisch kranken Eltern Hilfen anbieten. Besonders bekannt geworden ist das Konzept der AURYN-Kindergruppe, das ursprünglich an der Psychiatrischen Universitätsklinik Freiburg entwickelt wurde und mittlerweile als „Vorlage" für eine Vielzahl von Projekten dient. Es fehlen bislang allerdings mehrdimensionale und ressourcenfördernde Interventionsansätze, wie sie speziell im angloamerikanischen Bereich entwickelt und evaluiert wurden. Als Pionier gilt hier vor allen Beardslee, der mit seinen Mitarbeitern bereits vor über 20 Jahren am Children's Hospital in Boston erste Programme zur Unterstützung Kinder depressiv erkrankter Eltern entwickelt hat. Im Mittelpunkt der angloamerikanischen Interventionsprogramme stehen Maßnahmen zur Entlastung der Kinder und Eltern, zur besseren Nutzung familiärer und außerfamiliärer Unterstützung, zur Förderung familiärer Kommunikation, zur Informationsvermittlung bzw. Edukation und zur Stärkung sozialer Ressourcen und zum Aufbau sozialer Kompetenzen sowie von Problemlöse- und Erziehungsfertigkeiten.

Der vorliegende Band schließt die bestehende Lücke in den Interventionsansätzen bei Kindern psychisch kranker Eltern im deutschsprachigen Raum. So wird ausgehend von den empirischen Befunden der Risiko-, Resilienz- und Bewältigungsforschung – wobei die Ergebnisse qualitativer Studien zu Belastungs- und Bewältigungsprozessen wegen ihrer hohen Praxisrelevanz einen großen Raum einnehmen – sowie der auf dem transaktionalen Stressmodell basierenden Ergebnisse der Stressforschung im Kindesalter, ein breit gefächertes Repertoire an Interventionsansätzen und Methoden vorgestellt. Gezielte und wirksame Interventionen setzen die Erfassung der Belastungen und der verfügbaren bzw. mobilisierbaren personalen, familiären und sozialen Ressourcen voraus. Aus diesem Grund werden darüber hinaus ein umfangreicher Leitfaden zur diagnostischen Einschätzung des kindlichen Belastungserlebens sowie verschiedene Verfahren zur Stress-, Bewältigungs- und Ressourcendiagnostik vorgestellt. Interventionen erweisen sich erst dann als nützlich und effektiv, wenn sie in die regulären Versorgungsstrukturen eingebaut werden und auf diese Weise eine Kontinuität und Verlässlichkeit der Hilfsangebote gewährleistet werden kann. Es werden daher abschließend die Grundzüge eines Handlungsrahmens entwickelt, der es ermöglicht, die Interventionen und Unterstützungsmaßnahmen in ein Gesamtkonzept der Angehörigenarbeit in der Psychiatrie einzubetten.

Mein besonderer Dank gilt Frau Dipl.-Psychologin Susanne Weidinger vom Hogrefe Verlag für die gute Betreuung, meiner Mitarbeiterin Frau Dipl.-Psychologin Juliane Kuhn für das kritische Lesen des Manuskripts und meiner Frau Dr. med. Silvia Lenz für die wertvollen Anregungen.

Paderborn, im September 2007 *Albert Lenz*

1 Belastungen der Kinder psychisch kranker Eltern

1.1 Objektiver Zugang zu den Belastungen der Kinder

Mit objektivem Zugang zu den Belastungen ist der Forschungsstand zu den Folgewirkungen der elterlichen psychischen Erkrankung auf die Entwicklung von Kindern gemeint. Diese Betrachtungsweise umfasst eine Vielzahl von Befunden, die eine Grundorientierung hinsichtlich des Entwicklungsrisikos betroffener Kinder und ein Verständnis für Risikomechanismen bieten. Kenntnisse über die „objektiven" Belastungen stellen die Rahmenbedingungen und Grundvoraussetzungen für die Entwicklung und den Einsatz wirksamer Hilfs- und Unterstützungsangebote dar.

1.1.1 Entwicklungsverlauf und psychische Störungen bei Kindern psychisch kranker Eltern

Die vorliegenden Studien zum Entwicklungsverlauf und der Auftretenshäufigkeit psychischer Störungen kommen übereinstimmend zu dem Ergebnis, dass die psychische Erkrankung eines Elternteils das Risiko für die Kinder, im Verlauf ihres Lebens selbst eine psychische Störung auszubilden, beträchtlich ist. Die aussagekräftigsten Befunde stammen aus Längsschnittsstudien, in denen betroffene Kinder mindestens bis ins Jugendalter begleitet wurden. Es zeigte sich, dass die Auftretensraten schizophrener Störungen bei Kindern mit einem an Schizophrenie erkrankten Elternteil zwischen 8 und 20 % lagen (Niemi et al., 2003). Betrachtet man alle Formen psychiatrischer Störungen so wurden bei Kindern mit mindestens einen schizophren erkrankten Elternteil im Mittel bei 30 bis 40 % der Betroffenen bis zum Jugendalter klinisch relevante Auffälligkeiten festgestellt (Niemi et al., 2003). Remschmidt und Mattejat (1994) gehen davon aus, dass Kinder schizophren erkrankter Eltern stärker belastet sind als Kinder von depressiven Eltern. Sie kommen zu dem Ergebnis, dass sich Kinder aus Familien mit einem schizophrenen Elternteil insgesamt weniger mit ihren Eltern identifizieren als Kinder aus Familien mit einem depressiven Elternteil. Kinder, bei denen ein Elternteil an einer chronischen Depression mit einem rezidivierenden Verlauf erkrankt war, wurden ebenfalls in Längsschnittsstudien, meist bis ins Jugend- bzw. junge Erwachsenenalter hinein, untersucht (vgl. Niemi et al., 2003). Die vorliegenden Zahlen lassen vermuten, dass bei einer unipolaren Depression eines Elternteils etwa 40 % der betroffenen Kinder selbst bis zum Alter von 20 Jahren mindestens eine depressive Episode erleben und im Mittel bis zu 60 % mindestens eine klinisch relevante Störung ausbilden (Beardslee et al., 1998). Downey und Coyne (1990) gehen davon aus, dass das Risiko für eine affektive Störung für die betroffenen Kinder zwei- bis dreimal höher, das Risiko für eine Major Depression etwa sechsmal höher als für Kinder unauffälliger Eltern ist. Kinder depressiver Eltern tragen darüber hinaus auch ein erhöhtes Risiko für andere psychische Störungen sowie Verhaltensauffälligkeiten und Anpassungsprobleme im sozialen, emotionalen und kognitiven Bereich (Cummings & Davis, 1994). Weissman et al. (1987) fanden in ihrer Studie eine erhöhte Prävalenz von Depressionen, Abhängigkeitserkrankungen und schulischen Problemen bei Kindern von depressiven Eltern. Rutter und Quinton (1984) stießen in ihrer Untersuchung auf eine signifikant erhöhte Rate kindlicher Auffälligkeiten bei Eltern mit einer umschriebenen Persönlichkeitsstörung. Es gibt sogar Hinweise, dass Kinder bei einer Persönlichkeits- oder Suchtstörung eines Elternteils ungünstigere Entwicklungsmerkmale aufweisen als bei schizophrenen und affektiven Erkrankungen. Es zeigte sich auch, dass Kinder von Eltern, die an Angststörungen leiden, ein bis zu 7-fach erhöhtes Risiko haben ebenfalls an einer Angststörung zu erkranken (vgl. Beardslee et al., 1998). Eine Studie von Last et al. (1987) ergab, dass 83 % der Kinder mit einer isolierten Angststörung und/oder mit einer Überängstlichkeitsstörung eine Mutter haben, die ebenfalls an einer Angststörung litt bzw. noch leidet. Mehr als die Hälfte der Mütter hatten zum gleichen Zeitpunkt wie die Kinder eine klinisch relevante Angststörung.

Für die bislang untersuchten psychischen Störungen steigt die Wahrscheinlichkeit eines Auftretens von psychischen Auffälligkeiten bei den Kindern noch einmal deutlich, wenn beide Elternteile von einer psychischen Erkrankung betroffen sind (vgl. Foley et al., 2001). Sind beispielsweise beide Elternteile depressiv erkrankt, beträgt die Wahrscheinlichkeit für die Kinder, im Laufe ihres Lebens eine Depression auszubilden, etwa 70 % (Robins & Regier, 1991).

Betrachtet man die vorliegenden Befunde der Risikoforschung über Art der elterlichen Erkrankung sowie Form und Ausmaß der kindlichen Störungen, so wird deutlich, dass die Auftretenswahrscheinlichkeit klinisch relevanter psychischer Beeinträchtigungen der Kinder über verschiedene elterliche Diagnosen hinweg ähnlich hoch ist. Die Rochester Longitudinal Study, eine große Risikostudie, kommt zu dem Ergebnis, dass die elterliche Diagnose offensichtlich weniger bedeutsam für die Anpassung des Kindes ist als andere Dimensionen wie Schweregrad, Art und Chronizität der Symptomatik, Komorbidität, Rückfallhäufigkeit und symptomfreie Perioden sowie allgemeinen familiäre und psychosozialen Bedingungen des Aufwachsen (Sameroff, 1987). Schwere psychische Erkrankungen begünstigen das Auftreten von Belastungsfaktoren wie eheliche Konflikte, familiäre Disharmonien, Scheidung, Störungen in der Eltern-Kind-Beziehung, inadäquate soziale Unterstützung und soziale Isolation sowie eingeschränkte objektive Lebensbedingungen wie Arbeitslosigkeit, finanzielle Probleme und problematische Wohnverhältnisse. So kommen Untersuchungen übereinstimmend zu dem Ergebnis, dass in Partnerschaften, in denen ein Partner von einer psychischen Erkrankung betroffen ist, häufiger und schwerere Konflikte auftreten als in Partnerschaften zwischen gesunden Partnern, und dass die Beziehungszufriedenheit insgesamt als geringer eingeschätzt wird. (Downey & Coyne, 1990; Jacobsen et al., 1997). Auch die Scheidungsrate ist bei Paaren mit mindestens einem psychisch kranken Partner höher als bei unauffälligen Paaren. Psychisch kranke Frauen erleben zudem überdurchschnittlich häufig körperliche und sexuelle Gewalt. Derartig belastende Lebensereignisse wirken als genereller Stressor und beeinflussen die psychosozialen Entwicklungsbedingungen der Kinder und sind für die Störungen bzw. Beeinträchtigungen mitverantwortlich. Darüber hinaus ist allgemein bekannt, dass die sozialen und sozioökonomischen Lebensbedingungen für Familien mit psychisch kranken Eltern in der Regel schlechter sind als für andere Familien. So leben die Eltern nicht nur getrennt, sondern es gehören darüber hinaus gehäuft Armut, Arbeitslosigkeit und schwierige Wohnverhältnisse in Gebieten mit allgemein schlechterer Freizeitqualität zu den Belastungen, unter denen die Familien leiden. Dabei ist zu beachten, dass sich das gemeinsame Auftreten mehrerer Risikofaktoren besonders gravierend auf die kindliche Entwicklung auswirkt, weil sich ihre Effekte nicht nur einfach aufaddieren, sondern wechselseitig verstärken (Mattejat et al., 2000). Die Kumulation von Risiken oder Stressoren ist besonders bedeutsam. So steigt mit der Anzahl der vorhandenen Risikofaktoren die Wahrscheinlichkeit, dass Kinder eine ernsthafte Störung entwickeln, deutlich an (Rutter, 1990).

Die Umweltfaktoren sowie die Schwere und der Verlauf der elterlichen Erkrankung haben mindestens eine ebenso große Bedeutung für ungünstige Entwicklungsverläufe und die Ausbildung von psychischen Störungen wie genetische Faktoren. Die Rolle genetischer Faktoren bei der Entstehung psychischer Störungen konnte in einer Reihe von Studien zwar hinreichend belegt werden (vgl. Lenz, 2005), allerdings wurde zugleich deutlich, dass es gerade bei vermutlich vorhandenen genetischen Risiken auf die Umwelt ankommt, in der ein Kind aufwächst. Eine determinierende Wirkung genetischer Faktoren kann weitgehend ausgeschlossen werden. So konnte nachgewiesen werden, dass das Risiko späterer psychischer Störungen von Kindern mit einem psychisch kranken Elternteil, die nach der Geburt adoptiert wurden, wesentlich vom Vorhandensein ungünstiger Umweltumstände und familiärer Belastungen in der Adoptivfamilie abhängt (Tienari & Wynne, 2004). Weitere Hinweise liefern Zwillingsstudien, in denen vorhandene genetische Risiken die Entwicklung von Kindern umso stärker belasten, je länger das Kind mit dem erkrankten Elternteil zusammengelebt hat (Jaffee et al., 2004). Die kumulative Wirkung von biologischen und psychosozialen Risikofaktoren konnte unter anderem auch in Längsschnittstudien bestätigt werden (vgl. dazu den Überblick von Häfner et al., 2001).

Ein weiterer wichtiger Umweltfaktor, der den Entwicklungsverlauf der Kinder beeinflusst, ist die Art und die Angemessenheit der Krankheitsbewältigung durch die Eltern und die übrigen Familienangehörigen. Im Anschluss an Mattejat et al. (2000) stellt der Umgang der Eltern mit der Krankheit für die Kinder dann eine zusätzliche Belastungsquelle dar, wenn
1. sowohl der kranke als auch der gesunde Elternteil eine wenig akzeptierende Einstellung zur Krankheit zeigen oder sogar zu Verleugnung und einer fatalistischen Haltung neigen, die einhergeht mit Rückzug und Passivität in der Auseinandersetzung mit der Erkrankung und ihren Konsequenzen für die Familie;
2. eine lebenspraktische Organisation und Aufgabenverteilung in der Familie nicht gelingt sowie eine Anpassung der beruflichen und schulischen Situation an die Erkrankung und die Nutzung informeller Hilfsmöglichkeiten im sozialen Netzwerk nicht möglich ist und
3. die Fachinstanzen der Psychiatrie, der Jugendhilfe und anderer Einrichtungen bzw. Institutionen nicht in Anspruch genommen werden sowie Kooperation und Abstimmung mit den Diensten nicht möglich sind.

Je weniger es den Eltern und den Familienangehörigen gelingt, in einer angemessenen Weise im Alltag mit der Erkrankung umzugehen, desto gravierendere Belastungen können für die Kinder daraus erwachsen.

1.1.2   Alters- und Geschlechtsspezifität

Wenn Eltern unter einer psychischen Erkrankung leiden, zeigen Kinder aller Altersstufen ein erhöhtes Risiko für Verhaltensauffälligkeiten und psychische Störungen. Einige
Studien deuten jedoch darauf hin, dass in der frühen Kindheit und in der Pubertät eine
besondere Vulnerabilität bei den Kindern psychisch kranker Eltern besteht (Cummings
& Davies, 1994). Danach treten bei Säuglingen und Kleinkindern vermehrt kognitive
und emotionale Entwicklungsverzögerungen sowie verstärkte Trotzreaktionen und stärkere Trennungsängste auf. In der Pubertät werden insbesondere Anpassungsschwierig-
keiten sichtbar (vgl. Beardslee et al., 1998). Frühe Kindheit und Jugendalter stellen offensichtlich Phasen erhöhter Vulnerabilität gegenüber den Belastungen, die mit dem
Zusammenleben mit einem psychisch kranken Elternteil verbunden sind. Die komplexen Veränderungen, die sich in diesen Entwicklungsphasen ereignen und sowohl biolo-
gische als auch kognitive, emotionale und soziale Aspekte betreffen, führen offensichtlich zu einer besonderen Verletzbarkeit der betroffenen Kinder.

Ob sich eine psychische Erkrankung eines Elternteils bei Mädchen und Jungen unterschiedlich auswirkt, also geschlechtsspezifische Unterschiede in den Reaktionen der Kinder bestehen, ist bislang nicht eindeutig geklärt. So kommen Billings und Moos (1983)
zu dem Ergebnis, dass die Vulnerabilität und das Ausmaß der Belastung bei Mädchen
und Jungen etwa gleich stark ausgeprägt sind. Andere Studien kommen hingegen zu
dem Schluss, dass die elterliche Erkrankung Mädchen und Jungen unterschiedlich beeinflusst. Töchter depressiver Mütter sind möglicherweise vulnerabler für die Entwicklung psychischer Erkrankungen als Jungen. Davies und Windle (1997) kamen in einer
Studie über die Auswirkung mütterlicher Depressionen auf die Kinder zu dem Ergebnis, dass bei den Jungen die Vulnerabilität im Schulalter erhöht ist, während Mädchen
insbesondere in der Pubertät anfällig sind. Einen wesentlichen Grund sehen die Autoren hierfür in der besonderen Sensitivität der Mädchen gerade in dieser Altersstufe für
familiäre Schwierigkeiten und Konflikte, die häufig mit der psychischen Erkrankung eines
Elternteils einhergehen. So kommen Nolens-Hoeksema et al. (1995) aufgrund umfangreicher Literaturrecherchen zu dem Ergebnis, dass sich Mädchen in der Adoleszenz durch
kritische Lebensereignisse wie etwa psychische Erkrankung eines Elternteils oder Scheidung der Eltern mehr gefordert und stärker belastet fühlen als Jungen.

Darüber hinaus deuten die vorliegenden Forschungsergebnisse darauf hin, dass die mütterliche Erkrankung sich gravierender auf die kindliche Entwicklung auswirkt als eine
entsprechende Erkrankung des Vaters (Keller et al., 1986). Dies gilt beispielsweise für
Depression genau so wie für Schizophrenie. Downey und Coyne (1990) verweisen in
diesem Zusammenhang auf eine gewisse Einseitigkeit in der Forschung und sprechen
von einer gewissen „Mutterlastigkeit" in der Literatur. Bislang wurden in den meisten
Studien psychisch kranke Mütter untersucht, so dass es unklar ist, ob eine Erkrankung
väterlicherseits einen ähnlichen Risikofaktor wie die Erkrankung der Mutter darstellt.
Die Gründe für die Mutterlastigkeit in der Forschung dürften vor allem in der epide-
miologischen Verteilung der Erkrankungen und in der geschlechtsspezifischen Repro-
duktionsrate liegen (Mattejat et al., 2000). So erkranken wesentlich häufiger Frauen als
Männer an Depression und darüber hinaus haben schizophren erkrankte Frauen häufiger
Kinder als schizophren erkrankte Männer.

Diagnostische Fragen zur Einschätzung der kindlichen Belastungen I

1. Ist die Mutter psychisch krank? Ist der Vater psychisch krank? Sind beide Elternteile psychisch krank?
2. Handelt es sich um eine akute Krankheitsphase? Wie lange dauert diese Phase schon an?
3. Ist die Erkrankung in der Vergangenheit schon einmal aufgetreten? Gab es bereits mehrere Krankheitsphasen? Wie lange liegt die letzte akute Krankheitsphase zurück?
4. Liegen komorbide Störungen (z. B. Alkohol- und Substanzmissbrauch, Suizidalität) vor?
5. Bestand die Krankheit
   - schon vor der Geburt des Kindes?
   - trat sie unmittelbar nach der Geburt auf?
   - trat sie in den ersten Lebensjahren des Kindes (Vorschulalter) auf?
   - trat sie im Verlaufe des Schulalters/Jugendalters auf?
6. Liegen familiäre Belastungsfaktoren vor?
   - Partnerschafts- bzw. Eheprobleme
   - Trennung und Scheidung
   - familiäre Disharmonien (z. B. sexuelle und/oder körperliche Gewalt)
   - Störungen in der Eltern-Kind-Beziehung
   - Ist der erkrankte Elternteil allein erziehend?
7. Liegen psychosoziale Belastungsfaktoren vor?
   - finanzielle Probleme
   - Arbeitslosigkeit
   - schwierige Wohnverhältnisse
8. Gibt es Anzeichen für verleugnende, fatalistische und passive Tendenzen im Umgang mit der Krankheit bei dem erkrankten Elternteil, beim gesunden Elternteil, in der ganzen Familie, bei anderen wichtigen Bezugspersonen?
9. Alter und Geschlecht der betroffenen Kinder.

1.1.3 Elterliche Erkrankung und Entwicklungsverlauf von Kindern

Eine Reihe von Untersuchungen beschäftigt sich mit den Auswirkungen der elterlichen Erkrankung auf die altersabhängige Bewältigung von Entwicklungsaufgaben und auf die Entfaltung der kognitiven Leistungs- und Fähigkeitsbereiche.

Im Konzept der Entwicklungsaufgaben wird Entwicklung als Lernprozess aufgefasst, der sich über die gesamte Lebensspanne – von Kleinkindalter bis zum späten Erwachsenenalter – erstreckt und im Kontext realer Anforderungen zum Erwerb von Fertigkeiten und Kompetenzen führt, die zur konstruktiven und zufriedenstellenden Bewältigung des Lebens notwendig sind. Havighurst (1982) geht davon aus, dass es innerhalb der Lebensspanne Zeiträume gibt, die er als sensitive Perioden bezeichnet und die für bestimmte Lernprozesse besonders geeignet erscheinen. Dies bedeutet nicht, dass Aufgaben zu einem früheren oder späteren Zeitpunkt nicht in Angriff genommen werden könnten, wohl aber, dass der Lernprozess einen größeren Aufwand erfordert und eventuell

mit einem geringeren Erfolg verbunden ist. Havighurst unterscheidet darüber hinaus explizit zwischen zeitlich begrenzten Aufgaben und Aufgaben, die sich unter variierenden
Anforderungen über mehrere Perioden der Lebensspanne erstrecken.

Wichtige Entwicklungsaufgaben in der frühen Kindheit bestehen unter anderem im Aufbau organisierter, sicherer und stabiler Bindungen, im Kindergartenalter in der Integration in die die Gruppe der Gleichaltrigen und in ersten Ablösungsschritten, in der mittleren Kindheit in der Ausweitung des sozialen Umfeldes und in der Identifikation mit
den Eltern und mit anderen erwachsenen Bezugspersonen sowie im Jugendalter in der
emotionalen Unabhängigkeit von den Eltern und anderen Erwachsenen und darüber hinaus im Aufbau neuer und reifer Beziehungen zu Altersgenossen beiderlei Geschlechts
(vgl. ausführlich Havighurst, 1982).

Die vorliegenden Studien deuten auf erhebliche Belastungen im Entwicklungsverlauf
von Kindern mit mindestens einem psychisch erkrankten Elternteil hin. Etwa 20 bis
30 % der Kinder, die mit psychisch schwer erkrankten Mütter (Schizophrenie, unipolare
und bipolare Depression) aufwachsen, können die grundlegende Entwicklungsaufgabe
des Aufbaus einer organisierten Bindungsbeziehung zur Mutter in der frühen Kindheit
nicht erfüllen (Hipwell et al., 2000). Sie nehmen ihre explorativen Bedürfnisse zurück
und verlieren ihre Unbekümmertheit und Neugierde. In fremden Situationen gehen sie,
wenn überhaupt, nur vorsichtig, zögerlich und ängstlich auf andere Personen zu. Im Kindergartenalter scheitern die frühen Ablösungsschritte und die betroffenen Kinder wirken
ängstlich, bleiben mehr allein, spielen für sich und erkunden ihre Umwelt wenig. Remschmidt und Mattejat (1994) haben darüber hinaus in einer Untersuchung festgestellt,
dass das Identifikationsverhalten der Kinder mit ihren Eltern durch die psychische Erkrankung eines Elternteils vermindert ist, und zwar besonders stark bei einer schizophren
erkrankten Mutter. Als zentrale Bezugsperson in diesem Alter hat offensichtlich die psychische Erkrankung der Mutter besondere Auswirkungen auf das Identifikationsverhalten der Kinder. Die Ergebnisse legen darüber hinaus den Schluss nahe, dass sich schizo-
phrene Erkrankungen insgesamt negativer auf das Identifikationsverhalten auswirken
als Depressionen. Am höchsten waren die Identifikationswerte der Kinder bei einem depressiv erkrankten Vater. Insgesamt kann man feststellen, dass bei der Bewältigung der
Entwicklungsaufgaben, im Vergleich zu Kindern aus Kontrollgruppen, ein größerer Anteil der Kinder mit einem psychisch kranken Elternteil scheitert bzw weniger erfolgreich
ist (vgl. Remschmidt & Mattejat, 1994).

Untersuchungen, die sich mit den Auswirkungen von psychischer Erkrankung der Eltern auf die Entwicklung kognitiver Fähigkeiten beschäftigen, kommen zu unterschiedlichen Ergebnissen. Studien zur intellektuellen Leistungsfähigkeit von Kindern depressiv erkrankter Mütter zeigen im Mittel einen schwachen bis moderaten negativen Einfluss
der mütterlichen Erkrankung (Krustjens & Wolke, 2001; Laucht et al., 2002). Bei ge-
nauerer Analyse ergab sich, dass vor allem die verbalen Fähigkeiten dieser Kinder gegenüber einer Vergleichsgruppe von Kindern psychisch unauffälliger und psychosozial
unbelasteter Mütter stärker beeinträchtigt waren. Die Beeinträchtigungen sind jedoch
von der Qualität der Interaktion zwischen der depressiven Mutter und dem Kind abhängig. Stärker scheinen die Beeinträchtigungen durch eine elterliche Erkrankung aus dem
schizophrenen Formenkreis zu sein. Betrachtet man die schulische Laufbahn so erlebt

eine substanzielle Minderheit der Kinder mit einem schizophrenen Elternteil bedeutsame Misserfolge. Bei depressiv erkrankten Elternteilen konnten hingegen keine Auswirkungen auf die Schulleistungen festgestellt werden.

1.1.4 Erziehungsfähigkeit

Einschränkungen in der Erziehungsfähigkeit bei psychisch kranken Eltern, die Erziehungsverantwortung tragen, stellen eine weitere Belastungsquelle dar und können die Entwicklung negativ beeinflussen. Erziehungsfähigkeit umfasst verschiedene Bereiche der elterlichen Fürsorge, Betreuung und der Eltern-Kind-Beziehung (vgl. Göpfert et al., 1996). Im Einzelnen werden unter Erziehungsfähigkeit die Fähigkeit der Eltern, Bedürfnisse des Kindes nach körperlicher Versorgung und Schutz zu erfüllen, die Fähigkeit, dem Kind als stabile und positive Vertrauensperson zu dienen, die Fähigkeit, dem Kind ein Mindestmaß an Regeln und Werten zu vermitteln sowie die Fähigkeit, einem Kind grundlegende Lernchancen zu eröffnen, verstanden.

**Brazelton und Greenspan (2002) unterscheiden
drei basale kindliche Bedürfnisse:**

* das Bedürfnis nach Existenz („existence"),
* das Bedürfnis nach sozialer Bindung und Verbundenheit („relatedness") und
* das Bedürfnis nach Wachstum („growth").

Die Grundbedürfnisse stehen miteinander in Zusammenhang und sind in ihrer Wirkung voneinander abhängig. In den unterschiedlichen Entwicklungsstadien eines Kindes kommt den verschiedenen Grundbedürfnissen jedoch eine unterschiedliche Bedeutung zu. Im Wesentlichen verändert sich das Verhältnis von Fürsorge und Autonomie hinsichtlich der Befriedigung der verschiedenen Bedürfnisse im Verlauf der Entwicklung. Es muss daher immer wieder eine neue Balance gefunden werden. So steht in der frühen Kindheit die Fürsorge im Mittelpunkt, mit zunehmendem Alter rückt hingegen immer mehr Autonomie in den Vordergrund. Durch die Feinfühligkeit von Bezugspersonen, womit die angemessene Wahrnehmung und Beachtung der kindlichen Signale in der Beziehungsgestaltung gemeint ist, entwickelt sich allmählich eine reife Autonomie, die es dem Kind ermöglicht, eigenständig zu handeln und zugleich Hilfe und Unterstützung zu fordern (Deci & Ryan, 2000).

Das Bedürfnis nach Existenz

Das Bedürfnis nach Existenz beinhaltet die grundlegenden Voraussetzungen für eine gesunde körperliche und geistige Entwicklung. Dazu zählen im Einzelnen
* die Beachtung der grundlegenden physiologischen Bedürfnisse, wie die regelmäßige, ausreichende und ausgewogene Ernährung, Körperpflege sowie ein angemessener Wach-Ruhe-Rhythmus,
* der Schutz des Kindes vor schädlichen äußeren Einflüssen, Gefahren und Krankheiten, auch schon während der Schwangerschaft und
* das Unterlassen von Gewalt und anderen physisch und psychisch grenzenverletzenden Verhaltensweisen sowie den Schutz davor.

Während in den ersten Lebensjahren diese Bedürfnisse von den Bezugspersonen garantiert werden müssen und die Säuglinge und Kleinkinder ihrer Bedürfnisse nur durch Weinen und Unruhe zum Ausdruck bringen können, ändern sich mit steigendem Alter nicht nur die Bedürfnisse, sondern auch die Signale durch die Entwicklung der sprachlichen Ausdrucksfähigkeit und die damit einhergehenden Möglichkeiten der wechselseitigen Zielkorrektur sowie die Fähigkeit zur Selbsterfüllung bestimmter Bedürfnisse. Dabei lernen Kinder erst allmählich, eigene Bedürfnisse zurückzustellen und aufzuschieben sowie sich auch selbst um die Bedürfnisbefriedigung zu kümmern. Es bedarf dann vermehrter Aushandlungsprozesse, welche Bedürfnisse wie und von wem erfüllt werden.

Das Bedürfnis nach sozialer Bindung

Das Bedürfnis nach sozialer Bindung stellt ein grundlegendes Bedürfnis des Menschen dar (Grossmann & Grossmann, 2004). Dieses Bedürfnis wird durch das Heranwachsen des Kindes in einer konstanten und liebevollen Beziehung zu mindestens einer Bezugsperson erfüllt, die sich durch Nähe, Empathie, Verfügbarkeit und Verlässlichkeit auszeichnet. Dabei gestaltet das einzelne Kind mit seinem Temperament, seiner Gefühlsregulation und Ausdrucksfähigkeit die Beziehungen zu seinen Bezugspersonen von Anfang an aktiv mit (Sroufe et al., 1999). Das Kind geht in den ersten Lebensjahren Bindungen zu Personen ein, die seine grundlegenden physischen und psychischen Bedürfnisse regelmäßig befriedigen. Diese Bindungen sichern zum einen das Überleben und stellen zum anderen Erfahrungen dar, die das zukünftige Bindungsverhalten und den Umgang mit anderen Menschen mitbestimmen. Durch diese Bindungen erfolgt auch die Vermittlung von Wissen und Fähigkeiten. Positive Bindungserfahrungen fördern das Explorationsverhalten und die kognitive Entwicklung, indem sie Konstanz und Verlässlichkeit sicherstellen.

Im Laufe der Entwicklung verändert sich das kindliche Beziehungs- und Bindungsverhalten und erfordert eine kontinuierliche elterliche Anpassung. So wendet sich das Beziehungsinteresse des Kindes mit zunehmendem Alter auch den Gleichaltrigen zu. Im Jugendalter entwickeln die Freundschaftsbeziehungen immer stärker zu festen Bindungen weiter. Dieser Prozess geht mit einer zunehmenden Ablösung und Abgrenzung von den Eltern bzw. erwachsenen Bezugspersonen einher, was keineswegs als Beziehungsabbruch verstanden werden darf. Die Beziehungen zu den erwachsenen Bezugspersonen bleiben für die Jugendlichen weiterhin als emotionale Basis, Rückzugsmöglichkeit und Unterstützungsressource bedeutsam, allerdings verändert sich ihr Stellenwert im gesamten Beziehungsgefüge.

Das Bedürfnis des Menschen nach sozialen Beziehungen und Bindungen kann dem grundlegenden Bedürfnis nach Zugehörigkeit, nach stabilen, unterstützenden Gemeinschaften und nach kultureller Kontinuität zugeordnet werden. Soziale Kontakte, durchschaubare und auf gegenseitigem Respekt begründete Verhältnisse sowie gemeinschaftlich getragene Werte und Normen, aber auch die Auseinandersetzung mit anderen fördern die Entwicklung der Persönlichkeit und der sozialen Verantwortung.

Das Bedürfnis nach Wachstum

Die psychische und körperliche Entwicklung des Kindes setzt kognitive, emotionale, ethische und soziale Anregungen und Erfahrungen voraus, die gleichermaßen über Spiel und Leistungen vermittelt werden. Die Anregungen und Anforderungen an kindliche

Fähigkeiten und Fertigkeiten wirken sich dabei umso positiver aus, je besser sie sich am Entwicklungsstand des Kindes orientieren.

Das Kind braucht die Interaktion mit einer aktiven, bedürfniserfüllenden, fordernden und ermutigenden Umwelt, um Wissendrang und Explorationsverhalten entwickeln zu können. Dies erfordert zum einen das Vorhandensein von Erfahrungsräumen, in denen Kinder sich selbstständig erproben können und in denen zum anderen durch die Bezugspersonen auch Grenzen gesetzt werden, die ihnen Struktur und Halt geben. Darüber hinaus benötigen Kinder Lob und Anerkennung für ihre Leistungen und Aktivitäten. Die Möglichkeit zur Teilhabe an Aktivitäten der Erwachsenen und zu selbstständigen Versuchen der Bewältigung unterschiedlicher Aufgaben in gestalteten Erfahrungsräumen sowie die Anerkennung der Leistungen und Bemühungen sind in jeder Altersstufe für eine positive Selbstkonzept- und Selbstkompetenzentwicklung wichtig.

Es liegt mittlerweile eine Reihe von Studien vor, die im Mittel eine moderate bis starke Einschränkungen der Erziehungsfähigkeit bei Eltern mit einer schweren psychischen Erkrankung belegen und negative Einflüsse auf den Entwicklungsverlauf von Kindern aufzeigen. Die Mehrzahl der Studien befasst sich mit Einschränkungen in bindungsrelevanten Fähigkeiten, speziell mit Einschränkungen der elterlichen Sensitivität in der Eltern-Säuglings-Interaktion, die als Unter- oder Überstimulation des Kindes beobachtet werden kann (Deneke & Lüders, 2003). Als wesentliche Grundlage für die Entwicklung einer sicheren Bindung wird die mütterliche und väterliche Feinfühligkeit gegenüber dem Kind gesehen. Feinfühligkeit oder Responsivität meint die Fähigkeit, kindliche Signale zu bemerken, für sie zugänglich sein, sie richtig zu interpretieren, sich angemessen zu verhalten und schließlich prompt darauf zu reagieren. Depressiv und schizophren erkrankte Eltern reagieren vorübergehend oder dauerhaft nicht oder nur verzögert auf kindliche Signale und sind für das Kind emotional nicht oder nur schwer erreichbar (Riordan et al., 1999; Hipwell & Kumar, 2000). Sie verhalten sich eher passiv und zeigen ein eingeengtes Kommunikationsrepertoire oder verhalten sich dem Kind gegenüber überfürsorglich und bevormundend. Ein überstimulierendes Interaktionsverhalten lässt bei manischen, agitiert depressiven und auch bei schizophren erkrankten Eltern mit einer floriden Plus-Symptomatik beobachten (Snellen et al., 1999). Die Eltern reagieren hierbei nicht auf die kindlichen Signale, ihr Verhalten wird vielmehr durch ihre eigenen Bedürfnisse gesteuert, und sie äußern sich den Kindern gegenüber vermehrt negativ und feindselig bzw. abweisend und entwertend. Im Krankheitsverlauf kann es auch zu stark wechselndem und damit für die Kinder unberechenbarem Interaktionsverhalten der Eltern kommen.

Die Erfahrungen zeigen, dass die Interaktionsmerkmale Unterstimulation, Überstimulation und Unberechenbarkeit als grundlegende Muster auch in der Kommunikation zwischen den psychisch kranken Eltern und ihren älteren Kindern zu finden sind und die Eltern-Kind-Beziehung als tief verankertes Interaktionsmodell auch in den späteren Jahren das Zusammenleben charakterisieren (Deneke, 2005).

Betrachtet man die verschiedenen Krankheitsbilder bezüglich der erzieherischen Fähigkeiten, so zeigen sich bei schizophren erkrankten Eltern deutliche Einschränkungen in verschiedenen Bereichen der Erziehungsfähigkeit, die vor allem die bindungsrelevante Fähigkeit, dem Kind als stabile und positive Vertrauensperson zu dienen sowie die

Fähigkeit zur kognitiven Förderung des Kindes betreffen (Hipwell & Kumar, 1996; Riordan et al., 1999). Die vorliegenden Studien deuten darauf hin, dass die Fähigkeit schizophren erkrankter Eltern, ihre Kinder in Bereichen des Problemlösens und der sozialen Kompetenz zu fördern, eingeschränkt ist. Bei depressiv erkrankten Elternteilen scheinen außerhalb der Krankheitsepisoden nur geringe Einschränkungen bindungsrelevanter Fähigkeiten zu bestehen, wobei es allerdings insbesondere zwischen Müttern und Töchtern häufiger zu einer Rollenumkehr zu kommen scheint, die insbesondere das Störungsrisiko der betroffenen Mädchen langfristig erhöht (vgl. NICHD, 1999). Im Hinblick auf den Aspekt der kognitiven Förderung fand sich bei depressiv erkrankten Eltern ein im Durchschnitt ein etwas geringeres Engagement in der Beziehung zum Kind, ansonsten fehlten Unterschiede in der Qualität eines lernfördernden elterlichen Verhalten im Vergleich zu nichtklinischen Gruppen (vgl. NICHD, 1999). Deutlichere Effekte zeigten sich im Bereich der Vermittlung von Regeln und Werten. Hier fand sich bei depressiv erkrankten Eltern häufig ein strenger oder inkonsistenter Erziehungsstil (Lovejoy et al., 2000). Depressive Mütter geben den Kindern häufig weniger Unterstützung und sehen ihre Rolle als Erzieher insgesamt weniger positiv als Mütter aus Kontrollgruppen. Sie fühlen sich zudem oftmals ihren Ansprüchen der Kindererziehung nicht gewachsen, erleben sich als wenig kompetente Eltern und beschreiben ihre Kinder häufiger als schwierig und auffällig, obgleich dies von externen Beobachtern nicht bestätigt werden kann (Downey & Coyne, 1990). Bedeutsame Einschränkungen in den verschiedenen Bereichen der Erziehungsfähigkeit mit nachhaltigen Folgen für die kindliche Entwicklung zeigen sich bei antisozialen Persönlichkeitsstörungen (Rutter & Quinton, 1984).

1.1.5 Vernachlässigung und Misshandlung

Vernachlässigung und Misshandlung werden neben sexuellem Missbrauch als spezifische Gefährdungsursachen für das Kindeswohl unterschieden. Wenn einer oder mehrere dieser Tatbestandsmerkmale zu einer Gefährdung des Kindeswohls führen und die Eltern nicht gewillt oder in der Lage sind, die Gefahr abzuwenden bzw. Hilfen zur Gewährleistung des Kindeswohls anzunehmen, so hat das Familiengericht zur Abwendung der Gefahr die erforderlichen Maßnahmen nach § 1666 Abs. 1 BGB zu treffen. Damit sind verschiedene Arten des Eingriffs in Elternrechte gemeint, die von Auflagen über die Ersetzung elterlicher Erklärungen bis zum teilweisen Entzug der elterlichen Sorge reichen (Kindler, 2005). Bei den gerichtlichen Maßnahmen geht es insbesondere darum, dass den Kindern der Zugang zu den erforderlichen Hilfen eröffnet wird.

Definition: Vernachlässigung

Vernachlässigung wird als dauernde oder wiederholte Unterlassung fürsorglichen Handelns sorgeverantwortlicher Personen definiert, das zur Sicherstellung der physischen und psychischen Versorgung des Kindes notwendig wäre und für einen einsichtigen Dritten vorhersehbar zu erheblichen Beeinträchtigungen der physischen und/oder psychischen Entwicklung führt oder vorhersehbar ein hohes Risiko solcher Folgen beinhaltet (Schone et al., 1997).

Häufig werden zur näheren Beschreibung der Vernachlässigung die Bereiche erzieherische, emotionale und körperliche Vernachlässigung unterschieden (Sullivan, 2000). Unter körperlicher Vernachlässigung wird z. B. unzureichende Versorgung mit Nahrung, Flüssigkeit, sauberer Kleidung, Hygiene, Wohnraum und unzureichende medizinische Versorgung gefasst. Unter erzieherischer Vernachlässigung wird z. B. Mangel an Konversation, Spiel und anregenden Erfahrungen, fehlende erzieherische Einflussnahmen auf einen unregelmäßigen Schulbesuch, Delinquenz oder Suchtmittelgebrauch des Kindes, fehlende Beachtung eines besonderen und erheblichen Erziehungs- und Förderbedarf verstanden. Emotionale Vernachlässigung beinhaltet z. B. Mangel an Wärme in der Beziehung zum Kind, fehlende Reaktionen auf emotionale Signale des Kindes sowie unzureichende Beaufsichtigung des Kindes, z. B. das Kind bleibt längere Zeit auf sich gestellt oder die Eltern zeigen keine Reaktion auf eine längere unangekündigte Abwesenheit des Kindes.

Aus Untersuchungen ist bekannt, dass vernachlässigte Kinder die größte Gruppe der als gefährdet wahrgenommenen Minderjährigen bilden. So fanden Münder et al. (2000) bei einer Vollerhebung von mehr als 300 Fällen aus 16 Jugendämtern, in denen innerhalb eines vorab bestimmten Zeitraums ein familiengerichtliches Verfahren bezüglich einer möglichen Kindeswohlgefährdung durchgeführt wurde, einen Anteil von zwei Drittel, in denen nach Einschätzung des Jugendamtes Vernachlässigung eine wichtige Gefährdungsursache darstellte. Im Vergleich zu körperlichen Misshandlungen zeichnet sich Vernachlässigung insgesamt häufiger durch einen schleichenden Verlauf mit sich erst allmählich aufbauenden Beeinträchtigungen der kindlichen Entwicklung aus. Ausgeprägte Formen von Vernachlässigung in den ersten Lebensjahren können allerdings unter Umständen rasch zu lebensbedrohlichen Zuständen führen (Sullivan, 2000). Bei den bekannt werdenden Fällen scheint sich Vernachlässigung, trotz einsetzender Intervention, bei etwa einem Viertel bis der Hälfte der betroffenen Kinder zu einem chronischen Merkmal ihrer Lebenswelt zu entwickeln (vgl. DePanfilis & Zuravin, 1999). Eine Reihe von Studien deutet darüber hinaus darauf hin, dass vernachlässigte Kinder in der Mehrzahl zeitgleich oder später auch noch andere Formen der Kindeswohlgefährdung erleben (vgl. Zuravin, 1999).

Ethier et al. (1995) stellten bei vernachlässigenden Eltern erhöhte Depressionswerte sowie ein hohes Maß an traumatischen Kindheitserfahrungen fest, die vor allem mit Gewalt und Verlassenwerden verknüpft waren. Deneke (2005) beobachtete Vernachlässigung vorwiegend bei nicht bzw. wenig responsiven Eltern, die emotional für das Kind nicht erreichbar sind. In einer prospektiven Studie wurden in einer Gruppe mit 1.575 schwangeren Frauen, diejenigen mit besonderen Risiken für die kindliche Entwicklung, wie Sucht und psychische Erkrankung wissenschaftlich, begleitet. Es zeigte sich, dass nach 8 Jahren 30 % der Familien aus der Risikogruppe wegen des Verdachts auf Vernachlässigung, Misshandlung und sexuellen Missbrauchs den Jugendämtern gemeldet waren, in 35 % der Risikofälle wurde eine Fremdunterbringung als notwendig betrachtet.

In einer Befragung von über 8.500 Personen zu psychischer Erkrankung ihrer Eltern sowie Erfahrungen mit körperlicher Misshandlung und sexuellem Missbrauch stellten Walsh et al. (2002) fest, dass diejenigen, die über eindeutige Symptome psychischer Erkrankungen ihrer Eltern berichteten, zwei- bis dreifach häufiger Vernachlässigung, Misshandlung und sexuellen Missbrauch erlebt hatten als Vergleichsgruppen. Oates (1997) betont, dass Depression, Angststörungen und Borderline-Persönlichkeitsstörungen überwiegend die Diagnosen misshandelnder Mütter sind, während bei misshandelnden Vätern häufig eine dissoziale Persönlichkeitsstörung vorliegt. Persönlichkeitsgestörte Frauen und Männer scheinen insgesamt in einem hohen Maße gefährdet zu sein, ihre Kinder zu misshandeln. Dagegen deutet vieles darauf hin, dass psychotisch erkrankte Eltern, ihre Kinder nicht häufiger misshandeln als andere Patientengruppen. Es kann allerdings im Rahmen von Wahnvorstellungen bei floriden Psychosen zu Misshandlungen kommen. Merten (2003) geht davon aus, dass es lediglich bei ca. 5 % der Patienten, die an einer paranoid-halluzinatorischen Psychose erkrankt sind, nach einem langen, ungünstigen Krankheitsverlauf, zu Gewalttaten kommt.

In den 70er und 80er Jahren erfolgten Bemühungen um eine handhabbare Definition und ein konzeptuelles Verständnis psychischer Misshandlung, die unter anderem 1995 in Leitlinien der American Professional Society on Abuse of Children zur Kindesmisshandlung mündeten (APSAC) und schließlich zur Aufnahme dieser Form von Misshandlung in die Achse V (Abnorme psychosoziale Umstände) des Multiaxialen Klassifikationssystems für psychische Störungen (DSM-IV) des Kindes- und Jugendalters führten. Die empirische Forschung hat schließlich zu einer verstärkten Beachtung psychischer Misshandlung als Form der Kindeswohlgefährdung beigetragen. Wichtig war hierbei die Minnesota-Mutter-Kind-Risikolängsschnittstudie, in der unter anderem Auswirkungen psychischer Misshandlung in Form vorenthaltener emotionaler Zuwendung untersucht wurden (Egeland, 1997).

Es hat sich als schwierig erwiesen, psychische Misshandlung klar zu definieren. Die Definition der American Professional Society on Abuse of Children (APSAC, 1995) hat die größte Verbreitung gefunden. Danach wird psychische Misshandlung als wiederholte Verhaltensmuster der Betreuungsperson oder Muster extremer Vorfälle charakterisiert, die Kindern zu verstehen geben, sie seien wertlos, voller Fehler, ungeliebt, ungewollt, sehr in Gefahr oder nur dazu nütze, die Bedürfnisse eines anderen Menschen zu erfüllen.

Frank und Räder (1994) unterscheiden zwei Formen der psychischen Misshandlung:

- Die erste, aktive Form beinhaltet feindliche, abweisende oder ignorierende Verhaltensweisen von Eltern oder Erziehenden gegenüber einem Kind, wenn sie zum festen Bestandteil der Erziehung eines Kindes gehören.
- Die zweite Form der psychischen Misshandlung umfasst das Vorenthalten der für eine gesunde emotionale Entwicklung notwendigen Erfahrungen.

Das deutsche Familienrecht erlaubt eine Berücksichtigung psychischer Misshandlung als Aspekt der Erziehung, unter dem das Kindeswohl nicht gewährleistet oder sogar gefährdet ist. In einer Analyse von Gefährdungsfällen stand psychische Misshandlung bei mehr als zehn Prozent der Fälle im Vordergrund und war damit die zweithäufigste, jedoch nur selten allein auftretende Gefährdungsform (Münder et al., 2000). Deneke (2005) hebt hervor, dass bei Vernachlässigung und körperlicher Misshandlung die Kinder fast immer auch psychisch misshandelt werden, wohingegen psychisch Misshandlung nicht unbedingt mit körperlicher Misshandlung einhergehen muss.

Bislang liegen zwar noch keine empirischen Studien über psychische Misshandlung im Zusammenhang mit psychischer Erkrankung der Eltern vor, die konkreten Erfahrungen in der Arbeit mit betroffenen Familien machen aber deren Relevanz deutlich. Deneke (2005) weist darauf hin, dass alle Störungen in der Kommunikation in aller Regel den Charakter einer psychischen Misshandlung haben, wenn beispielsweise die psychisch kranken Eltern für das Kind emotional nicht erreichbar sind oder sie zurückweisend, aggressiv, feindselig bzw. unberechenbar reagieren. Vieles deutet darauf hin, dass die psychische Misshandlung die häufigste Form der Kindesmisshandlung in Familien mit psychisch kranken Eltern ist und womöglich sogar besonders gravierende Auswirkungen auf die Entwicklung der Kinder hat. Wird das Kind beispielsweise durchgehend als Last, als böse und wertlos gesehen und behandelt, wie es bei schweren Depressionen und paranoiden Psychosen der Eltern vorkommen kann, so ist ohne korrigierende und aus-

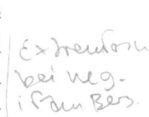

Diagnostische Fragen zur Einschätzung der kindlichen Belastungen II

10. Inwieweit geht die elterliche Erkrankung mit Einschränkungen in der Fürsorge, Betreuung und in der Eltern-Kind-Beziehung einher?
    - In der Fähigkeit, Bedürfnisse des Kindes nach körperlicher Versorgung sowie nach Schutz vor Bedrohungen innerhalb und außerhalb der Familie zu erfüllen.
    - In der Fähigkeit, dem Kind als stabile und positive Bezugsperson zu dienen, ihm einfühlendes Verständnis, Zuwendung und emotionale Verlässlichkeit zu vermitteln.
    - In der Fähigkeit, dem Kind ein Mindestmaß an Regeln und Werten zu vermitteln.
    - In der Fähigkeit, dem Kind grundlegende Lern- und Entwicklungschancen zu eröffnen, ihm altersentsprechende Anregungen, Umwelterfahrung, Motivation, Sprachanregung und Grenzensetzungen zu vermitteln.

11. Lassen sich Einschränkungen in der Feinfühligkeit und/oder Responsivität gegenüber den kindlichen Signalen und Bedürfnissen feststellen?
12. Inwieweit geht die elterliche Erkrankung mit Einschränkungen im Interaktionsverhalten einher?
    - Ist der erkrankte Elternteil für das Kind nicht oder nur schwer emotional erreichbar?
    - Verhält sich der erkrankte Elternteil dem Kind gegenüber teilnahmslos und desinteressiert?
    - Verhält sich der erkrankte Elternteil dem Kind gegenüber überfürsorglich und bevormundend?
    - Verhält sich der erkrankte Elternteil dem Kind gegenüber abweisend und entwertend?
    - Ist der erkrankte Elternteil in seinem Verhalten stark wechselnd und für das Kind unberechenbar?
    - Hat der erkrankte Elternteil das Kind in sein eigenes Wahnsystem integriert?

13. Gibt es Hinweise für körperliche Misshandlung?

gleichende Beziehungserfahrung eine positive Persönlichkeitsentwicklung kaum möglich. Auf die Parentifizierung als eine weitere Form der psychischen Misshandlung, die bei der Mehrzahl der in Familien mit psychisch kranken Eltern zu beobachten ist, wird noch ausführlich bei der Darstellung des subjektiven Belastungserlebens der Kinder eingegangen (vgl. Kapitel 1.2.4). Insgesamt scheint die Vernachlässigungs- und Misshandlungsrisiko zu steigen, wenn beide Elternteile psychisch krank sind, zu der psychischen Erkrankung schwierige psychosoziale und ökonomische Lebensbedingungen hinzukommen und darüber hinaus soziale Unterstützung fehlt bzw. nicht oder zu wenig mobilisiert werden kann.

1.2   Subjektiver Zugang zu den Belastungen der Kinder

Der subjektive Zugang eröffnet einen Einblick in die unmittelbare Betroffenheit der Kinder, in ihre Gefühle, Erfahrungs- und Erlebniswelten sowie in ihren Umgang mit den alltäglichen Anforderungen und Belastungen, die aus dem Zusammenleben mit einem psychisch kranken Elternteil resultieren. Die Rekonstruktion der subjektiven Lebenswirklichkeit ermöglicht eine Sensibilisierung für die Bedürfnisse und Belange der betroffenen Kinder sowie für ihre Arrangements und Gestaltungsbemühungen im familiären und sozialen Alltag. Die vorliegenden qualitativen Studien vermitteln ein vertieftes Verständnis für die vielschichtigen individuellen und familiären Prozesse, Problemkonstellationen und Belastungsmomente (Dunn, 1993; Sollberger, 2000; Lenz, 2005). Diese subjektive Perspektive ist in besonderer Weise geeignet, konkrete Ansatzpunkte für die Entwicklung bzw. Bereitstellung angemessener therapeutischer und präventiver Hilfs- und Unterstützungsangebote sichtbar zu machen.

1.2.1   Elterliche Krankheit und Persönlichkeit

Kinder sind genaue Beobachter ihrer erkrankten Eltern. Sie nehmen sensibel Veränderungen bei ihrer Mutter oder ihrem Vater wahr und schätzen ein, ob sie ein Anzeichen für eine Verschlechterung ihres Zustandes darstellen oder nicht und richten ihr Verhalten entsprechend darauf aus. Das Belastungserleben der Kinder scheint wesentlich durch akute Symptome sowie durch die Dauer, den Krankheitsverlauf und die damit verbundenen Persönlichkeitsveränderungen beeinflusst zu werden. So leiden beispielsweise die Kinder depressiv erkrankter Eltern darunter, dass sich der erkrankte Elternteil immer mehr zurückzieht und sich damit häufig die sozialen Kontakte der gesamten Familie einschränken. Dieser Rückzug ist für die Kinder der auffälligste Teil der Krankheit, der sie direkt betrifft. Sie erhalten weniger oder keine Zuwendung vom erkranken Vater oder von der erkrankten Mutter. Das elterliche Rückzugsverhalten geht einher mit den typischen Symptomen wie Interessensverlust, Grübeln, Ermüdung, Hoffnungslosigkeit, Besorgnis und diffusen Ängste (Downey & Coyne, 1990), die häufig zu einer Einengung des kindlichen Handlungs- und Bewegungsspielraumes führen. Die erkrankten Eltern sprechen Verbote aus, wirken mit allen Mitteln auf die Kinder ein, zu Hause zu bleiben oder sind überfroh, wenn sie „ungesund und unverletzt" nach Hause kommen. Die Überbehütung und Überbesorgnis irritiert die Kinder und löst Ängste und Unsicherheit, aber auch Wut und Aggressionen aus, die schnell in Schuldgefühle umschlagen können.

Studien zeigen, dass die Dauer der Erkrankung und das Funktionsniveau des erkrankten Familienmitglieds mit dem Ausmaß der angegebenen Belastung korrelieren (Chakrabarti et al., 1993). Je länger die akute Krankheitsphase andauert und je stärker der Erkrankte eingeschränkt ist, umso mehr sind die Kinder und die ganze Familie belastet.

Friedman et al. (1997) verglichen Familien mit einem an Schizophrenie, Major Depression, Angststörungen, Essstörungen, Abhängigkeitsstörungen oder Anpassungsstörungen leidenden Familienmitglied untereinander und mit einer Kontrollgruppe. Es zeigte sich, dass alle Familien mit einem psychisch Kranken ähnliche Belastungswerte aufwiesen und insgesamt schlechtere Werte hatten als die Kontrollfamilien. Dies traf vor allem in den akuten Krankheitsphasen des kranken Familienmitglieds zu. Das Leben mit einem psychisch kranken Familienmitglied stellt also unabhängig von der Art der Erkrankung eine Belastung dar, die besonders in der akuten Krankheitsphase Auswirkungen auf das familiäre Zusammenleben haben kann.

Die Veränderung in der Persönlichkeit, die viele Kinder bei ihrer kranken Mutter oder ihrem kranken Vater miterleben müssen, stellt eine weitere Belastungsquelle dar. Sie führt ganz grundsätzlich zu der Frage nach der Identität des kranken Elternteils: „Ist es die eigene Mutter, die krank ist, welche die Kinder sehen oder ist es doch mehr die kranke Mutter?" (Sollberger, 2000, S. 73). Damit ist gemeint, ob es sich bei der Krankheit um eine Eigenschaft der Person der Mutter bzw. des Vaters handelt oder ob die Krankheit umfassend und grundlegend den Menschen – den Vater oder die Mutter – definiert. Die Frage nach der Identität des kranken Elternteils zeigt sich besonders deutlich im Fall der Schizophrenien und der bipolaren affektiven Störungen, da diese Krankheitsformen die gesamte Persönlichkeit der Betroffenen in ihrem Denken, Fühlen und Handeln einnehmen. „Wer ist es, mit dem bzw. mit der es die Kinder zu tun haben, der bzw. die sich plötzlich so anders verhält, anders spricht, einen anderen Ausdruck annimmt? Die Kohärenz und Kontinuität von Denken, Sich-Verhalten und Handeln des Elternteils, die Verlässlichkeit, ja, ein Stück weit sogar die Berechenbarkeit von Emotionalität, welche Grundlagen des Vertrauens, der Identifikation und schließlich auch der Identitäts- und Persönlichkeitsbildung der Kinder darstellen, werden insbesondere durch die psychotischen Episoden erschüttert" (Sollberger, 2000, S. 74).

Die emotionale Ambivalenz der Kinder gegenüber ihren kranken Eltern zeigt sich immer wieder in ihren Aussagen. Es bleibt häufig unentschieden, ob die Mutter bzw. der Vater die Person in ihr bzw. in ihm wechselt oder ob „es" ihr bzw. ihm die Person wechselt. Es bleibt die Ambivalenz eines noch selbst handelnden Elternteils und einer von einer äußeren Macht dominierten kranken Person. Irgendwie scheint die Person zu wechseln, es wird gewissermaßen eine Maske nach der anderen aufgesetzt und wieder abgelegt und die dahinter stehende Person – die Identität des Vaters bzw. der Mutter – ist nur schwer zu erkennen. Es bleibt nur die Hoffnung, es möge hinter all diesen Rollen oder Masken eine konstante Referenz geben, die die Einheit der Person garantiert. Diese Identitätsproblematik des kranken Elternteils wirkt sich vielfältig auf die Identitätsbildung der Kinder aus. Sie reagieren teilweise mit Wut und Traurigkeit auf den erkrankten Elternteil, weil er nur unzureichend in der Lage ist, auf ihre Bedürfnisse einzugehen und fühlen sich vernachlässigt, ungerecht behandelt und ungeliebt. Es fehlt eine ausreichende Grundlage für die Identifikation mit dem Vater oder der Mutter. In ihrer Verunsicherung wenden sie sich ab, versuchen sich stärker dem gesunden Elternteil anzunähern oder beginnen ihre Wünsche und Bedürfnisse zu verbergen und ziehen sich enttäuscht zurück (Lenz, 2005).

Durch die Erschütterung von Kohärenz und Kontinuität im Denken und Verhalten, von Verlässlichkeit und Berechenbarkeit werden die Begegnungen mit dem erkrankten Elternteil allmählich überlagert von einem Einschätzen, einem genauen Beobachten und Kontrollieren, ob sich die Verhaltensweisen und Äußerungen noch im „Bereich des Normalen" bewegen oder bereits Warnzeichen für eine eigene Erkrankung darstellen. Insbesondere ältere Kinder und Jugendliche beschäftigen sich mit der Frage, wie groß die Gefahr sein könnte, im späteren Leben mit ähnlichen Problemen wie der erkrankte Elternteil konfrontiert zu sein. Unwissenheit und ungenaue Informationen über die Erkrankung lösen nicht selten diffuse Vermutungen und Annahmen über Ursachen der elterlichen Erkrankung aus, die in der Folge meist die Ängste und Unsicherheiten vergrößern.

1.2.2   Familiärer Alltag

Neben den akuten Symptomen, der Dauer und dem Verlauf der Krankheit werden verschiedene Auswirkungen auf das alltägliche Leben als Belastungen genannt (Lenz, 2005). Wenn der erkrankte Elternteil die Mutter ist, erleben die Kinder das Zusammenbrechen vertrauter familiärer Alltagsstrukturen. Sie bemerken, dass die Mutter morgens nicht mehr aufsteht oder vormittags schon wieder zu Bett geht, ständig müde ist und immer mehr Aufgaben im Haushalt unerledigt bleiben. Sie beobachten, wie der Vater abends und an den Wochenenden Hausarbeiten übernimmt und unterstützen ihn dabei. Wenn die Kinder allein mit dem erkrankten Elternteil leben, übernehmen sie selbst die notwendigen Tätigkeiten im Haushalt und in der Betreuung der jüngeren Geschwister, um ihn bei den alltäglichen Aufgaben im Haushalt zu entlasten. Sie hoffen auf diese Weise eine Klinikeinweisung verhindern oder zumindest hinauszögern zu können.

Für jüngere Kinder ist der Klinikaufenthalt der Mutter oftmals mit gravierenden Veränderungen im familiären Alltag verbunden, die ein zusätzliches Belastungsmoment darstellen. Sie werden entweder während der Zeit des Klinikaufenthaltes in einer anderen mehr oder weniger vertrauten Familie untergebracht oder eine andere Person kommt in die Familie und übernimmt die Versorgung und Betreuung. Kinder sind also nicht nur gezwungen, sich auf den Verlust der Mutter einzustellen und mit den Ängsten und Unsicherheiten fertig zu werden, sondern sind darüber hinaus mit einer neuen Umgebung, anderen Personen und damit verbunden mit anderen Regeln, Ritualen und Umgangsformen konfrontiert.

Die Ent-Normalisierung des familiären Alltags setzt sich häufig auch nach dem Klinikaufenthalt fort. Aus Angst vor einem Rückfall entwickelt sich in der Familie eine Atmosphäre der Vorsicht, Rücksichtnahme und Schonung. Die Kinder versuchen, jede zusätzliche Belastung zu vermeiden, verzichten auf Kritik, Forderungen und stärkere Gefühlsäußerungen. Sie passen sich an die Tagesstruktur und die Ruhebedürfnisse an und stellen ängstlich beobachtend die eigenen Bedürfnissen und Wünsche zurück. Sie orientieren sich am Lebensrhythmus und an den Alltagsroutinen des erkrankten Elternteils und werden in ihrem eigenen Handeln immer vorsichtiger und geben dabei ihre mehr und mehr Spontaneität auf. Vor allem jüngere Kinder haben wenige Möglichkeiten, sich der veränderten familiären Lebenswirklichkeit zu entziehen und sind unmittelbar mit den Veränderungen im Tagesablauf konfrontiert. Aus Angst vor einem Rückfall bemühen sich die Kinder, den erkrankten Elternteil eventuell noch stärker zu unterstützen und Aufgaben im Haushalt zu übernehmen bzw. sich für bestimmte Aufgaben verantwortlich zu fühlen.

1.2.3 Klinikeinweisung

Eine besondere Belastung stellt für die Kinder in aller Regel die Klinikeinweisung und die Umstände, die dazu geführt haben, dar. Die Klinikeinweisung des kranken Elternteils ist für viele Kinder ein traumatisches Ereignis, indem sie sich meist sehr allein gelassen fühlen (Lenz, 2005). Zu der Dramatik, die damit verbunden sein kann, kommt insbesondere die schmerzliche Erfahrung eines Verlustes von Autonomie und Autorität der Mutter bzw. des Vaters hinzu. Die Schwierigkeit gerade dieses Erlebnis zu verarbeiten, zeigt sich in den vorliegenden qualitativen Studien (Sollberger, 2000; Lenz, 2005). In den Interviews wird deutlich, wie die Kinder um passende Formulierungen ringen, wie ihr Redefluss stockt und es ihnen sichtlich schwer fällt, das Erlebte anzuerkennen und auszudrücken.

Durch die Erfahrung eines Integritätsverlustes der autonomen Persönlichkeit und die institutionellen Handlungen scheinen für die Kinder das Elternbild und die Beziehung zum erkrankten Elternteil zweifelhaft zu werden. Die Mutter oder Vater verlieren durch die akute Symptomatik und die Veränderung in der Persönlichkeit für das Kind offensichtlich die elterliche Rolle. Um die traumatischen Situationen aushalten zu können, versuchen die Kinder, sich emotional zu distanzieren und aktiv als Person vom Elternteil zurückzuziehen. Nach außen hin wirken sie oftmals teilnahmslos, apathisch und scheinbar unberührt von dem Geschehen.

Die Aussagen der Kinder machen deutlich, dass im Nachhinein die Klinikeinweisung aber auch als Entlastung der angespannten, teilweise sogar unerträglichen familiären Atmosphäre erlebt werden kann. Sollberger (2000) spricht von einer Ambivalenz zwischen Erleichterung und Empörung über das Ereignis. Die Zeit vor der Einweisung ist nicht nur gekennzeichnet durch die zunehmende Verschlechterung des Gesundheitszustandes, Zuspitzung einzelner Symptome und Veränderungen in der Persönlichkeit des kranken Elternteils, sondern auch meist durch offene Konflikte zwischen den Eltern, aggressive Ausbrüche, Gewalt und Drohungen. Die Kinder geraten dadurch zwangsläufig in die elterlichen Auseinandersetzungen und werden in die Rolle eines Bündnispartners für beiden Elternteile gedrängt, wodurch der Konflikt verdeckt oder auch verschärft wird. Bei dieser Triangulierung, das heißt bei der Erweiterung der konflikthaften Zweierbeziehung um eine dritte Person, werden die betroffenen Kinder massiven Loyalitätskonflikten ausgesetzt (Minuchin, 1977). Die Kinder werden in die „Leerstelle" zwischen den beiden Eltern hineingesogen, wobei jede Seite die Unterstützung des Kindes gegen die andere Seite sucht. In dieser Beziehungskonstellation sind die Eltern meist nicht mehr in der Lage, die Kinder wahrzunehmen und ihnen einen verlässlichen Rahmen zu bieten. Minuchin (1977) spricht von einer „starren Triade", in der den Kindern häufig wiederum kein anderer Ausweg bleibt als die eigenen Bedürfnisse zurückzustellen bzw. aufzugeben. Vor diesem Hintergrund wird deutlich, dass die Klinikeinweisung und die Behandlung des kranken Elternteils für die Kinder auch als mögliche Lösung und hoffnungsvolle Perspektive erscheinen kann.

1.2.4 Familienbeziehungen

Durch die psychische Erkrankung werden die Grenzen zwischen den familiären Subsystemen diffus und das System Familie gerät durcheinander. Insbesondere die Generationengrenzen, die für die Funktionalität einer Familie von großer Bedeutung sind und sich nach Minuchin und Fishman (1983) vor allem aus der Anerkennung der Unterschiede in den elterlichen und kindlichen Rollen und deren Einhaltung sowie aus den Interaktionsregeln des elterlichen und kindlichen Subsystems ergeben, verwischen. Die Generationsgrenzenstörungen werden häufig mit dem Bild der „verstrickten Familie" verknüpft. Eine besondere Form der Generationsgrenzenstörungen ist die Parentifizierung, eine Rollenumkehr, in der Kinder Eltern- oder Partnerfunktion für ihre Eltern übernehmen (Boszormenyi-Nagy & Spark, 1981). Eine derartige Rollenumkehr ist in der Mehrzahl der Familien mit psychisch kranken Eltern zu beobachten (Lenz, 2005). Es zeigt sich, dass sowohl der psychisch kranke Elternteil als auch der gesunde Elternteil häufig den Kindern ihre Bedürftigkeit signalisieren und ihnen die Verantwortung für das Wohlbefinden aufbürden. Kinder werden dadurch zu Vertrauten und Ratgebern ihrer Eltern, zur primären Quelle von Unterstützung und Trost. Denkbar sind verschiedene Ausformungen dieser unangemessenen Rollenzuweisungen:

* Kinder werden zu Friedensstiftern und Schiedsrichtern in konfliktreichen Partnerschaften,
* Kinder übernehmen Verantwortung für Haushaltsführung, Tagesstrukturierung und Medikamenteneinnahme,
* Kinder sind zuständig für die Versorgung und Pflege jüngerer Geschwister,
* Kinder sind gezwungen, nach der Trennung der Eltern schneller erwachsen zu werden und mit einem Elternteil den Verlust zu teilen,
* Kinder sollen den nicht verfügbaren kranken Partner ersetzen und
* Kinder sollen den Lebenstraum der Eltern realisieren.

Sind die „Aufträge" der beiden Elternteile widersprüchlich oder gar unvereinbar, wenn z. B. der kranke Elternteil vom Kind verlangt, als intimer Gesprächspartner und Versorger im Alltag zur Verfügung zu stehen und der gesunde Elternteil zugleich vom Kind die Erfüllung eigener Lebensträume erwartet, gerät das Kind in kaum auflösbare Loyalitätskonflikte. Für Kinder ist es unmöglich, solchen Rollenzuweisungen gerecht zu werden. Sie opfern vielmehr ihre persönlichen Bedürfnisse denen der Eltern bzw. eines Elternteils unter, und zwar auf Kosten ihrer eigenen Entwicklung. Charakteristisch für die Parentifizierungsprozesse ist für die Kinder die Erfahrung, dass sie letztlich den Wünschen und Erwartungen der Eltern niemals genügen können. Sie müssen damit rechnen, dass sich die Mutter bzw. der Vater oder sogar beide Elternteile aus Enttäuschung über die unerfüllt gebliebenen Wünsche aggressiv abwenden oder sogar gegen sie verbünden. Sie geraten dabei häufig in die Rolle eines Sündenbocks, der für die Probleme und Konflikte in der Familie verantwortlich gemacht wird. Das betroffene Kind fühlt sich in einer solchen Beziehungskonstellation unwichtig, emotional unterversorgt und ausgestoßen.

Boszormenyi-Nagy betrachtet Parentifizierung als Ungleichgewicht des gegenseitigen Gebens und Nehmens, wobei weniger exekutive als vielmehr emotionale Funktionen im Vordergrund stehen. „Definitionsgemäß bedeutet Parentifizierung die subjektive Verzerrung einer Beziehung – so, als stellte der Ehepartner oder gar eines der Kinder einen Elternteil dar" (Boszormenyi-Nagy & Spark, 1981, S. 209). Parentifizierung ist also nicht auf die Eltern-Kind-Beziehung beschränkt, sondern auch ein Partner kann parentifiziert werden. Ausdrücklich weisen die Autoren darauf hin, dass Parentifizierung per se nicht pathologisch ist. Ein gewisses Maß an Parentifizierung ist vielmehr ganz normal und kann für die kindliche Entwicklung sogar förderlich sein kann. Ob sie zu schädlichen Auswirkungen führt, hängt davon ab, ob das Kind für die Verfügbarkeit und für die unerfüllten Bedürfnisse der Eltern anerkannt wird. Boszormenyi-Nagy und Spark (1981) greifen zur Erklärung auf die Metapher der familiären Buchführung zurück. Familienmitglieder errechnen aus dem, was sie anderen geben und von ihnen empfangen, das, was ihnen zusteht. Ist der Kontostand positiv, so ergibt sich daraus ein Anspruch auf Ausgleich. Das heißt, wird die Übernahme der elterlichen Rolle durch das Kind im Rahmen des gegenseitigen Gebens und Nehmens etwa durch Anerkennung und Lob honoriert, erfolgt also ein Ausgleich der Konten, bleiben schädliche Folgen für die kindliche Entwicklung aus. Wenn hingegen keine Entschädigung folgt, das Kind auf Kosten seiner eigenen Sicherheits- und Abhängigkeitsbedürfnisse in die Erwachsenenrolle gedrängt wird und auf diese Weise die Reziprozität von Geben und Nehmen verloren geht, liegt eine Parentifizierung in ihrer destruktiven Form im Sinne einer Ausbeutung des Kindes vor. Pathologische Auswirkungen zeigen sich dann, wenn die Rollenumkehr in der Familie so verfestigt ist, dass eine Entlassung der Kinder in ein eigenes Leben nicht mehr möglich ist, das heißt Ablösungsprozesse in der Beziehungskonstellation zwischen Eltern und Kind nicht mehr in Gang zu setzen sind.

Für Jurkovic (1997) liegt eine gesunde und adaptive Formen der Parentifizierung vor, wenn Kinder von ihrer Rolle nicht vollständig eingenommen sind, sie gleichzeitig selbst unterstützt werden sowie ihre eigenen Bedürfnisse berücksichtigt und ihre Bemühungen gewürdigt werden.

Für eine destruktive Parentifizierung nennt Jurkovic (1997) folgende Bestimmungselemente:

* Eltern geben ihre Elternfunktion auf und missbrauchen ihr Kind, um eigene ungestillte Bedürfnisse zu befriedigen. Sie vernachlässigen oder ignorieren dabei die Bedürfnisse des Kindes. Dabei weisen sie dem Kind eine nicht kindgerechte Rolle zu, die die Generationengrenze überschreitet.
* Die an das Kind herangetragenen Anforderungen sind nicht altersangemessen und übersteigen die seinem Entwicklungsstand entsprechenden Fähigkeiten.
* Das Kind akzeptiert auf Kosten der eigenen Bedürfnisse die delegierte Rolle, es erlernt und zeigt rollengerechte (überverantwortliche, fürsorgliche) Verhaltensweisen.
* Das Kind wird für die Übernahme der ihm zugewiesenen Rolle nicht anerkannt (mangelnde Reziprozität).

Pathologische Parentifizierung kann sich auch als Infantilisierung und Überbehütung manifestieren. Psychisch kranke Eltern suchen oftmals eine enge Bindung zu den Kindern, die sich in bedrängendem Klammern sowie Einmischungs- und Kontrollversuchen äußert. Insbesondere die älteren Kinder und Jugendlichen reagieren auf die Bindungswünsche mit vehementen Distanzierungs- und Abgrenzungsversuchen oder sogar mit Flucht. Diese Abgrenzungsschritte können zu einer offenen Ablehnung führen. Die Mutter oder der Vater werden als blöd, verrückt oder idiotisch bezeichnet und die Krankheit als Makel für die ganze Familie bewertet. Die aggressive Ablehnung und Ausgrenzung wird aber häufig abgelöst durch teilweise massive Scham- und Schuldgefühle, ungerecht und ungeduldig gewesen zu sein. Dunn (1993) bezeichnet diese Schuldgefühle als „separation guilt", eine Schuld, die mit den Loslösungsprozessen und Versuchen einhergeht, eigene, autonome Wege zu suchen und die Kinder oft bis in das Erwachsenenalter hinein verfolgt.

Meist wird das Kind mit der größten Empathiefähigkeit für die Rolle des Trösters und Ratgebers ausgewählt. Solchermaßen begabte Kinder bilden ein Sensorium für subtile Signale der Eltern aus und lernen deren Bedürfnisse intuitiv zu erspüren. Das Kind wird dabei nicht als willenloses Opfer im Parentifizierungsprozess gesehen, vielmehr akzeptiert es die ihm zugeschriebene Rolle und leistet damit einen wichtigen Beitrag für die Stabilisierung des Familiensystems. Was das Geschlecht des Kindes betrifft, ist die Befundlage uneinheitlich. Es deutet allerdings einiges darauf hin, dass Töchter häufiger parentifiziert werden als Söhne. Was familienstrukturelle Merkmale betrifft, widersprechen sich die Befunde. Vieles spricht aber dafür, dass älteste Kinder und Kinder mit vielen Geschwistern in der Familie eher instrumentelle Aufgaben übernehmen, während bei Einzelkindern, auf die sich sämtliche Sorgen, Wünsche und Träume der Eltern konzentrieren, emotionale Funktionen im Vordergrund stehen (vgl. Robinson, 1999).

Untersuchungen zeigen, dass adaptive Formen der Parentifizierung einen positiven Einfluss auf das Selbstwertgefühl der Kinder und ihre gesamte Entwicklung haben. Sie lernen wichtige soziale Fertigkeiten, Verantwortungsübernahme, Fürsorglichkeit und Empathie (vgl. Jurkovic, 1997). Die Übernahme der Elternrolle bedeutet aber meist den Verlust der Kindheit. Sorglosigkeit, Spontaneität und Lebhaftigkeit gehen durch die Belastungen, die mit den an sie herangetragenen Erwartungen der Eltern einhergehen, verloren. Destruktiv parentifizierte Kinder wirken depressiv, ernst, pseudofrühreif und überverantwortlich. Zugleich leiden sie häufig unter Schuldgefühlen und haben ständig das Gefühl, nicht genug getan zu haben (Elkind, 1981). Oft sind sie hin- und hergerissen zwischen dem grandiosen Gefühl der Macht und Einzigartigkeit wegen ihrer familiären Position und der Verzweiflung, den Ansprüchen und Erwartungen doch nicht zu genügen. Die Folge sind emotionale Störungen und Verhaltensauffälligkeiten (Jones & Wells, 1996). So zeigen sich bei parentifizierten Kindern beispielsweise oftmals Kontaktprobleme, soziale Ängste und Leistungsprobleme. Andere wiederum entwickeln als Reaktion auf die familiären Erwartungen ein zwanghaftes Erfolgs- und Perfektionsstreben und stechen durch herausragende schulische und/oder außerschulische Leistungen hervor. Sie setzen sich dabei nicht selten enorm unter Druck („workaholic children") (Robinson, 1999). Sie entwickeln durch den Prozess der Parentifizierung nicht selten ein masochistisches, selbstzerstörerisches Selbst, indem sie im Lichte der elterlichen Erwartung alles geben und sich für die emotionalen Bedürfnisse der anderen aufopfern bzw. ein narzisstisches Selbst, indem sie spektakulär und großartig versuchen, die Wunschträume der Eltern zu erfüllen (Jones & Wells, 1996).

Die Langzeitfolgen der Parentifizierung reichen von Depressivität, einem fragilen Selbstwertgefühl, Ablösungs- und Identitätsproblemen bis hin zu suizidalem Verhalten (vgl. Jurkovic, 1997). Fullinwider-Bush und Jacobvitz (1993) weisen darauf hin, dass Grenzverletzungen in der Herkunftsfamilie die Herausbildung einer autonomen Ich-Identität gefährden. Ganz auf die Bedürfnisse der Eltern eingestellt, gelingt es parentifizierten Kindern nicht, eigene Bedürfnisse zu entdecken, eigene Lebensziele zu definieren und sich von den Eltern abzulösen.

Diagnostische Fragen zur Einschätzung der kindlichen Belastungen III

14. Gibt es Anzeichen für eine starke Einengung des Handlungs- und Bewegungsspielraums der Kinder im familiären Alltag durch den kranken Elternteil (z. B. durch Überbehütung und Überbesorgnis)?
15. Inwieweit liegt eine Veränderung in der Persönlichkeit des erkrankten Elternteils vor? Der erkrankte Elternteil leidet z. B. an einer Schizophrenie oder bipolaren affektiven Störungen.
16. Wie weitreichend gestaltet sich die Ent-Normalisierung des familiären Alltags für die Kinder vor, während und nach dem Klinikaufenthalt?
    – Durch Veränderungen im Verhalten und in der Persönlichkeit des erkrankten Elternteils.
    – Durch die Übernahme von Aufgaben im Haushalt.
    – Durch die Anpassung an außerfamiliäre Personen, die in der Familie die Versorgung und Betreuung übernehmen.
    – Durch die Orientierung an der Tagesstruktur und Ruhebedürfnissen des kranken Elternteils.
17. Wie erleben die Kinder die Klinikeinweisung? Wie läuft die Klinikeinweisung ab? Ist sie mit zusätzlich Konflikten und elterlichen Auseinandersetzungen verknüpft?
18. Gibt es Anzeichen für deutliche Parentifizierungsprozesse in den Familienbeziehungen? Beispielsweise:
    – Kind wird zum Vertrauten und Ratgeber für den erkrankten Elternteil und/ oder für beide Elternteile.
    – Kind wird zum Bündnispartner und Schiedsrichter in einer konfliktbeladenen Paarbeziehung der Eltern.
    – Kind übernimmt Verantwortung in zentralen familiären Bereichen (z. B. Haushaltsführung, Versorgung jüngere Geschwister).
    – Kind übernimmt Verantwortung für die Gesundung und das Wohlbefinden des erkrankten Elternteils.
    – Kind wird zum Partnerersatz.
    – Kind gerät in die Rolle des Sündenbocks für familiäre bzw. elterliche Probleme und Konflikte.
    – Kind ist gezwungen, schneller erwachsenen zu werden (Kind wirkt ernst, pseudofrühreif und überverantwortlich).
    – Kind soll nicht erreichte Lebensziele und Lebensträume der Eltern realisieren.
19. Inwieweit ist die Beziehung des Kindes zum gesunden Elternteil tragfähig und klar? Inwieweit vermittelt sie Sicherheit, Verlässlichkeit und Kontinuität?

1.2.5   Tabuisierung und Kommunikationsverbot

In dem Bestreben nach gegenseitiger, vermeintlicher Schonung und Rücksichtsnahme vermeiden die Eltern oft eine offene Auseinandersetzung mit der psychischen Krankheit. Am ehesten sucht noch die erkrankte Mutter das Gespräch mit den Kindern und bemüht sich, ihnen eine Erklärung für die Veränderungen in der Persönlichkeit, in den Reaktionen, Wahrnehmungen und Handlungsweisen zu geben (Lenz, 2005). Die Schuld- und Schamgefühle, den Kindern und der Familie nicht mehr gerecht werden und Aufgaben im Haushalt nicht mehr oder nur sporadisch erfüllen noch zu können, machen aber ein offenes Reden meist unmöglich. Insbesondere der gesunde Elternteil neigt häufig dazu, die Krankheit zu verschleiern. Er sucht eher nach Umschreibungen und Umdeutungen, indem er versucht, die Probleme beispielsweise als vorübergehend und zeitlich begrenzt, als Reaktionen auf besondere Belastungen oder als somatische Erkrankung zu deuten. Diese Vorgehensweisen sind vielschichtig motiviert. Kinder sollen mit Hilfe bestimmter Sprachregelungen vor möglichen Vorurteilen und Stigmatisierungen sowie Ablehnung und Ausgrenzungen durch das soziale Umfeld geschützt werden. Möglicherweise steckt aber auch die Furcht dahinter, dass die Kinder den erkrankten Elternteil verachten oder sich von ihm vielleicht sogar zurückziehen könnten, wenn sie im vollen Umfang und in allen wesentlichen Details von der psychischen Erkrankung erfahren würden.

Oftmals vermitteln Kinder auf den ersten Blick den Eindruck, als ob sie überhaupt nichts Näheres über die Krankheit des Elternteils erfahren möchten. Selbst wenn sie das Verhalten des erkrankten Elternteils verunsichert bzw. irritiert oder sich die familiäre Situation konflikthaft zuspitzt, vermeiden sie möglicherweise aus Rücksichtnahme das Stellen von Fragen und lenken durch ihre Reaktionen das Gespräch auf andere Inhalte. Möglicherweise verbergen sich hinter dem scheinbar nicht vorhandenen Bedürfnis nach Informationen auch Schuldgefühle. Kinder fühlen sie sich vielleicht schuldig als Mitverursacher der Erkrankung, weil sie die Mutter beispielsweise nicht ausreichend unterstützt haben, wie es aus ihrer Sicht notwendig gewesen wäre. Gerade in den magischen Deutungen jüngerer Kinder taucht die belastende Schuldfrage immer wieder auf, ob sie durch ihr schlechtes Benehmen, ihr lautes Schreien und Herumtoben die Krankheit ausgelöst haben. Sie sind davon überzeugt, dass die Mutter krank geworden ist, weil sie „böse" waren oder sich nicht „richtig" verhalten haben und vermeiden deshalb Fragen nach den Krankheit und den damit verbundenen Umständen. Die Kinder sind offensichtlich hin und her gerissen zwischen dem Wunsch nach Normalität in der Familie in der Beziehung zum erkranken Elternteil und ihrem Bedürfnis nach Erklärung und Verständnis für die konkrete Situation. In dem scheinbaren Nicht-wissen-wollen drückt sich diese Ambivalenz aus, in der die Kinder nicht selten allein und unverstanden gefangen bleiben.

Eine außerhalb der Kernfamilie stehende vertrauensvolle Bezugsperson könnte in dieser Situation die hilfreiche Rolle eines Ansprechpartners für die Kinder übernehmen. Diese Möglichkeit eröffnet sich für die meisten Kinder aber nicht. In den Familien herrscht vielmehr ein Rede- bzw. Kommunikationsverbot, mit Außenstehenden über die psychische Erkrankung und deren Auswirkungen auf das familiäre Zusammenleben zu sprechen. Die Kinder empfinden dieses Schweigegebot entweder intuitiv oder erhalten explizit die Aufforderung, nicht mit außenstehenden Personen über die Krankheit der Mutter oder des Vaters zu sprechen. Die psychische Erkrankung gewinnt auf diese Weise den Charakter eines geteilten Familiengeheimnisses. Alle Familienmitglieder wissen um die Krankheit, von der die Außenwelt nichts oder zumindest möglichst wenig erfahren darf. Geheimnisse können das emotionale Klima von Familien tiefgreifend beeinflussen, ohne dass die Quelle dieses Einflusses bemerkt wird, weil das Thema auch innerhalb der Familie weitgehend tabuisiert ist bzw. bagatellisiert oder nur vorsichtig umschrieben wird. Gerade in akuten Krankheitsphasen kann auf diese Weise ein Gefühl des „Unheimlichen" entstehen. Vor allem hat die Existenz von Geheimnissen eine Bedeutung für die Loyalitätsdynamik innerhalb der Familie, insbesondere wenn Kinder von Elternteilen oder Großeltern in intime Geheimnisse eingeweiht werden, die einen anderen Elternteil betreffen. Hier kann es zu Loyalitätsspaltungen mit Schuld- und Schamgefühlen kommen, die das Kind in seiner Integrität schwer belasten können. Da neben dem Bedürfnis nach Loyalität zur Familie auch ein Bedürfnis nach Loyalität und Zugehörigkeit zur sozialen Umgebung, zu Peers, Verwandten und Großeltern besteht. kann es auch zu einer zusätzlichen Loyalitätsspaltung kommen. Die Kinder sind häufig davon überzeugt, dass sie ihre Eltern verraten, wenn sie sich dem Schweigegebot widersetzen und sich dennoch jemandem anvertrauten würden. Sie hin und her gerissen zwischen der Loyalität zu ihren Eltern, ihrem Schamgefühl, eine psychisch kranke Mutter oder einen psychisch kranken Vater zu haben, und dem Bedürfnis mit jemanden sprechen zu können.

1.2.6 Diffuses Wissen über die Krankheit

Eine Folge der innerfamiliären Tabuisierung und des Schweigegebots ist ein Informationsdefizit über die Krankheit. Da sie – falls sie sich überhaupt trauen – auf ihre Fragen keine oder nur ausweichende Antworten erhalten und ein verständnisvoller außerfamiliärer Ansprechpartner fehlt, sind sie überwiegend auf ihre Überlegungen, Vermutungen und Schlussfolgerungen angewiesen. Es zeigt sich, dass Kinder je nach Alter teilweise sehr diffuse Vorstellungen über die psychische Erkrankung konstruiert haben, die kein oder wenig Verständnis für den Zustand der Mutter oder des Vaters vermitteln. Die Mehrzahl der Kinder verfügt über ein diffuses Wissen. Sie gehen meist von der Vorstellung aus, dass Stress und allgemeine Überlastung, Überforderung sowie Druck vor allem im familiären Kontext, die Krankheit ausgelöst haben. Vor allem für jüngere Kinder stehen biologisch-somatische Faktoren in einem ursächlichen Zusammenhang mit der Erkrankung (vgl. ausführlich Lenz, 2005a).

Unwissenheit und ungenaue Informationen über die Erkrankung können Ängste, Verzweiflung und irrationale Kognitionen auslösen. Im Mittelpunkt stehen dabei häufig Befürchtungen in Bezug auf eine mögliche eigene Erkrankung. Ähnlichkeiten mit dem erkrankten Elternteil in Gesten, Reaktionen oder Gedankengängen werden dabei als Bedrohung erlebt und schnell als erste Krankheitsanzeichen bewertet. Insbesondere bei den jüngeren Kindern wird die elterliche Überforderung und Überlastung zudem mit persönlichen Schuldzuschreibungen verknüpft (vgl. dazu auch Kapitel 1.2.1).

1.2.7 Gefühlslagen der Kinder

Die Kinder geben häufig Ängste sowie Gefühle des Verlustes, der Schuld und der Trauer an, die sie im Zusammenhang mit der psychischen Erkrankung des Elternteils erleben (Lenz, 2005). Die Angst vor der Trennung von der wichtigen und vertrauten Bezugperson durch den Klinikaufenthalt sowie die Angst, den kranken Elternteil zu verlieren, weil ihm etwas zustoßen könnte bzw. er sich etwas antun könnte, sind vor allem bei den jüngeren Kindern stark ausgeprägt. Der Blick in die Zukunft und die Angst, dass sich die Krankheit verschlimmern könnte bzw. immer wieder auftritt und die zunächst oftmals diffusen Ängste vor einer späteren eigenen Erkrankung beschäftigen vor allem die älteren Kinder und Jugendlichen. Schuldgefühle werden häufig durch die Ungewissheit genährt, was die psychische Erkrankung ausgelöst hat. Insbesondere jüngere Kinder beziehen das Aufbrechen von Krankheitssymptomen häufig auf sich und fühlen sich dafür verantwortlich, dass es Mutter oder Vater wieder so schlecht geht. Sie ziehen sich dann häufig zurück, werden unsicher und beginnen zu grübeln. Die älteren Kinder quälen oftmals Schuldgefühle nach den teilweise vehementen Abgrenzungs- und Distanzierungsschritte. Die Schuldgefühle stellen für den erkrankten Elternteil eine zusätzliche Belastung dar. Bei ihnen entsteht das Gefühl, als müssten sie alle Familienmitglieder von der Schuld freisprechen. Dafür fehlt jedoch häufig die Kraft und manchmal bestehen Ambivalenzen oder unabgeschlossene und unverarbeitete Gefühle anderer Familienmitgliedern gegenüber (vgl. dazu auch Kapitel 1.2.5).

Insbesondere bei einem längeren Krankheitsverlauf empfinden die Kinder häufig Gefühle der Hoffnungslosigkeit, Resignation und Demoralisierung. Dies kann dazu führen, dass die Kinder ihrerseits depressiv reagieren und sich Gefühle der eigenen Unzulänglichkeit darüber breit machen, dass man dem kranken Elternteil nicht helfen kann. Wenn Hoffnungslosigkeit über einen längeren Zeitraum besteht und die Situation ausweglos erscheint, vermischen sich häufig Gefühle der Schuld und der eigenen Unzulänglichkeit mit Ärger und sogar Wut über die erkrankte Mutter oder den erkrankten Vater. Diese enge Verwobenheit von Schuld, Trauer und Ärger bzw. Wut kommt nicht selten in Klagen und erhöhter Reizbarkeit zum Ausdruck (Greenberg & Johnson, 1988).

Wenn auch langfristig keine Besserung von Symptomen wahrgenommen wird, sieht sich die Familie irgendwann am Ende ihrer Handlungsmöglichkeiten und ein Gefühl der Hilflosigkeit breitet sich aus. Die Grenzen der Belastbarkeit sind auch bald erreicht, wenn Suizidgedanken, Suizidankündigungen und Suizidversuche das Zusammenleben überschatten. Die Kinder empfinden sich dem psychisch erkrankten Elternteils hilflos ausgeliefert und schwanken in ihren Gefühlen zwischen Angst, Ruhelosigkeit, Anspannung sowie Mitleid und Empörung.

Wenn psychisch Erkrankung zum ersten Mal aufgetreten ist, stehen nach einer Besserung meist Ängste vor einem möglichen Rückfall im Vordergrund. Wurden hingegen bereits mehrere Krankheitsphasen erlebt, besteht die Hoffnung, dass sich die Zeitabstände zwischen dem Auftreten der akuten Krankheitszustände vergrößern oder die Krankheitszustände selbst weniger dramatisch verlaufen werden.

Diagnostische Fragen zur Einschätzung der kindlichen Belastungen IV

20. Gibt es Anzeichen für Tabuisierung der Krankheit in der Familie sowie für Rede- und Kommunikationsverbot über die familiäre Situation nach außen?
    – Kinder wirken gehemmt und finden kaum Worte, wenn es um die Krankheit der Mutter oder des Vaters geht und lenken das Gespräch schnell auf andere Themen.
    – Eltern und nahe Bezugspersonen sprechen nur allgemein und vorsichtig über die Krankheit. Sie beschränken sich auf Andeutungen und Umschreibungen.
21. Wissen Verwandte und enge Freunde über die Krankheit Bescheid?
22. Gibt es Hinweise auf Ereignisse in der Familiengeschichte, die verschwiegen werden, z. B. atmosphärisch und/oder szenisch?
23. Welche Vorstellungen haben die Kinder über die elterliche Erkrankung? Verfügen die Kinder über konkrete Kenntnisse oder besitzen sie nur ein diffuses und lückenhaftes Wissen?
24. Inwieweit fühlt sich das Kind für die Erkrankung des Elternteils verantwortlich/schuldig?

1.2.8 Fehlende soziale Unterstützung

Zuverlässige und vertrauensvolle soziale Beziehungen könnten in der belastenden Familiensituation für Kinder eine ausgleichende und normalisierende Funktion übernehmen. Eine nahe stehende Bezugsperson aus dem primären sozialen Netzwerk wäre sicherlich nicht in der Lage, den kranken Elternteil zu ersetzen. Eine solche Person könnte vor allem in ausgeprägten Belastungs- und Krisenzeiten, wie sie meist die akute Krankheitsphase sowie der Klinikaufenthalt darstellen, die Kinder stellvertretend begleiten und im Leben des Kind zu einem stabilisierenden Faktor und verständnisvollen Ansprechpartner werden, der Schutz und Sicherheit bietet. Wie in der Social Support-Forschung vielfach belegt werden konnte, tragen soziale Netzwerkbeziehungen wesentlich dazu bei, körperliche und seelische Gesundheit zu erhalten und Menschen bei der aktiven Bewältigung von Belastungen und Problemen zu unterstützen. Sie dienen einerseits als Puffer in Krisensituationen, mildern belastende Lebensereignisse, bilden ein Schutzschild gegenüber Stressoren und fördern das generelle Wohlbefinden, indem sie elementare soziale Bedürfnisse nach Geborgenheit, Rückhalt, Zugehörigkeit, Rat und Information erfüllen. Entgegen einem umgangssprachlichen Verständnis ist soziale Unterstützung also kein eindimensionaler Begriff, sondern umfasst verschiedene unterstützende Handlungen, die in den Konzepten als emotionale Unterstützung, informatorische Unterstützung und instrumentelle Unterstützung bezeichnet werden (Klauer, 2005):

Begriffsklärung:

- Emotionale Unterstützung, das heißt direkte Beeinflussung stressbedingter Affekte z. B. durch Trösten und aktives Zuhören.
- Informatorische Unterstützung, das heißt Optimierung der Bewältigungssituation durch Information über das stressauslösende Problem oder über Bewältigungsmöglichkeiten.
- Instrumentelle Unterstützung, das heißt direkte Beeinflussung des stressauslösenden Problems oder materielle Hilfen.

Nach Thoits (1994) fördert soziale Unterstützung das individuelle Bewältigungshandeln im Sinne von „coping assistance", das heißt soziale Unterstützung verstärkt die Bewältigungsstrategien einer Person oder es gleicht bestimmte Defizite oder „blinde Flecken" im individuellen Copingverhalten aus.

Den Kindern psychisch kranker Eltern fehlen aber häufig Bezugspersonen, die solche Unterstützungsfunktionen übernehmen und so etwas wie ein soziales Immunsystem bilden. Ein Teil der Kinder meidet eher die Kontakte zu familienexternen Personen. Die starken emotionalen Verstrickungen im Familiensystem, das Schweigegebot, die Ängste und Verzweiflung wie auch die aufgeladenen Verantwortungen und Verpflichtungen durch Rollenübernahme absorbieren ein Großteil der zur Verfügung stehenden psychischen Energie. Die Kinder finden oftmals weder innerlich noch äußerlich einen Freiraum, der für den Aufbau und der Aufrechterhaltung von sozialen Beziehungen notwendig ist. Sie fühlen sich vielmehr zu Hause unentbehrlich und können sich meist nicht von der Angst befreien, dass ohne ihre Anwesenheit und Hilfe der labile Zustand innerhalb der Familie zusammenbrechen und vielleicht sogar etwas Schlimmes passieren könnte. Außerfamiliäre Kontakte und Aktivitäten werden auf diese Weise zu Nebenschauplätzen im Leben der Kinder. Die Mehrzahl der Kinder verfügt zwar über ein gewisses, wenngleich meist eher kleines Geflecht an sozialen Beziehungen zu Verwandten, Schulkameraden und Freunden, sie zeigen aber insgesamt eine relativ geringe Bereitschaft, bei der Bewältigung ihrer Belastungen auf dies sozialen Ressourcen aus ihrem sozialen Netzwerk zurückzugreifen (Lenz, 2005).

Mit Blick auf eine erfolgreiche Bewältigung von Belastungen ist es nicht ausreichend, ein hinreichend großes soziales Netzwerk aufgebaut zu haben, sondern meist auch notwendig, nach Eintritt der Stresssituation darauf hinzuwirken, von geeigneten Personen des Netzwerkes auch qualitativ angemessene, bedürfnisbefriedigende Hilfestellungen zu erhalten. Soziale Netzwerke stellen zunächst nur ein latentes Potenzial dar, das es in Belastungssituationen durch geeignete Handlungen erst zu aktivieren bzw. zu mobilisieren gilt. Mit dem Begriff der Mobilisierung sind alle von außen wahrnehmbaren Verhaltensaktivitäten einer belasteten Person gemeint, denen die Intention zu Grunde liegt, Unterstützungsleistungen aus dem sozialen Netzwerk zu evozieren (Klauer & Winkeler, 2005). Das Mobilisierungsverhalten einer Person, das nicht nur direkte, sprachlich kodierte Appelle um Rat, Rückmeldung und Unterstützung, sondern auch indirekte Handlungsweisen wie etwa den Einsatz des mimischen Ausdruck umfasst, wird offensichtlich durch allgemeine interpersonale Dispositionen bzw. Stile des Hilfesuchens geprägt (Nadler, 1997). Tolsdorf (1976) spricht von einem Bündel von Überzeugungen, Einstellungen und Erwartungen, die sich auf die potenzielle Nützlichkeit der Netzwerkmitglieder beziehen, der Person bei der Bewältigung der Belastungen zu helfen. Vieles spricht für die Annahme, dass diese Dispositionen im Mobilisierungs- und Hilfesuchverhalten Elemente früh erworbener Beziehungsschemata darstellen (vgl. Pierce et al., 1997). Für Winkeler (2002) erscheint es aus diesem Grund sinnvoll, die Mobilisierung sozialer Unterstützung aus einer übergreifenden theoretischen Perspektive zu rekonstruieren, wie sie etwa die Bindungstheorie anbietet. Das Mobilisierungsverhalten ist als eine Weiterentwicklung der kindlichen Suche nach Nähe zur Bindungsfigur zu betrachten und die Wahrnehmung erhaltener Unterstützung mit dem Gefühl der Sicherheit gleichzusetzen, das beim Kind durch den Kontakt vor allem mit der Mutter entsteht (vgl. Bartholomew et al., 1997). Diese Erfahrungen schlagen sich in entsprechenden sozialkognitiven Schemata nieder und steuern das Mobilisierungsverhalten, indem sie Erwartungen prägen, inwieweit Unterstützungshandlungen anderer für die eigene Person förderlich und inwieweit Mobilisierungsversuche hierfür ein gangbarer Weg sind.

In mehreren Studien konnten Zusammenhänge zwischen individuellem Bindungsstil und der Bereitschaft zur Suche nach Unterstützung bzw. der Verwendung offener versus verdeckter Mobilisierungsversuche nachgewiesen werden (vgl. Ognibene & Collins, 1998). So zeigte sich, dass sicher gebundene Individuen autonomes Hilfesuchverhalten praktizieren, indem Unterstützung nur dann nachgefragt wird, wenn es zur Problembewältigung notwendig ist. Das Hilfesuchen erfolgt dabei in offener und direkter Weise. Unsicher gebundene Individuen tendieren hingegen entweder zu vermindertem oder übersteigertem Hilfesuchverhalten. Ein unsicher-vermeidender Bindungsstil, der von Zurückweisungserfahrungen seitens der Bindungsfiguren herrührt, verstärkt Rückzugstendenzen bei Belastungen. Die Unterstützungsbedürfnisse werden von den betroffenen Personen allenfalls indirekt und unbeabsichtigt offenbart. Ein unsicher-manipulativer Bindungsstil führt zu direkter und hartnäckiger, bisweilen sogar fordernder und manipulativer Unterstützungssuche, da sich die betroffenen Personen auf Grund inkonsistenter Bindungserfahrungen einer positiven Antwort seitens der Bindungsfiguren nie sicher sein konnten.

Das Phänomen der Umkehr der Eltern-Kind-Beziehung, mit dem die Mehrzahl der Kinder psychisch kranker Eltern konfrontiert wird, stellt eine Form der Bindungserfahrung dar, die die Entwicklung des Mobilisierungsverhaltens wesentlich beeinflusst. Eltern, die den Kindern ihre Bedürftigkeit signalisieren und ihnen die Verantwortung für das Wohlbefinden aufbürden, erwarten, dass ihre Kinder als Bindungsfiguren zur Verfügung stehen, sie umsorgen und trösten. Das bedeutet aber, dass parentifizierende Eltern das Bedürfnis der Kinder, in einer konstanten und liebvollen Beziehung aufzuwachsen, die durch Nähe, Empathie, Verfügbarkeit und Verlässlichkeit gekennzeichnet ist, nicht in einem ausreichenden Maße erfüllen. Die Eltern stehen nicht bzw. nur partiell als primäre Bezugspersonen zur Verfügung und bieten für die Kinder keine sichere Basis, von der aus sie die Umwelt explorieren können. Im Laufe der Entwicklung lernen Kinder allmählich, dass sie nur dann Nähe zu ihren primären Bezugspersonen herstellen können, wenn sie selbst die Fürsorge-Rolle übernehmen. Nach und nach erwerben sie die Kompetenzen, die es ihnen ermöglichen, sich fürsorglich zu verhalten. Rollenumkehr kann in diesem Sinne als Anpassungsleistung des Kindes verstanden werden. Bowlby (1977) geht davon aus, dass sich die frühen Beziehungserfahrungen dieser Kinder in ihren internen Arbeitsmodellen von Beziehungen niederschlagen und deren Erwartungen und Verhaltensweisen in zukünftigen Beziehungen prägen. Zwanghaftes Fürsorgeverhalten und die Unfähigkeit zur adäquaten und wirksamen Mobilisierung sozialer Unterstützung sind meist die Folge.

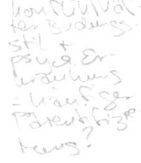

Die Entscheidung einer Person, in ihrem sozialen Beziehungsgefüge Hilfe und Unterstützung zu suchen, setzt darüber hinaus auch die Bereitschaft voraus, die Probleme oder Konflikte nach außen zu tragen, sie zu veröffentlichen (Lenz, 2001). Diesem Schritt gehen vielfältige Prozesse des Wahrnehmens, des Definierens und Bewertens voraus. Das Eingeständnis, alleine mit Problemen nicht mehr fertig zu werden, berührt die Person in ihrem Selbstwertgefühl und ihrer Selbstachtung. Während diese „persönlichen

Kosten" meist unterschwellig empfunden werden und meist in diffusen Gefühlen der Unzulänglichkeit und Schwäche sowie der Verzweiflung und Traurigkeit zum Ausdruck kommen, äußern sich die „sozialen Kosten" in einem mehr bewussten Prozess des Abwägens und Auslotens, ob in der Problemsituation auf Netzwerkressourcen zurückgegriffen werden soll oder nicht. Dabei spielen Erfahrungen im sozialen Umfeld und vermutete bzw. erlebte Reaktionen auf eine mögliche Hilfesuche in diesem Prozess eine entscheidende Rolle.

Häufig finden die Kinder einfach nicht die nötige Kraft, die Schamgefühle und das familiäre Schweigebote zu überwinden und den Schritt nach außen zu wagen, das heißt sich mit ihren Nöten, Ängsten und Problemen an eine familienexterne Person zu wenden. Manchmal werden selbst Beziehungsangebote von Personen aus dem nahen sozialen Umfeld nicht wahrgenommen, weil jedes Gespräch als Verrat am krankten Elternteil und an der ganzen Familie empfunden wird. Weil sie ihre Probleme und Anliegen nicht nach außen tragen wollen, lassen Kinder Gelegenheiten verstreichen, Verständnis und damit Entlastung zu finden. Durch die innerfamiliäre Tabuisierung fehlen gerade den jüngeren Kindern darüber hinaus oftmals die passenden Worte, sowohl den Zustand des erkrankten Elternteils als auch ihre Sorgen und Schwierigkeiten angemessen zu schildern. Das Schweigen und Verheimlichen ist daher nicht selten auch ein Ausdruck ihrer Sprachlosigkeit (Lenz, 2005). Sollberger et al. (in Druck) fanden heraus, dass die ausgeprägte innerfamiliäre Tabuisierung der Thematik in der Kindheit selbst noch die erwachsenen Kinder am Sprechen hindern kann. Scham- und Schuldgefühle, nicht selten auch eigene traumatisierende Erfahrungen im Zusammenhang mit der elterlichen Erkrankung, verstellen auch noch vielen erwachsenen Nachkommen den Weg aus der Sprachlosigkeit, der oft erst im sicheren Rahmen einer Psychotherapie aufgebrochen werden kann.

Die geringe Veröffentlichungsbereitschaft hängt auch mit der Angst vor Stigmatisierung, Entwertung und Ausschluss zusammen. Psychische Krankheit, insbesondere die Psychosen, stehen in der Öffentlichkeit für Unberechenbarkeit, Geisteskrankheit und Schwachsinn und rufen starke Ablehnung und Schuldzuweisungen hervor. Kinder und Jugendliche stoßen in ihrem sozialen Umfeld immer wieder auf Ablehnung, soziale Ausgrenzung und neugieriges Interesse, wenn die Krankheit der Mutter oder des Vaters bekannt wird. Selbst im engen Verwandtschaft- und Freundeskreis müssen Kinder immer wieder versteckt oder offen mit abwertenden Kommentaren und Bemerkungen über die kranke Mutter oder den kranken Vater rechnen. Sie fühlen sich dadurch verletzt, erniedrigt und ausgegrenzt und vermeiden möglichst, ein Gespräch über den erkrankten Elternteil oder die Familie zu führen. Um den Zwiespalt zwischen Loyalität und Distanzierung abzumildern, verschweigen die Kinder Außenstehenden gegenüber ihre Sorgen, Ängste und Probleme, die im Zusammenhang mit der elterlichen Erkrankung stehen. In ihrer Not und Einsamkeit ziehen sie sich zurück, versuchen sich abzulenken, Gedanken und Gefühle wegzuschieben oder sogar in Fantasie- und Traumwelt zu flüchten, in der sie sich nicht selten ein harmonisches Familienleben konstruieren und ausmalen (Lenz, 2005). Viele Kinder scheinen zwischen zwei Welten hin und her zu wechseln, und zwar zwischen jener Welt, der von der elterlichen Krankheit betroffenen Familie, die mit einem Tabu belegt ist und jener Welt der Öffentlichkeit, in der die Kinder ein möglichst hohes Maß an Normalität im Familienleben nach außen vermitteln. Diese wechselnden Zugehörigkeiten zu der einen und anderen Welt gehen einher mit Verlust von Sicherheit, Realitäts- und Selbstzweifel sowie Entfremdungserleben.

Diagnostische Fragen zur Einschätzung der kindlichen Belastungen V

25. Besitzt das Kind eine tragfähige, verlässliche Beziehung zu einer erwachsenen Bezugsperson außerhalb der Familie?
26. Gibt es Konflikte zwischen außerfamiliären Bezugspersonen und dem erkrankten und/oder gesunden Elternteil?
27. Verfügt das Kind über regelmäßige Kontakte zu Schulkameraden und Peers?
28. Inwieweit ist das Kind in Gruppen, Vereine und Freizeitaktivitäten integriert?
29. Kann das Kind Unterstützungsleistungen aus dem sozialen Netzwerk mobilisieren? Welches Mobilisierungs- und Hilfesuchverhalten zeigt das Kind?
30. Welche Erfahrungen macht das Kind im Netzwerk bei der Suche nach Unterstützung? Welche Formen der sozialen Unterstützung erhält das Kind?
31. Wie groß ist die Bereitschaft des Kindes auf andere Personen zuzugehen und seine Probleme, Nöte und Sorgen zu offenbaren? Welche Reaktionen aus dem sozialen Umfeld erlebt das Kind?
32. Hat die Familie regelmäßigen Kontakt zu Verwandten, Freunden und zu Personen im sozialen Umfeld, die unterstützen und helfen? (Verfügbare Lernmodelle für das Kind)

2 Stress und Bewältigungsprozesse im Kindesalter

2.1 Stresserleben im Kindesalter

Das Aufwachsen mit einem psychisch kranken Elternteil stellt für Kinder ein einschneidendes und in aller Regel zeitlich andauerndes, belastendes Ereignis dar. Dieses kritische Lebensereignis geht einher mit einer signifikanten Zunahme an alltäglichen Anforderungen, Konflikten und Spannungen sowohl innerhalb Familie als auch im sozialen Umfeld. Das wechselseitige Zusammenwirken von kritischen Lebensereignissen als Makrostressoren und den vielfältigen alltäglichen Problemen bzw. Widrigkeiten als Mikrostressoren führt zu einer Erhöhung des Belastungspotenzials und in der Folge zu einer Destabilisierung einer zuvor im Alltag erreichten Balance. Wenn das Belastungserleben wiederholt und regelmäßig auftritt, kommt es zu Überforderungssituationen, die in ihren Wirkungen chronischen Stresscharakter erhalten können. Durch Dauerstress entsteht die Gefahr, dass die körperliche Aktivierung und Mobilisierung psychosozialer Widerstandskräfte nicht aufrechterhalten werden kann. Es tritt Erschöpfung ein – gesundheitliche Beschwerden und/oder psychische Auffälligkeiten sind die Folge. Die eintretenden Beschwerden können ihrerseits das Stresserleben noch weiter verstärken.

Ob in Belastungssituationen Stress entsteht, der das Risiko für die Entwicklung von gesundheitlichen Beschwerden, psychischen Störungen und Verhaltensauffälligkeiten erhöht, hängt wesentlich von den subjektiven Wahrnehmungen und Bewertungen der potenziellen Stressoren ab. Die transaktionale Stresstheorie von Lazarus und seinen Mitarbeitern (Lazarus & Folkman, 1984), die im Mittelpunkt der modernen Stressforschung steht, geht von der Grundannahme aus, dass Stress dann entsteht, wenn es zu einem Ungleichgewicht zwischen wahrgenommenen Anforderungen und subjektiven Fähigkeiten in Belastungssituationen kommt, die für das Individuum eine gewisse Bedeutung besitzen. Stress stellt somit eine bestimmte Beziehung, eine Transaktion zwischen Person und Umwelt dar, in der äußere und/oder innere Anforderungen als die Anpassungsfähigkeit eines Individuums, eines sozialen Systems oder eines organischen Systems beanspruchend oder übersteigend und das Wohlbefinden gefährdend eingeschätzt werden.

Kognitive Bewertungsprozesse werden in dem transaktionalen Stressmodell als zentrale Mediatoren in Hinblick auf unmittelbare und längerfristige Konsequenzen betrachtet. Die Bewertungsprozesse beziehen sich auf das Wohlbefinden der Person (die primäre Bewertung oder Ereignisbewertung) auf die verfügbaren Bewältigungsfähigkeiten und -möglichkeiten (die sekundäre Bewertung oder Ressourceneinschätzung) und auf die Neubewertungen der eingetretenen Veränderungen.

Die primäre Bewertung der Situation bezieht sich auf die Beurteilung der Stressrelevanz und auf das subjektive Wohlbefinden einer Person. Im Verlauf dieses Bewertungsprozesses wird ein Ereignis zunächst als irrelevant, positiv oder belastend eingeschätzt. Bei einer belastenden bzw. stressbezogenen Einschätzung wird zwischen den Subtypen Schädigung, Verlust, Bedrohung und Herausforderung unterschieden. Schaden und Verlust beziehen sich auf eine bereits eingetretene Beeinträchtigung und sind daher vergangenheits- bzw. gegenwartsorientiert. Bedrohung und Herausforderung sind hingegen zukunftsorientiert. So wird bei einer Bedrohung eine Schädigung erwartet, während bei einer Herausforderung die erfolgreiche Bewältigung einer schwierigen oder risikoreichen Situation möglich scheint.

Merke:

Bei Kindern ist darüber hinaus zu berücksichtigen, dass sie häufig Situationen als belastend bewerten, die aus der Perspektive der Erwachsenen vielfach als irrelevant eingeschätzt werden.

Beispielsweise wird der Streit mit einer Freundin oder einem Freund vom Kind häufig als sehr belastend erlebt, während die Eltern die Auseinandersetzung als vorübergehend betrachten und ihm wenig Bedeutung beimessen. Wie eine Situation zu beurteilen ist, lässt sich daher jeweils nur aus der Perspektive der betroffenen Person beantworten.

Die sekundäre Bewertung bezieht sich auf die Einschätzung der vorhandenen und verfügbaren Bewältigungsmöglichkeiten einer Person. In Abhängigkeit von der Einschätzung der Situation und der eigenen Handlungsmöglichkeiten werden bestimmte Copingstrategien ausgewählt und eingesetzt.

Merke:

Für Kinder besitzen häufig nicht nur Ereignisse eine andere Stressrelevanz als für Erwachsene, sondern sie kommen auch in der Einschätzung der Bewältigungsmöglichkeiten zu anderen Ergebnissen. Dies ist nicht zuletzt darauf zurückzuführen, dass bestimmte Copingstrategien, die Erwachsenen selbstverständlich zur Verfügung stehen, bei Kindern weniger bzw. nicht geduldet werden.

So ist die offene Äußerung von Ärger anderen Personen gegenüber ein Beispiel für eine Strategie, die den Kindern zumindest nicht in dem Umfang gestattet wird, wie sie den Erwachsenen zugebilligt wird. Auch bestimmte Vermeidungsstrategien wie „Rückzug" und „Verlassen einer Situation" oder „Bemühungen einstellen", können von den Kindern nicht in gleicher Weise genutzt werden wie von Erwachsenen. Hinzu kommt, dass viele Stressoren, die auf Kinder einwirken, eng mit den Eltern und anderen relevanten Bezugspersonen verbunden sind und Bewältigungsmöglichkeiten außerhalb ihrer Kontrollmöglichkeiten liegen. Die Kinder sind bei der Stressbewältigung daher stark auf das engere soziale Umfeld angewiesen. Häufig können sogar nur Eltern Kinder vor negativen Erfahrungen schützen sowie Überforderungen und Belastungen verhindern bzw. abmildern.

Die primären und sekundären Bewertungsprozesse folgen nicht unbedingt zeitlich aufeinander. Sie können sich sogar wechselseitig beeinflussen, so dass die sekundäre Bewertung für die Ausformung der primären Bewertungsprozesse bedeutsam sein kann. Diese Bewertungen unterliegen einem Rückkopplungsprozess, über die eine kontinuierliche Neubewertung von situativen Anforderungen und des Erfolgs bisheriger Bewältigungsbemühungen erfolgt. Die Ergebnisse dieser tertiären Bewertungsprozesse wirken sich wiederum auf die primären und sekundären Bewertungsprozesse aus. Auch die Feedback- und Neubewertungsprozesse werden wesentlich von der kindlichen Wahrnehmungs- und Urteilsfähigkeit sowie dem engeren sozialen Umfeld des Kindes beeinflusst.

Einschränkend muss in diesem Zusammenhang darauf hingewiesen werden, dass bislang noch keine umfassende, kontrollierte Validierung des transaktionalen Stressmodells von Lazarus für das Kindesalter vorgenommen wurde. Die vorliegenden Studien zu Stresserleben und Stressbewältigung scheinen jedoch das Modell empirisch zu stützen (vgl. dazu beispielsweise die verschiedenen Arbeiten von Lohaus und Klein-Heßling im deutschen Sprachraum). Nach dem derzeitigen Forschungsstand scheint also das transaktionale Stressmodell geeignet, den Stressverarbeitungsprozess von Kindern sowohl aus einer kurzfristigen als auch aus einer langfristigen Perspektive darzustellen und zu erklären (vgl. Beyer & Lohaus, 2007).

2.1.1   Belastungen und kognitive Entwicklung

Neben den kritischen Lebensereignissen, die das aufgebaute Passungsgefüge zwischen der Person und ihrer Umwelt erschüttern und das bisherige Leben in irgendeiner Weise verändern sowie den alltäglichen Konflikten und Spannung, den akuten täglichen Widrigkeiten, stellen im Kindesalter die Entwicklungsaufgaben eine weitere Belastungsquelle dar. Havighurst (1982), der das Konzept der Entwicklungsaufgaben formuliert hat, betrachtet Entwicklung als einen Lernprozess, „der sich über die gesamte Lebensspanne erstreckt und im Kontext realer Anforderungen zum Erwerb von Fertigkeiten und Kompetenzen führt, die zur konstruktiven und zufriedenstellenden Bewältigung des Lebens in einer Gesellschaft notwendig sind" (Oerter & Dreher, 1995, S. 326). Beispielhaft nennt Olbrich (1982) die Geschlechtsrollenidentifikation, die Kompetenz zu einfachen moralischen Unterscheidungen, den Umgang mit konkreten Operationen sowie das Spiel in Gruppen als zentrale Entwicklungsaufgaben in der Altersspanne von 5 bis 7 Jahren. Soziale Kooperation, Selbstbewusstsein, der Erwerb von Kulturtechniken sowie das Spielen und Arbeiten in der Gruppe gibt er als zentrale Entwicklungsaufgaben im Alter zwischen 7 und 12 Jahren an. Eine inadäquate Bewältigung dieser breiten und komplexen Anforderungen kann Stress auslösen und zudem das Stresserleben verstärken, wenn diese Stressquelle zu den ohnehin wirksamen Alltagsbelastungen und kritischen Lebensereignissen hinzukommen.

Darüber hinaus hängt das Stresserleben vom kognitiven Entwicklungsstand des Kindes ab. So sind beispielsweise Kinder unter 7 Jahren noch nicht in der Lage, sich in die Rolle eines anderen hinzuversetzen, den Blickwinkel eines anderen einzunehmen oder die eigene aktuelle Sichtweise als eine unter mehreren Möglichkeiten zu begreifen. Piaget kennzeichnete Kinder in diesem präoperatorischen Stadium als egozentrisch. Kinder nehmen sich auf dieser Entwicklungsstufe nicht nur räumlich, sondern auch kausal als Mittelpunkt des Geschehens wahr (Goswami, 2001). Animistische Deutungen prägen wesentlich diesen Egozentrismus der Kinder. Das heißt, dass sich Kinder auf dieser Entwicklungsstufe beispielsweise Verantwortung für die Erkrankung eines Elternteils zuschreiben. Die psychische Erkrankung der Mutter oder des Vaters wird etwa mit eigenem Fehlverhalten, also mit „Frechsein", „Nichtfolgen" oder das „Zimmer nicht aufgeräumt haben" begründet (siehe auch Kapitel 1.2.5). Die Folge sind belastende Schuldgefühle, die einen spezifischen Stressor für die Kinder auf dieser Entwicklungsstufe darstellen. Der Egozentrismus wird durch die Entwicklung von Kompetenzen zur Perspektiven- und Rollenübernahme überwunden. Die Kinder werden zunehmend fähig die Perspektive anderer zu erkennen und sich in ihrem eigenen Handeln auf die Verständnismöglichkeiten der anderen einzustellen. Sie stützen sich immer mehr auf Begriffe als auf das, was ihre Wahrnehmung sie sehen oder fühlen lässt. Obwohl sie nun in der Lage sind, Logik und schlussfolgerndes Denken zum Lösen von Problemen oder zur Einschätzung von Situationen einzusetzen, verwenden sie bei der Konstruktion und Begründung ihrer Schlüsse immer noch Symbole für Gegenstände und Ereignisse und keine Abstraktion.

Erst etwa ab dem 11. Lebensjahr entwickeln Kinder nach Piaget eine Denkqualität, die durchgängig durch formale Operationen geprägt ist. Das formal-operatorische Denken geht in spezifische Weise über vorgefundene oder vorgegebene Informationen hinaus (Goswami, 2001). Die heranwachsenden Kinder urteilen und folgern nicht nur auf der Basis der gegebenen Informationen, sondern beziehen mögliche weitere Informationen ein, die sie zu gewinnen suchen. Sie strukturieren die Probleme und Aufgaben selbst, bilden eigene Wahrnehmungskategorien, formulieren und überprüfen Hypothesen unter Heranziehung von Denkmustern und Relationen. Auf dieser Entwicklungsstufe sind die Kinder in der Lage, Bewertungen potenzieller Stressoren vorzunehmen, zwischen internen oder externen Anforderungen einer Situation und den verfügbaren eigenen Fähigkeiten und Kompetenzen abzuwägen und mögliche Diskrepanzen einzuschätzen.

2.1.2 Stress als Prozess

Ein kritisches Lebensereignis, wie die psychische Erkrankung eines Elternteils, suggeriert auf den ersten Blick, im Unterschied zu den täglichen Belastungsereignissen, den Mikrostressoren und den Entwicklungsaufgaben, vom Alltag eindeutig abhebbare Makroeinheiten. Diese Makroperspektive wird von verschiedenen Forschern kritisiert (vgl. Filipp, 1995). Kritische Lebensereignisse sind vielmehr als bedeutungsvolle Ereignisse zu betrachten, die sich in einer Reihe von diskreten Belastungsepisoden im Verhaltens- und Erlebensstrom der betroffenen Personen im Alltag manifestieren (Perrez et al., 1998). Kritische Lebensereignisse geben als Makrostressoren lediglich das Belastungsthema vor, das sich aus einer inneren Verkettung einzelner Belastungsereignisse über mittlere oder längere Zeiträume zusammensetzt. Sie bilden gewissermaßen eine immer wieder unterbrochene Sequenz von einzelnen Ereignissen im Alltag, deren Anforderungsstruktur sehr heterogen sein kann. So setzt sich der Makrostressor für die Kinder psychisch kranker Eltern aus einer Fülle von einzelnen Belastungsmomenten wie beispielsweise Schuldgefühle und Trennungsängste, Angst vor eigener Erkrankung, anklammerndes Verhalten des kranken Elternteils, Verantwortungsübernahme für jüngere Geschwister und Haushaltsführung, Rollenzuweisung als Schlichter und Bündnispartner in den elterlichen Auseinandersetzungen und Erfahrungen der Ausgrenzung und Stigmatisierung im sozialen Umfeld zusammen. Es kommt also zu einer Anhäufung von einzelnen Stressereignissen, die in Dauer, Intensität und zeitlicher Abfolge unterschiedlich verlaufen können, sich wechselseitig beeinflussen und in aller Regel das Belastungserleben verstärken. Bodenmann (1997) macht darauf aufmerksam, dass eine derartige Stresskumulation nicht nur im Rahmen von kritischen Lebensereignissen, sondern auch bei den alltäglichen Belastungen und den Entwicklungsaufgaben sowie insbesondere beim Wechselspiel zwischen den verschiedenen Stressorentypen auftreten können.

Merke:

Es ist anzunehmen, dass eine Stresskumulation vor allem in Zeiten auftritt, wenn die Person von länger andauernden und stark belastenden Ereignissen betroffen ist und kaum noch Phasen geringerer Belastung oder Entspannung erlebt.

Bei den Kindern kommt es sicherlich häufig bei längerem Krankheitsverlauf, akuten Krankheitsphasen oder bei der Klinikeinweisung der Eltern zu einer bedrohlichen Stressanhäufung. Das üblicherweise im täglichen Leben stattfindende Wechselspiel zwischen Belastung und Entspannung wird in solcher Situationen höherer Belastungsintensität gestört und führt zu einer zunehmenden Beanspruchung der Person, die bis zu einer Überlastung und einer erhöhten Vulnerabilität für gesundheitliche Beschwerden und/oder psychische Störungen führen kann.

Besonders gefährdet für solche Überforderungen dürften Personen dann sein, wenn mehrere Stressoren verschiedener Qualität zusammenfallen. So wird beispielsweise das Kind zunächst mit der zunehmenden Verschlechterungen des Gesundheitszustandes der kranken Mutter vielleicht noch einigermaßen fertig, wenn gleichzeitig aber zusätzliche alltägliche Mikrostressoren wie Streit mit Klassenkameraden oder Probleme in der Schule hinzukommen, können diese zusätzlichen Belastungen zu einer Destabilisierung und zu Stresssymptomen führen.

Die individuelle Stresstoleranzschwelle entscheidet schließlich darüber, zu welchem Zeitpunkt die belastenden Erfahrungen zu einer Überforderung führen. Die Beanspruchung einer Person definiert sich somit über die subjektive Wahrnehmung und Bewertung des Ausmaßes an Belastungen durch erfahrene kritische Lebensereignisse, des Ausmaßes an täglichen Widrigkeiten und der anfallenden Entwicklungsaufgaben innerhalb einer persönlichen Lebensphase sowie über die Verfügbarkeit von Bewältigungsressourcen auf der einen Seite und die Stresstoleranzschwelle auf der anderen Seite. Ein Kind, das mit einem psychisch kranken Elternteil zusammenlebt, in Schule und Freizeit zudem gehäuft Stress erfährt und darüber hinaus mit den schwierigen Entwicklungsaufgaben in der Pubertät konfrontiert ist, dürfte nach diesem Modell eine vorübergehend niedrigere Stresstoleranz aufweisen. Die akute Erkrankung der Mutter oder des Vaters und die damit verbundene Klinikeinweisung erhöht die Wahrscheinlichkeit einer Überschreitung der Stresstoleranzschwelle und führt in der Folge zu einer Destabilisierung und eventuell zur Entwicklung von Stresssymptomen. Die Höhe der Stresstoleranzschwelle ist aufgrund persönlicher Dispositionen, lerngeschichtlicher Erfahrungen sowie der biologischen und genetischen interindividuell unterschiedlich und variiert auch intraindividuell in Abhängigkeit vom konkreten Belastungsausmaß und von der situativen Befindlichkeit.

Der Gedanke des Prozesses der Stresskumulation wird auch in der Familienstresstheorie aufgegriffen (Burr & Klein, 1994). Im Mittelpunkt dieser Modellvorstellung steht die Überlegung, dass belastende Ereignisse nicht nur Störungen des individuellen psychischen Gleichgewichtes, sondern auch Störungen des Gleichgewichts bei mehreren Familienmitgliedern, das heißt in einzelnen familiären Subsystemen oder in der ganzen Familie, hervorrufen. Bodenmann (1995) hat eine systemisch-transaktionale Konzeptualisierung von Stress bei Paaren entwickelt, bei der das dynamische Wechselspiel zwischen den beiden Partnern sowohl bei der Stressentstehung als auch bei der Stressbewältigung berücksichtigt wird. Grundlage bildet die Annahme dyadischer Einschätzungsprozesse und gemeinsamer Zielsetzungen. Danach kann gegenseitiges Aufschaukeln in Stresssituationen ebenso stattfinden wie die hilfreiche Auseinandersetzung mit der Situation durch entsprechende Unterstützungshandlungen des Partners oder die gemeinsame Bewältigung von Stress (Bodenmann, 1995). Stress in der Partnerschaft zeichnet sich somit durch seinen prozessualen Charakter aus, der auf der Interaktion zwischen den Partnern, deren konstanten Veränderung und Weiterentwicklung beruht. Stress oder Belastungen in Partnerschaften werden dabei als ein direkt oder indirekt beide Partner betreffendes Ereignis verstanden, das zu einer Destabilisierung führt, sofern jeder Partner für sich genommen bzw. die Synergie beider Partner und ihre individuellen und dyadischen Ressourcen nicht ausreichen, die internen oder externen Anforderungen an jeden einzelnen bzw. an das Paar angemessen zu bewältigen. Der Stress kann seinen Ursprung innerhalb oder außerhalb der Dyade haben und beide Partner gleichzeitig, zeitlich versetzt oder sequenziell betreffen, in dem Sinne, dass der Stress des einen zum Stress des anderen wird, wenn ersterer nicht in der Lage war, die Belastung selber effizient zu bewältigen.

Die „Spillover"-These von Bowen (1978) geht von einem direkten Transfer von Stimmungen, Affekten und Verhaltensweisen vom Ehepaar-Subsystem zum Eltern-Kind-Subsystem aus. Die Mechanismen des Transfers können im Lichte verschiedener theoretischer Ansätze beschrieben werden. Bowen (1978) geht im Rahmen seiner Familiensystemtheorie von einer emotionalen Triangulation aus. Diese These besagt, dass dritte Personen in ursprünglich dyadische Konflikte mit hohem Stress einbezogen werden mit dem Ziel, die Intensität des Stresses in der dyadischen Beziehung zu modulieren. Der Effekt der Ausbreitung von Stress im Familiensystem kann auch mit der These eines positiven Feedbacks im emotionalen Regulationsprozess der Familien erklärt werden (vgl. Minuchin 1977). Aus Sicht der sozialen Lerntheorie kann das Verhalten der Kinder durch stellvertretendes Lernen am Modell erklärt werden. Sozialisationstheoretisch betrachtet, wirken sich die Probleme von Eltern quasi indirekt auf die Entwicklung der Kinder aus, indem die Eltern in der Konfliktsituation ihre Erziehungsaufgaben vernachlässigen und die Bedürfnisse der Kinder nicht mehr ausreichend erfüllen (Cox & Paley, 1997). Die Kompensationsthese geht davon aus, dass Eltern, deren Bedürfnisse nach Liebe und Intimität im Ehepaar-System beispielsweise durch die psychische Erkrankung eines Elternteils nicht befriedigt werden, versuchen, ihre Bedürfnisse in der Eltern-Kind-Beziehung zu befriedigen. Aus systemtheoretischer Sicht wird die Kompensationsthese im Zusammenhang mit spezifischen Generationengrenzenstörungen im Familiensystem formuliert und häufig mit dem Bild der „verstrickten Familie" beschrieben. Kinder werden durch „Aufträge" in eine generationenübergreifende Entwicklung einbezogen, die mit den Begriffen Delegation und Parentifizierung charakterisiert werden (siehe ausführlich Kapitel 1.2.4).

Durch die Anhäufung von Stressereignissen entsteht ein Familienstressor, ein auf die ganze Familie einwirkendes kritisches Lebensereignis, das im sozialen System krisenhafte Veränderungen herrufen kann und zugleich wiederum das individuelle Belastungserleben der einzelnen Familienmitglieder – vor allem der Kinder – verstärkt. Hinzu kommt, dass in der Regel mit dem kritischen Familienereignis noch weitere Familienbelastungen verbunden sind. So geht die psychische Erkrankung eines Elternteils häufig einher mit einer erhöhten Unsicherheit in den inner- und außerfamiliären Rollenbeziehungen, mit sozialer Ausgrenzung und Stigmatisierung oder mit finanziellen Belastungen und Arbeitsplatzverlust.

2.2 Stressbewältigung im Kindesalter

Nach dem transaktionalen Stressmodell von Lazarus und seinen Mitarbeitern, stellt Stress eine Wechselwirkung zwischen Individuum und Umwelt dar, die von jeder Person in spezifischer Weise wahrgenommen und interpretiert wird und in bestimmten subjektiv erlebten Anforderungen resultiert. Nach Lazarus wird im Bewältigungsprozess zunächst die Stressrelevanz der Situation beurteilt, das heißt, es erfolgt eine Einschätzung darüber, wie herausfordernd oder bedrohlich die Situation für die Person erscheint. Gleichzeitig mit dieser primären Bewertung schätzt die Person ab, über welche Bewältigungs- bzw. Copingmöglichkeiten sie verfügt. Diese sekundäre Bewertung beinhaltet die subjektive Einschätzung der Bewältigungspotenziale. Werden diese als ausreichend beurteilt, können die Anforderungen als Herausforderung bewertet werden, übersteigen die wahrgenommen Anforderungen hingegen die verfügbaren Bewältigungspotenziale, dann kann das Erleben von Bedrohung oder Kontrollverlust die Folge sein (vgl. Lazarus, 1991). Das Stresserleben ist also unmittelbar verknüpft mit einer wahrgenommenen Diskrepanz zwischen internen oder externen Anforderungen und den eigenen Fähigkeiten, Kompetenzen bzw. Copingmöglichkeiten. In Anlehnung an Lazarus und Folkman (1984) kann Bewältigung bzw. Coping als sich ständig verändernde kognitive, emotionale und aktionale Bemühungen einer Person verstanden werden, sich mit den spezifischen Belastungen und Anforderungen auseinanderzusetzen, sie aufzufangen, auszugleichen oder zu meistern.

2.2.1 Bewältigungsstrategien der Kinder

Zur Differenzierung der Bewältigungsstrategien werden unterschiedliche Klassifikationen vorgeschlagen. Lazarus und Folkman (1984), deren Klassifikation die größte Verbreitung gefunden hat, differenzieren zwischen Bewältigungsstrategien mit instrumenteller bzw. problemlösender Funktion und Bewältigungsstrategien mit palliativer bzw. emotionsorientierter Funktion. Das problemfokussierte Coping ist mit Kontrolle und/ oder Veränderung stressauslösender Situations- oder Personenmerkmale verbunden, wie zum Beispiel durch Veränderung des Tagesablaufs oder durch ein klärendes Gespräch. Ziel des emotionsfokussierten Copings ist die Kontrolle und Regulation der mit dem

Stresserleben verbundenen negativen physischen und psychischen Wirkungen, wie zum Beispiel durch Ablenkung, Entspannung und Vermeidung. Gemeinsam ist allen Konzepten die Unterscheidung zwischen direkten Bewältigungsstrategien („Annäherungsstrategien"), die auf eine Veränderung des Stressors durch kognitive, affektive und verhaltensbezogene Aktivitäten abzielen und indirekten Strategien („Vermeidungsstrategien"), in der die Belastungssituation nicht unmittelbar, sondern mit Vermeidung, Ablenkung, Senkung eigener Ansprüche etc. angegangen wird.

Seiffge-Krenke (1995) unterscheidet für das Jugendalter zwischen funktionalen und dysfunktionalen Bewältigungsstilen. Funktionales Coping bezieht sich auf die Anstrengung, Probleme durch aktives Suchen nach Unterstützung, das Reflektieren möglicher Lösungen und durch konkrete Handlungen zu meistern. Ein dysfunktionaler Coping-Stil kann den Rückzug vom Stressor, dessen Leugnung oder die Vermeidung der Suche nach Lösungen beinhalten. Probleme werden auf diese Weise zumindest im Moment nicht bewältigt.

Faktorenanalytische Auswertungen zeigen auch bereits für das Kindesalter eine mehrdimensionale Struktur des Stressbewältigungsverhaltens, die eine gute Übereinstimmung mit den Ergebnissen aufweist, die für das Jugendalter ermittelt werden konnten (Seiffge-Krenke, 1989). So konnten beispielsweise Lohaus et al. (1996) empirisch drei Bewältigungsmodi identifizieren: *Nutzung problemlösender Strategien*, *Nutzung emotionsregulierender Strategien* und *Nutzung sozialer Unterstützung*. Das Spektrum der Bewältigungsstrategien wurde in den verschiedenen Klassifikationssystemen erweitert, wobei jedoch die Zuordnung zu den Grundkategorien des Bewältigungsverhaltens grundsätzlich erhalten blieb. So kann die Suche nach sozialer Unterstützung sowohl gekoppelt mit direkt problemlösender Funktion („Suche nach Rat", „Suche nach konkreter Hilfe") als auch mit indirekt emotionsregulierender Funktion („Suche nach Trost", „Suche nach Verständnis") eingesetzt werden. Die internalen, emotionsregulierenden Bewältigungsmodi enthalten destruktiv emotionsregulierende Strategien wie z. B. „den Ärger an anderen auslassen" und konstruktiv emotionsregulierende Strategien wie „an etwas Schönes denken" oder „sich entspannen". Hinzugefügt wurde weiterhin die Möglichkeit der „Problemmeidung", das heißt, die Versuche, den Problemen auszuweichen.

Bewältigungsstrategien im Kindesalter

- Problemlösende Bewältigung.
- Suche nach sozialer Unterstützung (mit problemlösender und emotionsregulierender Funktion).
- Emotionsregulierende Bewältigung (konstruktive und destruktive Regulation).
- Problemmeidung.

Über die Effektivität verschiedener Bewältigungsstrategien im Umgang mit Stressoren im Kindesalter liegen bislang nur wenige Befunde vor. Studien im Erwachsenenalter deuten allerdings darauf hin, dass manche Copingstrategien protektive Funktionen erfüllen, da sie negative Emotionen, die mit dem Stressor einhergehen, regulieren und zur Entwicklung alternativer Lösungen führen und auf diese Weise negative Effekte des Stresserlebens reduzieren. Andere Bewältigungsstrategien verstärken hingegen die Wirkungen von Stress und werden zu Risikofaktoren. Es wird angenommen, dass insbesondere die Problemmeidung, das „avoidant coping" einen derartigen Risikofaktor darstellt. So weist beispielsweise Nolen-Hoeksema (1987) auf eine Verbindung zwischen Problemmeidung und Depression hin. Sie geht davon aus, dass Vermeidungsstrategien das Auftreten von Depression erhöhen und die Dauer depressiver Episoden verlängern.

Ähnlich wie im Erwachsenenbereich kommt die Forschung auch im Kindes- und Jugendalter zu dem Ergebnis, dass Problemmeidung mit negativer Anpassung verbunden ist und als Risikofaktor für die Entwicklung zu betrachten ist (vgl. Compas et al., 2001). Ebata und Moos (1991) fanden beispielsweise, dass depressive Jugendliche signifikant häufiger problemmeidende Strategien und seltener annäherungsorientiertes Coping einsetzen als andere klinische Gruppen wie etwa Gruppen mit Verhaltensstörungen. Chan (1995) konnte in einer Studie nachweisen, dass Problemmeidung in Abhängigkeit vom Ausmaß der depressiven Symptome variiert. So berichteten Jugendliche mit einer hohen Ausprägung depressiver Symptome noch häufiger von Vermeidung als Jugendliche mit einer geringeren Ausprägung. Seiffge-Krenke (1995) fand bei drogenabhängigen, depressiven und delinquenten Jugendlichen beinahe zweimal so hohe Raten von Problemmeidung wie bei einer nichtklinischen Kontrollgruppe. Herman-Stahl et al. (1995) untersuchten den Zusammenhang zwischen Bewältigungsstilen und depressiven Symptomen in einer nicht-klinischen Stichprobe Jugendlicher über einen Zeitraum von einem Jahr. In Übereinstimmung mit den bisher vorliegenden Ergebnissen zeigte sich, dass „annähernde Bewältiger" über die wenigsten depressiven Symptome berichteten, während die „Problemmeider" die meisten zeigten. Jugendliche, die innerhalb eines Jahres von einem annäherungsorientierten zu einem vermeidenden Coping wechselten, wiesen am Ende des Jahres einen signifikanten Anstieg depressiver Symptome auf. Bemerkenswert war darüber hinaus, dass Jugendliche, die ihren Bewältigungsstil innerhalb des Untersuchungszeitraums von einem Jahr von Vermeidungsstrategien zu Annäherungsstrategien veränderten, über einen signifikanten Rückgang der depressiven Symptome berichteten.

Seiffge-Krenke (2000) hat die Langzeiteffekte des vermeidenden Bewältigungsstils auf depressive Symptome im Jugendalter untersucht. Die prospektive Längsschnittsstudie erstreckte sich vom 13. bis zum 17. Lebensjahr. In die Untersuchung waren 195 Jugendliche einbezogen. Die Ergebnisse zeigten, dass jede Art der Vermeidung, unabhängig davon, ob sie in den ersten Jahren zeitlich stabil war oder neu auftrat, zu einem späteren Anstieg depressiver Symptome führte. Weiterhin waren alle Formen der Vermeidung bei beiden Geschlechtern mit einem höheren Ausmaß an depressiven Symptomen assoziiert. Dieser Befund bestätigt die Ergebnisse von Nolen-Hoeksema et al. (1993) an einer Stichprobe Erwachsener. Auch sie fanden einen geschlechtsunabhängigen starken Effekt der Vermeidung auf depressive Symptome. Der von Seiffge-Krenke (2000) gefundene geschlechtsunabhängige Langzeiteffekt der Vermeidung auf depressive Symptome unterstreicht nochmals deren Bedeutung als Risikofaktor für die Entwicklung von Depression auf klinischem Niveau.

Vieles deutet darauf hin, dass Kinder psychisch Eltern stark dysfunktionalen Bewältigungsstrategien und Problemmeidung neigen (Lenz, 2005). Sie ziehen sich zurück, vermeiden eine aktive Auseinandersetzung mit den Problemen und Belastungen, versuchen sich abzulenken, schieben ihre Ängste und Sorgen von sich weg und fliehen gerade in akuten Problemphasen immer wieder in Traum- und Fantasiewelten. Aktive Auseinandersetzungen mit den Problemen im Zusammenleben mit dem psychisch kranken Elternteil und eine Suche nach sozialer Unterstützung finden – wenn überhaupt – allenfalls sporadisch innerhalb der Familie und des engeren Verwandtschaftssystem statt.

Seiffge-Krenke (1995) macht in diesem Zusammenhang auf die sinnvolle Unterscheidung zwischen kurz- und langfristigen Folgen von Problemmeidung aufmerksam. Problemmeidung schließt den Rückzug aus der stressreichen Situation, die Verleugnung der Existenz des Stressors sowie Versuche der Regulation von Emotionen ein. Charakteristisch ist die Tatsache, dass das Problem im Moment nicht gelöst wird. Dessen ungeachtet ist Problemmeidung ein sehr sinnvoller Mechanismus, insbesondere um sich vor einem Übermaß an Stress zu schützen. Lazarus (1991) sieht darin den adaptiven Wert solcher Verhaltensweisen. Einige Studien konnten aufzeigen, dass Problemmeidung eine wichtige Rolle bei der Adaptation an schwerwiegende Stressoren spielt. So wurde dieser Copingstil sehr häufig bei Jugendlichen gefunden, die mit sehr belastenden kritischen Lebensereignissen konfrontiert wurden, wie etwa Scheidung ihrer Eltern (Armistead et al., 1990), frühe Mutterschaft (Codega et al., 1990) oder einem Suizidversuch (Spirito et al., 1989). Problemmeidung ist demnach eine häufige Reaktion nach der unmittelbaren Konfrontation mit einem sehr belastenden Lebensereignis und kann protektive Funktionen erfüllen. Die langfristige Nutzung dieses Copingstils kann jedoch maladaptiv sein und zu einer Kumulierung von Stressoren führen, was zu erhöhter und zusätzlicher Stress- und Symptombelastung beiträgt. Die bislang vorliegenden Ergebnisse zu den Bewältigungsprozessen der Kinder psychisch kranker Eltern, deuten darauf hin, dass die Mehrzahl der Kinder die dysfunktionalen und problemmeidenden Bewältigung langfristig einsetzt, wodurch sich die stressreiche Lebenssituation noch weiter verschärft und sich das das Risiko für die Entwicklung psychischer Störungen und Verhaltensauffälligkeiten erhöht (Lenz, 2005).

Insgesamt machen diese Ergebnisse der Bewältigungsforschung deutlich, dass die Frage, ob bestimmte Bewältigungsstrategien als Risikofaktoren oder als protektive Faktoren betrachtet werden können, sich zumindest nicht eindeutig beantworten lässt. Die vorliegenden Befunde belegen zwar, dass Problemmeidung eine zentrale Rolle bei der Vorhersage von Stress- und Symptombelastung spielt. Die kurzfristigen und langfristigen Auswirkungen der Problemmeidung machen darüber hinaus deutlich, dass der Bewältigungsprozess auch durch verschiedene Situationsvariablen beeinflusst wird.

2.2.2 Die Situationsangemessenheit der Bewältigungsstrategien

Das transaktionale Stressmodell geht von einem prozessualen Charakter der Auseinandersetzung in einer Belastungssituation aus, indem Bewältigungsversuche die Situation verändern und umgekehrt diese Veränderungen der Situation künftige adaptive Bemühungen beeinflussen. Diese interaktionistische Sichtweise von Lazarus (Lazarus & Folkman, 1984) widerspricht der Annahme, dass bestimmte Bewältigungsstrategien per se als günstig und andere als ungünstig zu bewerten sind. Entscheidend ist vielmehr die Passung zwischen Merkmalen der Situation und dem Bewältigungsverhalten, wobei hierbei sowohl subjektive Einschätzungen als auch objektive Merkmale eine Rolle spielen

(Perrez & Reicherts, 1992; Seiffge-Krenke & von Irmer, 2007). Wird die gewählte Reaktion den subjektiv wahrgenommenen Anforderungen der Situation gerecht, findet die Person relativ schnell zu einem inneren Gleichgewicht zurück.

Hinsichtlich der objektiven Funktionalität von Bewältigungsstrategien ist von Bedeutung, wie die Passung von subjektiver Wahrnehmung und objektiven Merkmalen der Situation ausfällt und wie die gewählten Reaktionen auf objektive Anforderungen der Situation abgestimmt sind. Perrez und Reicherts (1992) nennen fünf objektive Merkmale von Situationen:

- Valenz einer Situation und die objektive Intensität von Reizen,
- Kontrollierbarkeit einer Situation,
- Veränderbarkeit einer Situation als Wahrscheinlichkeit, mit der sich eine Situation verändern wird,
- Vieldeutigkeit oder Intransparenz einer Situation als Grad des Fehlens an wirksamen Informationen und
- Wiederkehr als Wahrscheinlichkeit des Wiederauftretens einer Stresssituation.

Als zentrale Dimensionen von Belastungs- bzw. Stresssituationen gilt deren Kontrollierbarkeit. Objektive Kontrollierbarkeit bezieht sich dabei auf tatsächlich vorhandene Kontrollmöglichkeiten, eine aversive Situation durch entsprechende Verhaltensweisen zu beseitigen, in seiner Stärke zu reduzieren, am Auftreten zu hindern oder zu verzögern (Krampen, 1987).

Merke:

Für ein adaptives Coping ist nicht nur wichtig, über ein möglichst breites Bewältigungsrepertoire zu verfügen, sondern vor allem, es situationsgerecht einsetzen zu können, wobei sich die Kontrollierbarkeit der Situation als besonders relevanter Aspekt erweist.

So ist es in Situationen, die durch eigenes Handeln kontrollierbar sind, sinnvoll, problemfokussierende Strategien einzusetzen, während in unkontrollierbaren Situationen eher emotionsregulierende Bewältigungsstrategien, Problemmeidung oder die Suche nach sozialer Unterstützung wirksamer sind. Aus diesen Überlegungen leitet sich die Notwendigkeit ab, auch die Situationsangemessenheit des Einsatzes des Bewältigungsrepertoires zu berücksichtigen. Klein-Heßling und Lohaus (2002) konnten in einer Studie die kontextuelle Angemessenheit der Bewältigung von Alltagsbelastungen im Kindes- und Jugendalter für das Situationsmerkmal Kontrollierbarkeit belegen. Es zeigte sich, dass die bevorzugte Nutzung von situational angemessenen Bewältigungsstrategien mit erhöhtem Wohlbefinden und positivem Gesundheitsverhalten einhergeht und umgekehrt die vermehrte Nutzung unangemessener Strategien zu ungünstigen Effekten führt. Saile und Hülsebusch (2006) haben diese Ergebnisse bei Kindern mit chronischen Kopfschmerzen repliziert und erweitert. Sie fanden heraus, dass ungünstige Schmerzverarbeitung mit Problemlösen in unkontrollierbaren und Problemmeiden in kontrollierbaren Situationen einhergeht. Vieles deutet darauf hin, dass Kinder mit ungünstiger Schmerzverarbeitung, die durch Hilflosigkeitskognitionen, Angst und Depressivität sowie

Rückzugsverhalten gekennzeichnet ist, die Situationen nicht angemessen bewerten und die gegebenen Anforderungen nicht erkennen. Die Autoren heben vor, dass eine Überforderung durch unkontrollierte Situationen, die eigentlich den Einsatz emotionsregulierenden Bewältigungsstrategien erfordert, prädikativ für eine ungünstige Schmerzverarbeitung ist.

Über die Situationsangemessenheit der Bewältigung der kindlichen Belastungen, die sich aus dem Zusammenleben mit einem psychisch kranken Elternteil ergeben, liegen bislang keine empirischen Befunde vor. Die Beobachtung, dass sich die Kinder auch langfristig auf dysfunktionale und problemmeidende Bewältigungsstrategien stützen, lässt vermuten, dass in erster Linie situationsunangemessene Strategien eingesetzt werden.

2.2.3   Alters- und Geschlechtsunterschiede in der Stressbewältigung

Kindern steht aufgrund entwicklungsbedingter kognitiver und emotionaler Fähigkeiten, Mangel an Erfahrungen und geringerer Möglichkeiten, die Umgebung zu kontrollieren, eine andere und begrenztere Auswahl an Bewältigungsstrategien zur Verfügung als Erwachsenen. Welche Bewältigungsstrategien Kindern zur Verfügung stehen, hängt insbesondere vom Alter und dem Entwicklungsverlauf ab.

Untersuchungen belegen, dass insbesondere bei den emotionsorientierten Bewältigungsstrategien Veränderungen von der Kindheit bis ins Jugendalter eintreten (Compas et al., 1991). Mit zunehmendem Alter werden emotionsorientierte Strategien häufiger und erfolgreicher eingesetzt, wobei dieser Entwicklungsverlauf jedoch einen Höhepunkt in der Mitte des Jugendalters findet. Der Anstieg dieser Copingstrategien bis zum mittleren Jugendalter ist darin begründet, dass die Kinder im Verlauf ihrer Entwicklung immer besser lernen, emotionale Zustände bewusster wahrzunehmen und diese eigenständig zu regulieren. Bedingt durch die wachsende Verfügbarkeit kognitiv-sozialer Fähigkeiten und den zunehmend differenziellen Einsatz von vorhandenen Bewältigungsstrategien, verlieren ab ungefähr dem 15. Lebensjahr die emotionsorientierten Bewältigungsformen ihre dominierende Bedeutung.

Die empirischen Befunde zum Entwicklungsverlauf des problemorientierten Bewältigungsverhaltens deuten darauf hin, dass sich in diesem Bereich die Nutzungshäufigkeiten mit dem Alter nicht grundsätzlich verändern (vgl. Compas et al., 2001). Eine differenzierte Betrachtung der problemorientierten Strategien hinsichtlich ihrer Angemessenheit in konkreten Belastungssituationen zeigt jedoch, dass mit zunehmendem Alter in wenig kontrollierbaren Situationen diese Strategien immer seltener eingesetzt werden. Bezogen auf den Umgang mit eher kontrollierbaren Situationen findet hingegen eine Zunahme problemorientierten Bewältigungsverhaltens statt (Compas et al., 1991). Fields und Prinz (1997) fanden in einer Übersichtsarbeit, in der elf Studien zur Stressbewältigung bei Grundschulkindern (7 bis 12 Jahren) analysiert wurden, ein Vorherrschen vermeidender Bewältigungsstrategien in den jüngeren Altersgruppen und einen stärkeren Einsatz problemorientierter Strategien in den höheren Altersgruppen. Zudem nahmen kognitive Copingstrategien mit dem Alter zu.

Die Frage nach Geschlechtsunterschieden in der Stressbewältigung bei Kindern ist bislang noch relativ selten untersucht worden. Spirito et al. (1991) fanden in ihrer Studie

zwischen Mädchen und Jungen im Grundschulalter keine Unterschiede in der Stressbewältigung. Erst ab der 5. Klassenstufe zeigte sich bei Mädchen ein stärkerer Einsatz problemorientierter Strategien. Die Ergebnisse von Lohaus et al. (1996) sprechen hingegen
für geschlechtsspezifische Unterschiede bereits bei Kindern der 3. bis 6. Klasse. Mädchen dieser Altersgruppe zeigen danach einen stärkeren Einsatz der Strategien „Suche
nach sozialer Unterstützung" und „problemlösendes Handeln". Insbesondere die Suche
nach sozialer Unterstützung wie z. B. „jemanden um Rat bitten", „um Hilfe bei der Problemlösung bitten" und „sich trösten lassen", ist bei Mädchen stärker ausgeprägt. Für die
emotionsregulierenden Bewältigungsstrategien konnten keine Geschlechtsunterschiede
festgestellt werden. Eschenbeck und Kohlmann (2002) fanden die Geschlechtsunterschiede beim Einsatz der Bewältigungsstrategien „Suche nach sozialer Unterstützung"
und „problemlösenden Handeln" schon ab dem 2. Schuljahr. Für die emotionsregulierenden Strategien zeigten sich hingegen übereinstimmend mit den Befunden von Lohaus et al. (1996) keine Geschlechtsunterschiede. Allerdings berichteten Jungen häufiger als Mädchen über Strategien wie „wütend werden und etwas kaputt machen" sowie
„laut vor sich hinfluchen", während Mädchen häufiger als Jungen die Strategie „traurig werden und weinen" angaben. Betrachtet man die Geschlechtseffekte, die bei der
Auswahl situational angemessener bzw. unangemessener Bewältigungsstrategien auftreten, so lässt sich bei Mädchen im Verhältnis zu Jungen eine erhöhte Auswahl an
angemessenen Strategien feststellen (Klein-Heßling & Lohaus, 2002). Bei der Wahl
unangemessener Bewältigungsstrategien findet sich ein Interaktionseffekt zwischen
Geschlechtszugehörigkeit und der Klassenstufe, der auf eine Zunahme der Präferenz
problemvermeidender Strategien bei Mädchen in höheren Klassenstufen zurückgeht.
Klein-Heßling und Lohaus (2002) vermuten, dass hier möglicherweise Geschlechts-
rollenorientierungen eine wichtige Rolle spielen.

Holahan et al. (1995) gehen in ihrem Ressourcen-Modell des adaptiven Coping davon
aus, dass Ressourcen wie die elterliche Unterstützung aktive Bewältigungsstrategien
fördern. Auch Compas et al. (2001) kommen zu dem Ergebnis, dass Informationen und
Ratschläge der Eltern die aktive Bewältigung fördern und problemmeidende Strategien
vermindern.

Merke:
Es gibt eindeutige Hinweise, dass die elterliche Bindungsqualität im Kleinkindalter die Entwicklung von Bewältigungsstrategien beeinflusst.

Spangler und Zimmermann (1999) weisen darauf hin, dass Kinder, die durch kontinuierliche Erfahrungen von adäquaten Fürsorgeverhalten durch die Eltern über eine sichere Bindungsrepräsentation überfügen, eine flexible, realistische Bewertung der Situation und eine angemessene Reaktion bzw. Handlungsaktivierung zeigen, die sie im
Nachhinein kohärent bewerten und in die bisherige Erfahrungen integrieren können. In
Stresssituationen fällt es diesen Kindern leichter, aktive Copingstrategien anzuwenden
und soziale Unterstützung zu mobilisieren. Kinder mit unsicherer Bindungsrepräsentation zeigen dagegen eine zu geringe Aktiviertheit mit einer unflexiblen Handlungsweise
oder eine zu starke Aktiviertheit ohne Realitätsorientierung, die sie anschließend auch

nicht kohärent bewerten und integrieren können. In belastenden und stressauslösenden Situationen neigen Kinder mit einer unsicher-vermeidenden Bindungsrepräsentation eher zu problemmeidenden, emotional beschwichtigenden Copingstrategien. Bei einer unsicher-verwickelten Bindungsrepräsentation ist ein dysfunktionaler Umgang mit negativen Gefühlen zu erwarten, der nicht zu einer konstruktiven Problemlösung führt.

Seiffge-Krenke und Becker-Stoll (2004) untersuchten in einer Längsschnittsstudie den Zusammenhang zwischen Bindungsrepräsentation und Bewältigungsverhalten im Umgang mit alltäglichen Belastungen im Jugend- und jungen Erwachsenenalter. Es zeigte sich, dass Personen mit sicherer Bindungsrepräsentation sowohl in der Adoleszenz als auch im Alter von 21 Jahren sich aktiver mit ihren Problemen auseinandersetzten und ihr soziales Netzwerk in die Problembewältigung einbanden. Personen mit unsicher-distanzierter Bindungsrepräsentation neigten demgegenüber zu passiver Verschlossenheit, die letztlich in sozialem Rückzug mündete. Personen mit unsicher-verwickelter Bindungsrepräsentation zeigten hingegen unklares Verhalten und schwankten zwischen der Suche nach Hilfe und sozialem Rückzug.

Diese Befunde zeigen, dass die Bindungstheorie einen konzeptionellen Rahmen bietet, der es nicht nur ermöglicht, die Unterschiede im Umgang mit belastenden Situationen und in den Bewältigungsstrategien zu erklären, sondern darüber hinaus auch die Entwicklung dieser Unterschiede nachvollziehbar macht. Ein weiterer wichtiger Einflussfaktor auf die Entwicklung des Bewältigungsverhaltens ist das Modellverhalten der Bezugspersonen. Im Kindesalter werden dabei in erster Linie die elterlichen Verhaltensweisen im Umgang mit Belastungen und Stress in das Verhaltensrepertoire übernommen. Mit zunehmendem Alter gewinnen Gleichaltrige und deren Strategien immer mehr an Bedeutung (vgl. dazu ausführlich Seiffge-Krenke & Skaletz, 2007).

2.3 Bewältigungsressourcen

Die Bewältigung hängt maßgeblich davon ab, welche Ressourcen einer Person in stressreichen Lebensumständen zur Verfügung stehen, um konstruktive Aktivitäten und Handlungen in Gang zu setzen.

Merke:

Unter Ressourcen werden all diejenigen Faktoren verstanden, deren Verfügbarkeit die Bewältigung von Stress erleichtern und die dadurch den Möglichkeitsspielraum einer Person in der Stresssituation erweitern.

Als Ressourcen können Merkmale wie Gesundheit, materielle Güter, Kompetenzen, Familie und Freunde sowie Zeit aufgefasst werden. Diese Merkmale der Person oder Situation stellen objektive Ressourcen dar, mit denen die Person in das Stressereignis eintritt. Schwache Ressourcen machen die Person vulnerabel für die nachfolgende Auseinandersetzung, während starke Ressourcen zu einem erfolgreichen Umgang mit Stress befähigen. Inwieweit die objektiven Ressourcen aber tatsächlich auf den Bewältigungsprozess Einfluss nehmen, hängt entscheidend davon ab, wie sie subjektiv identifiziert und eingeschätzt werden. Jerusalem (1990) geht davon, dass das Bewältigungsverhalten primär auf der subjektiven Ressourceneinschätzung, also auf der Perspektive der jeweils betroffenen Person beruht und weniger auf den objektiven Voraussetzungen, das heißt dem tatsächlichen Vorhandensein von Ressourcen.

Nach Lazarus (Lazarus & Folkman, 1984) wird bei der Einschätzung der Ressourcen geprüft, welche Möglichkeiten zur Bewältigung des Ereignisses verfügbar sind und welche in der gegenwärtigen Situation sinnvoll eingesetzt werden können. Diese Einschätzungsprozesse werden durch Stimmung, Ziele und Wertesystem der Person, durch die Situation und die damit verbundenen Herausforderung sowie durch das Alter und die Lebenssituation, in der sich die Person befindet, beeinflusst (Willutzki, 2003). Bislang liegen noch keine Befunde darüber vor, welche Faktoren bei der Ressourceneinschätzung der Kinder wirksam sind. Da Kinder häufig bereits bei der Ereigniseinschätzung zu anderen Ergebnissen kommen als Erwachsene und darüber hinaus für sie der Zugang zu bestimmten Ressourcen eingeschränkt bzw. sogar unmöglich ist, dürften sicherlich bedeutende Unterschiede bestehen (Green, 1988).

Zur weiteren Charakterisierung von Ressourcen wird eine Differenzierung zwischen sozialen und personalen Ressourcen vorgenommen.

Merke:

Soziale Ressourcen sind die Gesamtheit der einer Person zur Verfügung stehenden, von ihr genutzten oder beeinflussten Merkmale des sozialen Handlungsraums.

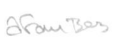

Gemeint ist damit in erster Linie das Geflecht an sozialen Beziehungen zu Verwandten, Freunden und Bekannten, in das die Person eingebunden ist (Lenz, 2001). Bezogen auf die Familie wird häufig noch zusätzlich von relationalen Ressourcen gesprochen (Karpel, 1986). Damit sind Beziehungsmuster und -charakteristika sowie Beziehungsregeln gemeint, die das familiäre Zusammenleben fördern und bereichern, wie z. B. gegenseitiger Respekt, Reziprozität, Verlässlichkeit, Flexibilität im Umgang mit Herausforderungen sowie das Wiedergutmachen von Verletzungen durch Entschuldigung und Anerkennung des Fehlverhaltens.

Merke:

Unter personalen Ressourcen werden habitualisierte, d. h. situationskonstante, aber zugleich flexibel gesundheitserhaltende und wiederherstellende Handlungsmuster sowie kognitive Überzeugungssysteme der Person verstanden.

Prinzipiell können dies Persönlichkeitsvariable, persönliche Fähigkeiten und Fertigkeiten sowie Kräfte der Person sein. Inhaltlich werden als personale Ressourcen häufig genannt: Selbstwertgefühl, Optimismus bzw. Bewältigungsoptimismus, das Gefühl, Kontrolle über die Umwelt ausüben zu können, Selbstwirksamkeit, Kohärenzgefühl, Problemlösekompetenz und Resilienz (Weber, 1992).

Wie lässt sich nun das Verhältnis der personalen und sozialen Ressourcen zueinander näher charakterisieren? Personalen Ressourcen wird eine wichtige Rolle bei der Bewältigung von Anforderungen, Belastungen und Stress zugeschrieben. Sie üben offensichtlich handlungssteuernde und -regulierende Funktionen aus. Sie greifen ein bei der Bewertung von Situationen bezüglich ihrer Optionen und Restriktionen und bei der Entwicklung von Handlungszielen. Personale Ressourcen besitzen vor allem dann eine große Bedeutung, wenn die Stresssituation uneindeutig ist. So werden von Personen, die über starke interne Ressourcen verfügen, gerade vieldeutige Konstellationen eher als Herausforderung und weniger als Bedrohung empfunden (Antonovsky, 1997).

Soziale Ressourcen stehen in einem engen Zusammenhang mit den personalen Ressourcen der Person. Ihre Nutzung hängt ganz entscheidend von den sozialen und emotionalen Kompetenzen sowie den intellektuellen Fähigkeiten, das heißt von den individuellen Handlungsressourcen der Person, ab. Es liegt mittlerweile eine kaum noch überschaubare Anzahl von Studien vor, die sich mit den vielfältigen Unterstützungsleistungen im sozialen Netzwerk beschäftigt (vgl. Röhrle, 1994). Soziale Ressourcen stellen gewissermaßen einen „Begleitschutz" individueller Lebensgeschichten dar, sie helfen bei der Bewältigung von neuen Rollenanforderungen und sonstigen Entwicklungsaufgaben, wirken als Puffer bei Krisen und belastenden Lebenssituationen, vermitteln Geborgenheit und Zugehörigkeit, schaffen und erhalten Identität, sichern Selbstwert und Selbstbewusstsein (vgl. Lenz, 2001).

2.3.1 Ressourcen als Schutzfaktoren bei Kindern

Mit der Bedeutung von personalen und sozialen Ressourcen als Schutzfaktoren beschäftigt sich die Resilienzforschung. Dieser wichtige Zweig der Entwicklungspsychopathologie setzt sich mit der Frage auseinander, warum sich manche Kinder trotz hoher Risiken psychisch gesund entwickeln und warum sie kritische Lebensereignisse relativ gut bewältigen, während andere Kinder unter vergleichbaren Bedingungen besonders anfällig sind. Resilienz wird hierbei als Gegenpol zur Vulnerabilität betrachtet. Man versteht darunter sowohl den Prozess der biopsychosozialen Anpassung als auch dessen Ergebnis (Lösel et al., 1992). Im Mittelpunkt des Interesses steht dabei nicht das sogenannte invulnerable Kind, sondern die relative psychische Widerstandsfähigkeit gegenüber pathogenen bzw. belastenden Umständen und Ereignissen, die über die Zeit und situative Umstände hinweg variieren kann.

Rutter (1990) hebt hervor, dass Schutzfaktoren bei risikobehafteten Kindern folgendermaßen wirksam werden können:

- Sie schwächen das Risiko, dem sich das betroffene Kind ausgesetzt erlebt, durch Veränderung des Risikos selbst oder dessen Ausmaßes.
- Sie reduzieren negative Folgereaktionen.
- Sie bauen Selbstachtung und Selbstzufriedenheit auf und halten diese aufrecht.
- Sie schaffen günstige Rahmenbedingungen, zum Beispiel in der Schule oder in der Familie.

Die personalen und sozialen Ressourcen stärken, wie die Ergebnisse der Resilienzforschung übereinstimmend zeigen, maßgeblich die psychische Widerstandsfähigkeit von
belasteten Kindern und werden deshalb in diesem Zusammenhang als Schutzfaktoren
bezeichnet.

Laut Rutter (1990), der sich ausführlich mit dem Konzept der Schutzfaktoren befasst
hat, moderieren protektive Faktoren die schädliche Wirkung eines Risikofaktors. Er geht
davon aus, dass bei Vorliegen eines protektiven Merkmals der Risikoeffekt gemindert
oder völlig beseitigt wird, fehlt hingegen ein protektives Merkmal, kommt der Risikoeffekt voll zum Tragen. Dahinter steht die Vorstellung eines Puffereffektes. Ein Schutzfaktor ist besonders oder ausschließlich dann wirksam, wenn eine Gefährdung vorliegt.
Ohne Gefährdung spielen Ressourcen als Schutzfunktion keine bedeutsame Rolle. Werner (1999) verweist darauf, dass personale und soziale Ressourcen nicht nur einen Mo-
derator- bzw. Puffereffekt haben, sondern ganz generell die psychosoziale Anpassung
in der Kindheit fördern. Antonovsky (1997) sieht in der Verfügbarkeit von Ressourcen
zentrale Voraussetzungen für allgemein förderlicher Entwicklungsbedingungen, Wohlbefinden und Gesundheit.

2.3.2   Generelle Schutzfaktoren für Kinder psychisch kranker Eltern

Durch prospektive Längsschnittsstudien und gut kontrollierte Querschnittsstudien konnte
eine Reihe von Schutzfaktoren für eine gesunde psychische Entwicklung von Kindern
identifiziert werden (vgl. Tab. 1). Untersucht wurden hierbei verschiedene Risikogruppen wie beispielsweise Kinder aus Familien mit multiplen Belastungen, aus Scheidungsfamilien, aus Familien mit Kindesmisshandlung und Vernachlässigung sowie Kindern
aus Familien mit psychisch kranken Eltern (vgl. ausführlich Bender & Lösel, 1998).
Obwohl sich die Studien auf unterschiedliche Stichproben in vielfältigen Kontexten stützen, eine große Bandbreite an Methoden aufweisen und hinsichtlich der untersuchten
Entwicklungsabschnitte und Risikofaktoren variieren, zeichnen sich gleichwohl ziemlich konsistente Befunde ab. Es kann also von bedeutsamen allgemeinen Schutzfaktoren im Kindesalter ausgegangen werden:

Temperamentsmerkmale

Als Temperament bezeichnet man ein charakteristisches Verhaltensmuster, das ein Kind
mit bestimmten angeborenen physiologischen Dispositionen in Interaktionen mit seiner
Umwelt entwickelt (vgl. Schwartz et al., 1996). In der Resilienzforschung werden meist
drei Dimensionen des Temperaments unterschieden: das einfache Kind, das langsam auf-
tauende Kind und das schwierige Kind. Resiliente Kinder haben häufig ein „einfaches"
Temperament, das die Interaktion mit den Bezugspersonen erleichtert und die Wahrscheinlichkeit von Eskalationen verringert. Ein „einfaches" Temperament zeichnet sich
zum Beispiel durch eine Regelmäßigkeit in biologischen Funktionen wie Schlaf Wach
Rhythmus, eine geringe Irritierbarkeit, Anpassungstendenzen gegenüber neuen Situationen und Menschen sowie ein gutes Anpassungsvermögen an Veränderungen und eine
gemäßigte, vorwiegend positive Stimmungslage aus (vgl. Schwartz et al., 1996). Kinder mit einem „schwierigen" Temperament sind dagegen häufiger Ziel der elterlichen
Kritik, Reizbarkeit und Feindseligkeit (Rutter, 1990), was die Wahrscheinlichkeit der
Entwicklung gravierender Störungen erhöht.

Esser et al. (1995) verweisen allerdings darauf, dass die angeborenen Temperamentsunterschiede doch weniger bedeutsam zu sein scheinen als die Folgen negativer Elternreaktionen. So kann bei einer ungünstigen Passung von Eltern- und Kindverhalten ein schwieriges Temperament dann zum Risikofaktor werden, wenn Eltern selbst ähnliche Merkmale aufweisen und die sozialen Ressourcen und Kompetenzen in der Familie gering sind.

Soziale Kompetenzen

Höhere Ausprägungen der sozialen Kompetenzen und kommunikativen Fähigkeiten können bei vergleichbarer Belastung dazu beitragen, dass erfolgreichere oder sozial akzeptablere Bewältigungsformen gefunden werden. So fand Werner (1999) heraus, dass resiliente Kinder mehr Empathie und effektivere Problemlösefähigkeiten zeigen. Luthar (1993) stellte bei psychisch widerstandsfähigen Kindern eine stärkere soziale Ausdrucksfähigkeit fest. Es zeigte sich beispielsweise, dass resiliente Kinder eigene Gefühle und soziale Signale differenzierter wahrnehmen und verbalisieren sowie ihr Handeln situationsangemessener ausrichten. Bender und Lösel (1996) stellten in einer Untersuchung fest, dass die resilienten Kinder aus Multiproblemmilieus eine realistischere Einschätzung persönlicher Ziele zeigten als auffällig gewordene Kinder aus einem vergleichbaren sozialen Kontext. Kompetente Kinder aus Familien mit einem psychisch kranken Elternteil waren humorvoller und hatten eine realistischere Einschätzung von sozialen Zusammenhängen und zwischenmenschlichen Beziehungen (Garmezy, 1987). Mitunter werden resiliente Kinder auch als besonders charmant und als Lieblingskinder in der Familie beschrieben.

Kognitive Kompetenzen

Die Studien zur Wirkung von Intelligenz kommen nicht durchgängig zu konsistenten Ergebnissen (Bender & Lösel, 1998). In einer Reihe von Studien zeigten sich protektive Moderator- oder Haupteffekte von Intelligenz, insbesondere hinsichtlich der Entwicklung externalisierenden Verhaltens. Umgekehrt fanden sich unter Belastungen positive Korrelationen zwischen Intelligenz und Störungen im internalisierenden Bereich. Dies könnte damit zusammenhängen, dass intelligente Kinder ihre Umwelt differenzierter wahrnehmen und dadurch sensibler auf Belastungen reagieren und wegen der größeren kognitiven Reife vor allem zu internalisierenden Problemverarbeitungen neigen (vgl. Luthar, 1993). Protektive Effekte zeigten auch positive Schulleistungen. Sie sind eine Quelle der Selbstbestätigung und können dabei helfen, negative Erfahrungen in der Familie zu kompensieren (Rutter, 1990). Umgekehrt kann ein übersteigertes Leistungsstreben aber auch zu Versagensängsten und psychosomatischen Störungen beitragen.

Positive Selbstkonzepte

Resiliente Kinder besitzen ausgeprägte internale Kontrollüberzeugungen (Luthar, 1993). Damit ist die Überzeugung einer Person gemeint, selbst Einfluss auf die Verstärkungsbedingungen und Ereignisse ausüben zu können. Rigide internale Kontrollüberzeugungen erhöhen angesichts unkontrollierbarer Ereignisse dagegen eher die Vulnerabilität für emotionale und andere Probleme. Bender und Lösel (1998) machen darauf aufmerksam, dass positive Zukunftserwartungen, die mit internalen Kontrollüberzeugungen und einer positiven Beziehung zu Bezugspersonen korrelieren, relativ unabhängig vom Belastungsniveau positive Entwicklungen vorherzusagen scheinen.

Große Bedeutung für die Bewältigung von belastenden Lebensereignissen werden dem Selbstwertgefühl sowie den Überzeugungen der Selbstwirksamkeit zugeschrieben (Lösel et al., 1992). Als Selbstwert oder Selbstwertgefühl wird die Gesamtheit der affektiven Urteile einer Person über sich selbst bezeichnet. Unter Selbstwirksamkeit versteht Bandura (1986) die Erwartung der Person, in einer gegebenen Situation aufgrund der vorhandenen Fähigkeiten ein spezifisches Verhalten ausführen zu können, das zu einem gewünschten Ergebnis oder Zustand führt. Die Schutzfunktion dürfte darin bestehen, dass durch das Erleben von Selbstwert und Selbstwirksamkeit Anpassungsversuche in Gang gesetzt werden, die bei Gefühlen der Hilflosigkeit und der damit einhergehenden Passivität unterbleiben (Bandura, 1986).

Kohärenzgefühl

Antonovsky (1997) betrachtet das Kohärenzgefühl als die zentrale Kraft, die alle Ressourcen integriert und den Weg zu einer erfolgreichen Bewältigung von Spannungen und Stressoren bahnt. Das Kohärenzgefühl setzt sich aus den drei Komponenten Gefühl von Verstehbarkeit („sense of comprehensibility"), Gefühl von Handhabbarkeit bzw. Bewältigbarkeit („sense of manageability") und Gefühl von Sinnhaftigkeit bzw. Bedeutsamkeit („sense of meaningfulness") zusammen. Ein stark ausgeprägtes Kohärenzgefühl führt dazu, dass ein Mensch flexibel auf Anforderungen reagiert und in der Lage ist, die für diese spezifischen Situationen angemessenen Ressourcen zu aktivieren. Die überwiegende Mehrzahl der Studien zum Kohärenzgefühl ist bei Erwachsenen durchgeführt worden. Es gibt aber deutliche Hinweise, dass sinn- und strukturgebende Wahrnehmungen von Lebensereignissen deren Bewältigung auch bei jungen Menschen erleichtern (vgl. Rutter, 1987). So können zum Beispiel religiöse und ethische Wertorientierungen sowie deren Betonung in der Erziehung eine protektive Funktion haben (vgl. Baldwin et al., 1990).

Emotionale Bindung an Bezugspersonen

Eine stabile und emotional sichere Bindung, deren Grundlage die kontinuierliche Erfahrung von adäquatem Fürsorgeverhalten durch die Bezugspersonen darstellt, besitzt eine wichtige Schutzfunktion gegenüber Stressoren. So belegen verschiedene Studien bezogen auf den Umgang mit Belastungen und Stress, dass sicher gebundene Kinder kompetente Bewältigungsstrategien entwickeln, über eine höhere Ich-Flexibilität und realistische Vorstellungen von ihren Fähigkeiten und Möglichkeiten verfügen sowie eher in der Lage sind, die Kontrolle und Modulation von Impulsen, Bedürfnissen und Gefühlen dynamisch an situative Erfordernisse anzupassen (Spangler & Zimmermann, 1999). Dies zeigte sich z. B. bei der Bewältigung von familiären Konflikten, Kindesmissbrauch, multiplen Lebensbelastungen (Wyman et al., 1991) und psychischer Krankheit eines Elternteils (Radke-Yarrow & Brown, 1993). Nach Tress et al. (1989) ist die feste Bindung an eine frühe Bezugsperson bei Risikogruppen der zentrale Schutzfaktor gegen spätere psychische Störungen.

Hingegen zeigen unsicher gebundene Kinder weniger Ich-Flexibilität, ein negativeres Selbstkonzept und darüber hinaus mehr Hilflosigkeit, Ängstlichkeit und Feindseligkeit. Unsicher gebundene Kinder erachten gegenseitige Unterstützung bei emotionaler Belastung als weniger wichtig als sicher gebundene, was sie vermutlich auch an der Nutzung von sozialer Unterstützung hindert (Klauer, 2005). Wie Untersuchungen zeigen (vgl. z. B. Lösel, 1994), muss eine warme, dauerhafte und stützende Beziehung zu einer wichtigen Person im Kindes- und Jugendalter nicht auf die Eltern beschränkt sein. Diese Funktion können auch Großeltern, ein älteres Geschwister oder eine Person außerhalb der Familie übernehmen. Ein wichtiger Aspekt in einer solchen Beziehung scheint für die Kinder das Gefühl zu sein, für die andere Person etwas Besonderes darzustellen.

Merkmale Erziehungsklimas

In Familien resilienter Kinder herrscht ein emotionales und herzliches Klima, in das regelmäßige gemeinsame Aktivitäten eingebettet sind. Zugleich bestehen feste Regeln für das Verhalten (Garmezy, 1987). Eine emotional positive, zugewandte und akzeptierende sowie zugleich normorientierte, angemessen fordernde und kontrollierende Erziehung hat eine grundlegende Funktion für eine psychisch gesunde Entwicklung von Kindern (Baumrind, 1989). Daneben scheint auch eine klare Einhaltung der Elternrolle die Resilienz zu fördern. Damit ist gemeint, dass Eltern die Kinder als gleichberechtigte Partner betrachten und deren Bedürfnisse und Interessen ernst nehmen und ihnen in der Familie Raum geben, aber zugleich deutlich machen, dass es innerfamiliäre Bereiche gibt, bei denen sie nicht gleichberechtigt mitentscheiden dürfen.

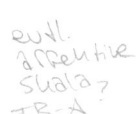

Paarbeziehung der Eltern

Die Qualität der Paarbeziehung entscheidet gleichermaßen über das persönliche Wohlbefinden der Partner, über die Qualität der Eltern-Kind-Beziehungen und über die weitere Persönlichkeitsentwicklung der Kinder. Satir (1982) bezeichnet die Partner als die Architekten des Familiensystems. Die Qualität der Paarbeziehung wird maßgeblich durch die Kommunikations-, Konfliktregelungs- und Problemlösungsfertigkeiten der Partner bestimmt. So resultiert beispielsweise die Zufriedenheit bzw. Unzufriedenheit der Eltern mit ihrer Paarbeziehung vor allem daraus, ob bestehende Konflikte offen ausgetragen werden können oder ob sich einer der Partner oder beide zurückziehen bzw. ob es zu eskalierenden Machtkämpfen kommt. Das Risiko erhöht sich insbesondere in Familien, in denen Generationengrenzen verletzt und Kinder als Verbündete in das Paarsystem hineingezogen werden (Richter, 1969). Inwieweit das Bedürfnis nach Nähe, Intimität und gegenseitiger Akzeptanz in der Partnerschaft ausgedrückt und dann auch eingelöst werden kann, stellt einen weiteren Indikator für die Zufriedenheit der Eltern mit der Paarbeziehung dar. Bleiben diese Bedürfnisse über einen längeren Zeitraum unerfüllt, besteht ebenfalls die Gefahr der Generationengrenzenstörung und Parentifizierung.

Familienstrukturen

Die Beziehungsmuster im Familiensystem gehören zu den bedeutendsten Variablen, welche das Verhalten von Familienmitgliedern beeinflussen und speziell die Resilienz der Kinder fördern. Das Circumplex-Modell ist eines der am besten empirisch fundierten Prozessmodelle, die die Erfassung und Beschreibung von günstigen und weniger günstigen Mustern von Familienbeziehungen und -strukturen ermöglichen (Olson et al., 1988). Im Einklang mit den Grundprinzipen der Systemtheorie versucht das Modell, die Familie als Ganzes zu begreifen und ihre Strukturen mit den beiden Dimensionen Kohäsion und Adaptabilität zu analysieren. Kohäsion ist definiert als das Ausmaß emotionaler Bindung, die Familienmitglieder zueinander haben (Olson et al., 1983). Unter Adaptabilität versteht

Olson die Fähigkeit eines Paar- bzw. Familiensystems, seine Machtstrukturen, Rollenbeziehungen und Beziehungsregeln entsprechend den situativen und entwicklungsbe-
dingten Belastungen zu verändern. Das Modell geht von der Annahme aus, dass sowohl
Stabilität als auch Veränderung für die Lebensfähigkeit eines Familiensystems notwendig sind. Zu viel Veränderung, die zum Chaos führt, oder zu wenig Veränderung, die Ri-
gidität nach sich zieht, werden als dysfunktional für das Familiensystem angesehen.
Kommunikation wurde als unterstützende Dimension in das Circumplex-Modell eingefügt. Olson et al. (1983) gehen davon aus, dass die Dimension Kommunikation die Bewegung auf den beiden Zentraldimensionen Kohäsion und Adaptabilität erleichtert. Ein
positiver Kommunikationsstil beinhaltet das Senden von klaren und kongruenten Botschaften, von Empathie, unterstützenden Aussagen und effizienten Problemlösungsmög-
lichkeiten.

Soziale Unterstützung

Wie zahlreiche Untersuchungen zeigen, trägt die Verfügbarkeit und Mobilisierbarkeit
von sozialer Unterstützung durch Familienmitglieder, Verwandte, Lehrer, Erzieher, Pfar-
rer, Freunde und Schulkameraden etc. wesentlich zur Resilienz bei. Dies zeigte sich z. B.
für Kinder aus Familien mit psychisch kranken Eltern (Garmezy, 1987), aus vielfältig
belasteten Familien (Werner, 1990) und für Kinder aus Scheidungsfamilien (Hetherington, 1989). Soziale Ressourcen wirken als Puffer in Krisensituationen, mildern belastende Lebensereignisse und bilden einen Schutzschild gegenüber Herausforderungen,
Spannungszuständen und Stressoren. Sie wirken darüber hinaus ganz generell förderlich auf das Wohlbefinden, indem sie elementare, nicht situationsgebundene soziale Bedürfnisse erfüllen (Badura, 1981). Die Integration einer Person in ein System sozialer
Beziehungen wirkt sich danach direkt förderlich auf ihr Wohlbefinden aus, da sie die
grundsätzlichen Bedürfnisse nach Zugehörigkeit, Geborgenheit und sozialer Verortung
befriedigt, die sie der Person überhaupt erst ermöglicht, sich in ihrer Umwelt zurecht-
zufinden und ihrem Leben einen Sinn zu geben. Für Kinder bilden die Familie und die
Familienbeziehungen das primäre, das heißt das intensive und intime Beziehungssystem. Die Familie ist aber nur ein Teil des persönlichen Netzwerkes des Kindes, das durch
andere Erwachsene und Peers als außerfamiliäre Bezugspersonen ergänzt wird. Charakteristisch für das soziale Beziehungsgeflecht von Kindern ist seine Heterogenität und
Altersgemischtheit. Dabei kommt allerdings dem Gleichaltrigen-System eine besonders
wichtige Rolle zu. Peerbeziehungen haben auf jeder Entwicklungsstufe des Kindes ihre
spezifische Bedeutung. Im Grundschulalter übernehmen die Peers insbesondere im Frei-
zeitbereich eine zentrale Funktion (Berger, 1996). Sie werden bevorzugt als Spielkame-
raden gesucht. Die gemeinsamen Aktivitäten besitzen für sie einen ganz besonderen Stellenwert, weil sie Erfahrungen und den Erwerb von „social skills" auf einer weitgehend
gleichberechtigten Ebene ermöglichen. Eine bedeutsame Rolle spielen für jüngere Kinder auch die asymmetrischen Interaktionen mit Älteren (Schmidt-Denter, 1988). Die Jüngeren ahmen beispielsweise Verhaltensmuster, Umgangsformen und Konfliktlösungsstrategien von ihren älteren Gefährten nach. Diese Vorbilder üben darüber hinaus eine
wertvolle Unterstützungs- und Hilfefunktion, etwa bei Konflikten in der Familie oder bei
schulischen Schwierigkeiten, aus. Für 10- bis 14-jährige Kinder bietet dieses Bezie-
hungsfeld einen Raum für gemeinsame, selbstbestimmte Aktivitäten und für das Ausleben und Testen von aggressiven Äußerungen, aber auch für Gespräche über die sowohl

mit der sexuellen Reifung als auch mit familiären Problemen verbundenen Empfindungen, Ängste und Bewältigungsmöglichkeiten (Lewis et al., 1984).

Tabelle 1: Generelle Schutzfaktoren für Kinder psychisch kranker Eltern

Kind-zentrierte Schutz-faktoren	– Temperamentsmerkmale wie Flexibilität, Anpassungsvermögen an Veränderungen, Soziabilität und eine überwiegend positive Stimmungslage. – Soziale Empathie und Ausdrucksfähigkeit (Wahrnehmung eigener Gefühle und sozialer Signale, Verbalisierung und Modulation eigener Gefühle, Wahrnehmung und Verstehen sozialer Regeln, Handlungsausrichtung nach sozialen Regeln, konstruktiver Umgang mit Konflikten) – Effektive Problemlösefähigkeit und realistische Einschätzung persönlicher Ziele. – Gute bzw. überdurchschnittliche Intelligenz und positive Schulleistungen. – Positive Selbstwertkonzepte, Selbstwirksamkeitsüberzeugungen und internale Kontrollüberzeugungen. – Ein ausgeprägtes Kohärenzgefühl.
Familien-zentrierte Schutz-faktoren	– Eine emotional sichere und stabile Beziehung zu mindestens einem Elternteil oder einer anderen Bezugsperson. – Eine emotional positive, zugewandte und akzeptierende sowie zugleich normorientierte, angemessen fordernde und kontrollierende Erziehung. – Eine gute Paarbeziehung der Eltern, in der Konflikte offen und produktiv ausgetragen werden. – Familiäre Beziehungsstrukturen, die sich durch emotionale Bindung der Familienmitglieder und Anpassungsvermögen an Veränderungen bzw. Entwicklungen auszeichnen.
Soziale Schutz-faktoren	– Soziale Unterstützung und sozialer Rückhalt durch Personen außerhalb der Familie. – Einbindung in ein Peer-Netzwerk. – Soziale Integration in Gemeinde, Vereine, Kirche etc.

2.3.3 Spezielle Schutzfaktoren für Kinder psychisch kranker Eltern

Obwohl bislang noch keine ausreichenden empirischen Befunde vorliegen, deuten die Ergebnisse qualitativer Studien darauf hin, dass eine alters- und entwicklungsadäquate Informationsvermittlung und Aufklärung über die Erkrankung der Eltern sowie die Art und Weise des Umgangs mit Krankheit in der Familie eine spezifische Schutzwirkung für Kinder psychisch kranker Eltern besitzen (Lenz, 2005):

Informationsvermittlung und Aufklärung

Vieles spricht dafür, dass eine alters- und entwicklungsadäquate Informationsvermittlung und Aufklärung der Kinder über die Erkrankung und die Behandlung des Elternteils einen sehr bedeutenden protektiven Faktor darstellen (Lenz, 2005). Es geht hierbei um keine reine Wissensvermittlung etwa über das Krankheitsbild, die Wirkung von Medikamenten oder um die verschiedenen psychiatrischen und psychotherapeutischen Behandlungsformen. Informationsvermittlung sollte vielmehr an den Bedürfnissen und Fragen der Kinder ansetzen sowie gezielt am vorhandenen Wissen der Kinder und ihren Vorstellungen, inneren Bildern und Erklärungsmustern anknüpfen und darüber hinaus die spezifische Familiensituation berücksichtigen. Ziel der Informationsvermittlung ist es, die Kinder zu befähigen, die Situation besser zu verstehen und besser einzuschätzen und sie bei der Bewältigung des Stresses zu unterstützen, der durch das Zusammenleben mit dem erkrankten Elternteil entstanden ist. Die große Bedeutung von Informationen liegt in der Vermittlung von Hoffnung, Mut und positiven Zukunftserwartungen. Informationen eröffnen Möglichkeiten, Handlungsspielräume zu erweitern, Perspektiven und Wege zu beleuchten und zu erarbeiten sowie die Gefühle der Beeinflussbarkeit, der Kontrolle und Selbstwirksamkeit zu entdecken bzw. für sich (wieder) verfügbar zu machen. Informationsvermittlung und Aufklärung fördern also die Selbstbefähigung und Selbstbemächtigung der Betroffenen. Erst wenn Kinder ein für sich als ausreichend betrachtetes Wissen über die Erkrankung der Mutter oder des Vater besitzen, sind sie in der Lage, als handelnde Subjekte aktiv Stärke, Energie und Fantasie zur Gestaltung eigener Lebensperspektiven zu entwickeln. In der Förderung solcher Empowermentprozesse (Lenz, 2002) dürfte vor allem die protektive Funktion von Information, Aufklärung und Wissen liegen. Menschen werden dadurch ermutigt, ihre eigenen Kräfte und Kompetenzen zu entdecken und ernst zu nehmen (siehe dazu auch Kapitel 4.3.2).

Krankheitsbewältigung in der Familie

Die Art und Weise des Umgangs der Eltern und der familiären Bezugspersonen mit der Krankheit stellt offensichtlich einen weiteren spezifischen Schutzfaktor für die betroffenen Kinder dar. Zur Krankheitsbewältigung gehören Faktoren wie die innere Einstellung zur Erkrankung und die aktuellen Bewältigungsformen (Verleugnung versus Überbewertung; Überforderung versus Unterforderung), Einsicht in die Krankheit und in präventive Maßnahmen zur Rückfallverhinderung, die Kooperation bei der Medikation sowie die Auseinandersetzung des erkrankten Elternteils über die Krankheit mit dem Ehepartner und anderen relevanten Bezugspersonen (Mattejat et al., 2000; Lenz, 2005). Als besonders hilfreich wird eine Haltung erachtet, die die Krankheit akzeptiert, ohne in eine fatalistische Haltung zu verfallen und die eine aktive Auseinandersetzung mit

---

Spezielle Schutzfaktoren für Kinder psychisch kranker Eltern

- Eine alters- und entwicklungsadäquate Informationsvermittlung und Aufklärung der Kinder über die Erkrankung und Behandlung des Elternteils, die am konkreten Informationsbedürfnis und der spezifischen Familiensituation anknüpft und darüber hinaus die Vorstellungswelten und inneren Bilder der Kinder berücksichtigt.
- Eine adäquate individuelle und familiäre Krankheitsbewältigung. Dazu gehören ein aktiver und offener Umgang mit der Krankheit in der Familie sowie eine angemessene Nutzung von informellen Hilfsmöglichkeiten und die Zusammenarbeit vor allem mit psychiatrisch-psychotherapeutischen Fachinstanzen und mit Einrichtungen der Jugendhilfe.

der Erkrankung und ihren Konsequenzen ermöglicht, ohne sich dabei zu überfordern. Das heißt, als hilfreich ist eine ausbalancierte Haltung zu betrachten, die sich zwischen den Polen der Verleugnung und Überbewertung und der Über- und Unterforderung bewegt (Mattejat et al., 2000). Zur angemessenen Krankheitsbewältigung gehören neben Einstellung und Einsicht die lebenspraktische familiäre Organisation und Aufgabenverteilung, die Nutzung von informellen Hilfsmöglichkeiten im sozialen Netzwerk, die Anpassung der beruflichen bzw. schulischen Situation an die Erkrankung sowie die Zusammenarbeit mit der Psychiatrie und anderen medizinisch-therapeutischen Bereichen und mit der Jugendhilfe.

2.3.4 Von generellen Schutzfaktoren zu differenziellen Schutzfaktoren

Die Tatsache, dass sich in den unterschiedlichen Problemfeldern ein Kernbereich von Merkmalen identifizieren lässt, die für die seelisch gesunde Entwicklung von Kindern bedeutsam sind, spricht für relativ breit wirksame protektive Faktoren. Eine solche Sichtweise kann nützlich sein, wenn Ergebnisse der Resilienzforschung in die psychosoziale und psychotherapeutische Praxis oder auch in Bereiche der Prävention und Gesundheitsförderung, Sozialarbeit, Pädagogik oder Familienhilfe übertragen werden. Die Resilienzforschung zeigt aber zugleich, dass relativ allgemeine protektive Faktoren nur ein erster Schritt für das genauere Verständnis protektiver Entwicklungsprozesse sind. Bender und Lösel (1998) weisen darauf hin, dass neben den Gemeinsamkeiten in den Forschungsergebnissen auch ihre Unterschiede bedeutsam sind. Diese Unterschiede können z. B. durch das jeweilige Forschungsdesign und die untersuchten Entwicklungsrisiken bedingt sein, aber auch durch Alter, Geschlecht und den weiteren sozialen Kontext. Nicht zuletzt die Identifizierung spezieller Schutzfaktoren für Kinder psychisch kranker Eltern, deutet an, dass sich der Forschungsschwerpunkt von den allgemeinen Schutzfaktoren zu differenziellen Entwicklungsprozessen verlagert hat. Auf einige weitere Perspektiven der Resilienzforschung, die auch für die Praxis von besonderer Bedeutung sind, soll im Folgenden eingegangen werden:

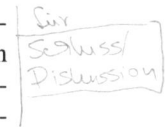

Kumulation von Risiken und Schutzfaktoren
In der Resilienzforschung werden protektive Prozesse häufig hinsichtlich einzelner Risiken wie z. B. psychische Erkrankung eines Elternteils untersucht. Studien zeigen allerdings, dass viele Risikofaktoren nicht isoliert auftreten, sondern in Verknüpfung mit anderen Risiken vorkommen und ihren Einfluss auf die kindliche Entwicklung entfalten. Erst mit der Kumulation mehrerer Risiken steigt die Wahrscheinlichkeit deutlich an, dass Kinder und Jugendliche Störungen entwickeln (Seiffge-Krenke, 2000). Das Zusammenwirken multipler Risikofaktoren kann additiv, multiplikativ oder sogar exponentiell sein. Baldwin et al. (1990) unterscheiden zwischen distalen und proximalen Risikofaktoren, die die beiden Pole eines Kontinuums darstellen. Distale Faktoren – wie beispielsweise die psychische Erkrankung eines Elternteils – werden vom Kind häufig nicht unmittelbar erfahren, sondern in erster Linie durch proximale Faktoren – wie beispielsweise elterliche Disharmonie oder Ablehnung, Gleichgültigkeit und Inkonsistenz in der Kindererziehung – vermittelt. Distale und proximale Faktoren können bezüglich der Kausalwirkung in eine Hierarchie gebracht werden. So konnten Sameroff und Seifer (1983) zeigen, dass die mütterliche Depression keinen starken Prädiktor für spätere klinische

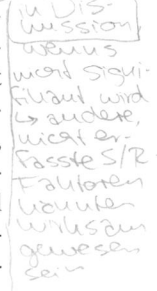

Symptome der Kinder bildet, wohl aber die Schwere und Chronizität der Störung, die wiederum das Fürsorge- und Erziehungsverhalten wesentlich bestimmen.

Dieser Ansatz von Baldwin et al. (1990) hat unmittelbare Implikationen für das Resilienzkonzept. Fehlen proximale Risikofaktoren als Mediatoren, gibt es unter Umständen keinen signifikanten Zusammenhang zwischen den distalen Variablen und der kindlichen Anpassung. Bestehen beispielsweise in einer Familie mit einem psychisch kranken Elternteil ein relativ harmonisches und offenes Klima sowie ein günstiges Erziehungsverhalten und sind darüber hinaus sowohl die Kinder als auch die Eltern in ein unterstützendes soziales Netzwerk eingebettet, so verliert die psychische Erkrankung des Elternteils weitgehend ihre Risikofunktion. Die betroffenen Kinder sind eigentlich nicht resilient, sondern sind nur einem geringeren Risiko ausgesetzt als jene, bei denen distale und proximale Risiken zusammenkommen (Rutter, 1996).

Die empirischen Befunde zeigen darüber hinaus, dass nicht nur die Kumulation von Risikofaktoren, sondern auch die Kumulation von potenziellen Schutzfaktoren für resiliente Entwicklungen bedeutsam sind. Je mehr distale und proximale Risikofaktoren als negative Entwicklungsprädiktoren vorliegen, umso mehr Ressourcen sind auch erforderlich, um an für sich ungünstige Entwicklungsverläufe positiv zu beeinflussen. Stattin et al. (1997) konnten beispielsweise in einer Längsschnittstudie nachweisen, dass männliche Heranwachsende, die mehrere soziale Risiken wie z. B. Scheidung der Eltern, finanzielle Probleme, väterlicher Alkoholismus aufwiesen, besonders häufig straffällig wurden. Verfügten sie jedoch über mehrere personale Ressourcen (z. B. guter Intellekt, emotionale Kontrolle, soziale Reife, Energie), so war ihr Risiko gegenüber denjenigen ohne diese protektiven Faktoren deutlich verringert.

Ambiguität von Schutzfaktoren

Eine wichtige Erkenntnis der neueren Resilienzforschung besteht darin, dass Schutzfaktoren eine Ambiguität aufweisen können. Das heißt, unter bestimmten Umständen kann der ansonsten „günstige" Pol eines Merkmals seine protektive Funktion verlieren und sogar zu ungünstigen Entwicklungsverläufen und Störungen beitragen. Selbstvertrauen und Selbstwertgefühl stellen hierfür ein Beispiel dar. Studien zeigen, dass Kinder, die über Selbstvertrauen und ein positives Selbstwertgefühl verfügen, multiple Entwicklungsrisiken, die beispielsweise mit dem Aufwachsen in einer Familie mit einem psychisch krank Eltern verbunden sind, leichter bewältigen. Selbst wenn nur wenige soziale Schutzfaktoren vorhanden sind, scheinen Selbstvertrauen und Selbstwerterleben ein konstruktives Bewältigungsverhalten zu fördern. Ein besonders stark ausgeprägtes Selbstwerterleben kann aber auch ein zusätzliches Entwicklungsrisiko darstellen. So wird von verschiedenen Autoren auf die möglichen Kosten überhöhter internalen Kontrollüberzeugungen oder eines überhöhten, unrealistischen Optimismus hinsichtlich der eigenen Kräfte und Einflussmöglichkeiten hingewiesen, die eine angemessene Auseinandersetzung mit den familiären Belastungen und dem Stresserleben erschweren können. Überhöhte Selbstbeurteilungen hinsichtlich der eigenen Kompetenz können zudem zur Folge haben, dass sich beispielsweise Peers abgewertet oder zumindest nicht angemessen respektiert oder anderweitig negativ behandelt fühlen und sich deshalb zurückziehen. Bender und Lösel (1999) weisen auf die Ambiguität bei der emotionalen Bindung hin. Eine stabile, emotional sichere Beziehung zu einem Elternteil stellt einen wichtigen

Schutzfaktor gegenüber Stressoren dar. Die protektive Funktion einer emotional sicheren Bindung impliziert jedoch auch altersadäquate Tendenzen der Ablösung von den Bezugspersonen (Grossmann & Grossmann, 2004). Ansonsten besteht die Gefahr einer überbehüteten Erziehung und der Entwicklung von emotionalen Abhängigkeiten oder internalisierenden Symptomen.

Ambiguität kann auch bei der Wirkung sozialer Schutzfaktoren vorliegen. Wie zahlreiche Studien zeigen, puffern soziale Netzwerke und soziale Unterstützung durch Angehörige und Freunde Entwicklungsrisiken und Belastungen ab und fördern das Wohlbefinden, indem sie die soziale Grundbedürfnisse befriedigen. Die protektive Funktion der sozialen Unterstützung kann sich allerdings auch ins Gegenteil verkehren. So sind die jeweiligen strukturell gegebenen Beziehungsmuster auch an der Entstehung und Aufrechterhaltung von Belastungs- und Krisensituationen beteiligt. Ein Netzwerk kann sogar spezifische Wünsche, Hoffnungen, ja ganze Lebensentwürfe ersticken. Aus der Netzwerkforschung ist bekannt, dass dichte, homogene Beziehungsgefüge Konformität fordern und fördern und durch ihr eher starres Normengefüge zu stärkerer Kontrolle und Sanktionierung der Abweichungen von vertrauten Wahrnehmungs- und Verhaltensmustern beitragen. Umso kontrollierender und rigider solche Strukturen sind, desto weniger lassen sie Selbstständigkeit und psychosoziale Gestaltungsmöglichkeiten für eigenständige Lebens- und Identitätsentwürfe zu (Lenz, 2001).

2.4 Stressbewältigung als Interaktionsprozess

Die Stresstheorien sind überwiegend individuumszentriert. Sie beschäftigen sich fast ausschließlich mit Störungen des individuellen psychischen Gleichgewichts und mit individuellen Bewältigungsreaktionen. Versuche zu einer Erweiterung der Stressphänomene auf Familie, Paare oder Gruppen blieben lange Zeit vereinzelt. Dies mag zu einem an methodischen Schwierigkeiten liegen, ein derartig komplexes Geschehen angemessen zu erfassen, teilweise hängt es aber auch damit zusammen, dass Stressbewältigung häufig immer noch als individuelle Angelegenheit betrachtet wird. Ausgehend vom transaktionalen Stressmodell kann Stress und Coping nicht isoliert von sozialen Wirkungen und Antwortreaktionen der sozialen Umwelt betrachtet werden, vielmehr ist eine komplexe Reziprozität zwischen beiden anzunehmen. Dabei können Rückkopplungsprozesse mit gegenseitigem Aufschaukeln in Stresssituationen ebenso stattfinden, wie hilfreiche Auseinandersetzung mit der Situation durch entsprechende Unterstützungshandlungen der Interaktionspartner bei der Bewältigung der Belastungen. Gerade Kinder sind bei Stress und Belastungen in der Familie – beispielsweise im Zusammenhang mit der psychischen Erkrankung eines Elternteils – besonders betroffen und in ihrem Bewältigungsverhalten, wie die Studien zur Bewältigungsforschung übereinstimmend zeigen, in vielfältiger Weise von den Unterstützungshandlungen der Eltern, der übrigen Familienangehörigen und anderer relevanter Bezugspersonen aus dem engeren sozialen Umfeld abhängig. Trotz dieser Erkenntnisse liegen bislang noch keine befriedigenden Konzeptualisierungen von Stressbewältigung in der Familie vor, bei der das Wechselspiel zwischen den Familienmitgliedern und den außerfamiliären Bezugspersonen im Rahmen der Stressbewältigung berücksichtigt wird.

Versuche zu einer systemischen Erweiterung des Bewältigungsbegriffs beschränken sich bislang vornehmlich auf den Bereich der Partnerschaft. Coyne und Smith (1991) schlagen beispielsweise zwei Formen partnerschaftszentrierter Bewältigung vor, die sie mit den Begriffen „active engagement" und „protective buffering" umschreiben. „Active engagement" umfasst Verhaltensweisen, wie den Partner in Diskussionen zu involvieren, seine Gefühle zu erkunden und konstruktive Problemlösungen zu initiieren. Unter „protective buffering" werden Strategien verstanden, die das Ziel haben, den Partner emotional zu entlasten, z. B. indem bestimmte belastende Themen nicht angesprochen werden, Ärger unterdrückt und dem Partner nachgegeben wird. Das partnerschaftszentrierte Coping wird als Ergänzung zu den von Lazarus formulierten emotions- und problembezogenen Copingstrategien verstanden und stellt damit eine Erweiterung des transaktionalen Stressmodell dar.

Bodenmann (1995) hat eine systemisch-transaktionale Konzeptualisierung von Stress und Coping bei Paaren vorgestellt, bei der das dynamische Wechselspiel zwischen den beiden Partnern sowohl bei der Stressentstehung als auch bei der Bewältigung berücksichtigt wird (siehe dazu auch Kapitel 2.1.2). Stress oder Belastungen in Partnerschaften werden dabei als ein direkt oder indirekt beide Partner betreffendes Ereignis verstanden. Als dyadisches Coping bezeichnet Bodenmann (1995) Bemühungen eines oder beider Partner, bei individuellen Belastungen des anderen Partners bzw. bei dyadischem Stress durch gezielte Bewältigungshandlungen bzw. -versuche, eine individuelle und dyadische Homöostase zu wahren oder wiederherzustellen. Coping bedeutet vor diesem Hintergrund nicht nur die Handhabung der Problemsituation bzw. die Emotionsregulation für den vom Stress primär betroffenen Partner, sondern ebenso die Wiederherstellung einer befriedigenden Beziehung zwischen den Partnern bzw. mit der Umwelt.

Dyadisches Coping beschreibt einen Prozess, in dessen Rahmen Stresssignale des einen Partners und die sowohl verbale als auch nonverbale Antwortreaktionen des anderen Partners auf diese Stressäußerungen berücksichtigt werden. Die Signalisierung von Stress kann dabei explizit verbal durch eine offene Thematisierung von eigenem Stress mit direkter Aufforderung an den Partner oder an Familienmitglieder zu Copingbeistand oder

---

Im Einzelnen unterscheiden Bodenmann und Perrez (1995) folgende Formen der Stresskommunikation:

- *Problembezogene explizite Stresskommunikation* („Könntest du bitte an meiner Stelle das und das übernehmen? … ich bin nicht in der Lage, es selber zu tun").
- *Problembezogene implizite Stresskommunikation* (Hier werden keine Aufgaben an den Partner delegiert, sondern es wird Hilfe bei der eigenen Bewältigung indirekt angefordert. Es erfolgen sachbezogene Verständnisfragen und Bitten um konkrete sachliche Hilfe: „Kannst du mir sagen, wie das funktioniert?").
- *Emotionsbezogene verbal explizite Stresskommunikation* (z. B. „Ich bin total fertig, ich brauche deine Hilfe").
- *Emotionsbezogene implizite Stresskommunikation* (z. B. „Ich bin wohl so ziemlich der größte Versager, den es gibt").
- *Nonverbale emotionale Stresskommunikation* (z. B. sichtliche Niedergeschlagenheit, Zittern, starke motorische Unruhe).

implizit verbal durch eine Beschreibung des eigenen Stresserlebens ohne explizit appellativen Charakter erfolgen. Weitere Formen der Signalisierung sind parasprachliche oder nonverbale Äußerungen, also z. B. durch Stress ausdrückender Tonfall, Zittern in der Stimme und Stottern oder durch Mimik, Gestik, motorische Unruhe und physiologische Anzeichen.

Die Antwortreaktionen des anderen Partners auf die Stressäußerungen können in eigenen Stressantworten bestehen, wodurch sich z. B. die Beteiligten in ihrem Stresserleben verstärken und sich gegenseitig aufschaukeln oder beim primär belasteten Partner eine noch größere Belastung entsteht. Die Reaktionen können auch Bewältigungshandlungen des anderen umfassen, wie Unterstützung und Übernahme von Aufgaben. Als weitere Variante ist auch keine Reaktion möglich, indem z. B. die Stresssignale des anderen ignoriert werden.

Perrez (1998) unterscheidet folgende soziale Antwortreaktionen:

- *Funktionale Reaktionen*: Verhandeln, Sprechen mit einer anderen Person, Helfen, Trösten, die Meinung des anderen akzeptieren.
- *Dysfunktionale offensive Reaktionen*: Vorwürfe machen, Druck auf den anderen ausüben, den anderen entwerten, Gewalt ausüben, den eigenen Standpunkt gegen den Willen des anderen durchsetzen.
- *Dysfunktionale defensive Reaktionen*: Sich gegen den eigenen Willen fügen, sich gegen Vorwürfe wehren (ohne Kombination mit einer funktionalen Reaktion), Meinung des anderen zurückweisen.

Eine zentrale Rolle spielt innerhalb der dyadischen Stressbewältigung die gemeinsame Einschätzung der Betroffenheit vom Stress und deren Verursachung sowie der Einfluss- und Kontrollmöglichkeiten. Dabei ist davon auszugehen, dass nicht allein die Wahrnehmung der Belastung der einen Person für eine erfolgreiche Bewältigung maßgeblich ist, sondern ebenso die Koordination der Wahrnehmungen durch wechselseitige Verständigung der Partner aufgrund von Feedbackprozessen. Zunächst findet ein Vergleich der eigenen Einschätzung mit den Einschätzungen der anderen beteiligten Personen statt. Dieser primäre Einschätzungsprozess kann intuitiv auf der Grundlage der eigenen Annahmen, wie die anderen Personen die Situation beurteilen könnte oder auf der Basis vorausgegangener gemeinsamer Gespräche über die verschiedenen Sichtweisen, erfolgen. Während es bei übereinstimmenden Beurteilungen der Beteiligten relativ schnell zur sekundären Einschätzung kommt, sind bei divergierenden Einschätzungen eventuell mehrere Verläufe im Einschätzungsprozess erforderlich. Es kann allerdings auch zu einer Übernahme der Einschätzung einer Person durch die anderen Beteiligten trotz bestehender Dissonanzen kommen.

Kommen die Personen in der primären Einschätzung zu dem Ergebnis, dass das eigene Wohlergehen bzw. das des Partners, der Dyade oder der ganzen Familie gefährdet ist, wird in der sekundären Einschätzung geprüft, welche Möglichkeiten zur Verfügung stehen, um die Situation günstig beeinflussen zu können. Dabei werden eigene Ressourcen, Ressourcen der anderen Person, dyadische Ressourcen und externe Ressourcen geprüft.

Es ist davon auszugehen, dass wieder mehrere Einschätzungsprozesse durchlaufen werden müssen.

Neben der primären und sekundären Einschätzung spielen Ziele und Erwartungen im Copingprozess eine wichtige Rolle. Ziele können die Reduktion, Minimierung, Bewältigung oder Tolerierung des Stressreizes sein. Lazarus und Folkman (1984) haben als zentrale Ziele des Copingprozesses die Beibehaltung eines positiven Selbstbildes, die Wiederherstellung des emotionalen Gleichgewichts und die Fortsetzung zufrieden stellender sozialer Beziehungen genannt. Sie beschreiben die Änderung der belastenden Person-Umwelt-Beziehung („problem-focused coping") und die Emotionsregulation („emotion-focused coping") als übergeordnete Ziele.

Je nach Situation bzw. Problemkonstellation und in Abhängigkeit der jeweiligen aktuellen bzw. situationsübergreifenden, stabilen Copingdispositionen und -ressourcen der beteiligten Personen unterscheidet Bodenmann (1997a) Formen gemeinsamen, supportiven oder an den Partner delegierten dyadischen Coping. Das Coping kann emotions- oder problembezogen erfolgen sowie positiven oder negativen (hostilen, ambivalenten, floskelhaften) Charakter haben.

Im Einzelnen unterscheidet Bodenmann (1997a) folgende Formen des dyadischen Coping:

- *Problembezogenes supportives dyadisches Coping* (z. B. praktische Ratschläge, Informationsvermittlung, Mithilfe und praktische Hilfestellungen).
- *Verbales emotionsbezogenes supportives dyadisches Coping* (z. B. Trösten, Empathie und Verständnis, Solidarisierung mit dem Partner).
- *Nonverbales emotionsbezogenes supportives dyadisches Coping* (z. B. zärtlicher Körperkontakt, Streicheln).
- *Problembezogenes delegiertes dyadisches Coping* (Übernahme von Aufgaben und Tätigkeiten als Reaktion auf eine explizite problembezogene Stresskommunikation des Partners).
- *Emotions- und problembezogenes gemeinsames dyadisches Coping* (Darunter fallen alle dyadischen Bewältigungsverhaltensweisen, die gemeinsam ausgeführt werden).
- *Hostiles dyadisches Coping* (Deutliche Anzeichen negativer Unterstützung, die abwertenden, kritisierenden oder selbstwertbeschädigenden Charakter haben).
- *Ambivalentes dyadisches Coping* (Supportives dyadisches Coping ist zwar gegeben, es erfolgt allerdings unmotiviert).

Eine Reihe von Studien zeigt, dass das dyadische Coping ein Hauptprädiktor für eine hohe Partnerschaftszufriedenheit, einen günstigen Verlauf der Beziehung und eine höhere Beziehungsqualität ist (Bodenmann & Cina, 2000). Bei zufriedenen Paaren lassen sich durchwegs höhere Werte in gemeinsamen dyadischem Coping, supportivem und delegiertem dyadischen Coping. Es stellte sich heraus, dass das dyadische Coping des einen Partners signifikant mit der Zufriedenheit des anderen korreliert. Dyadisches Coping geht auch signifikant mit einer höheren Lebenszufriedenheit sowie mit einer besseren physischen und psychischen Gesundheit einher. Sequenzielle Auswertungen von systematischen Verhaltensbeobachtungen verdeutlichen, dass die Form des praktizierten dyadischen Copings in Abhängigkeit von der Situation variiert und zeitliche Verläufe erkennbar sind (Bodenmann & Perez, 1995). So kann davon ausgegangen werden, dass gemeinsames dyadisches Coping in Belastungssituationen auftritt, die beide Partner betreffen, die dyadenextern verursacht sind, in denen beide Partner Einflussmöglichkeiten haben sowie in denen gemeinsame Zieldefinitionen und eine genügend hohe Motivation zu dyadischem Coping vorliegen (Bodenmann, 1997a). Supportives dyadisches Coping wird in Belastungssituationen erwartet, die primär den anderen Partner direkt betreffen, die nicht verschuldetermaßen vom anderen Partner verursacht wurden, in denen der potenziell supportive Partner aktuell oder situationsübergreifend über bessere Bewältigungsressourcen verfügt und dies vom Partner so wahrgenommen wird sowie der unterstützende Partner zu dyadischem Coping motiviert ist. Die Delegation des Coping erfolgt in Situationen, in denen der eine Partner stärker vom Stress betroffen ist und der andere in der Situation über mehr Ressourcen verfügt, die Verursachung externer Art ist oder unverschuldetermaßen durch den unterstützungsbedürftigen Partner verursacht wurde sowie in Situationen, in denen der die Aufgaben übernehmende Partner motiviert ist und eine explizite Bitte des belastenden Partners vorliegt.

2.4.1 Stressbewältigung als familiärer Prozess

Für Familien liegen bislang keine vergleichbar differenzierten Konzeptualisierung und empirischen Fundierungen der Stressbewältigung vor, in deren Rahmen die Stresssignale von Familienmitgliedern sowie die Antwortreaktionen und Unterstützungshandlungen der anderen Familienmitglieder in ähnlicher Weise Berücksichtigung finden wie in den dyadischen Konstellationen.

Die Familienstresspsychologie trägt insgesamt wenig zu einem besseren Verständnis von Stressbewältigung in Familien bei. Die vorliegenden Konzepte sind relativ abstrakt und linear angelegt und trennen nicht zwischen Zielen, Ressourcen und wirksamen Coping. Hill (1958) hat ein Phasenmodell zur Bewältigung von Familienstress entwickelt, das er als ABCX-Modell bezeichnet: „A (das Stressorereignis) – in Interaktion mit B (den Krisenbewältigungsressourcen der Familie) – in Interaktion mit C (die Definition einer Familie von diesem Ereignis) – erzeugt X (die Krise)" (Hill, 1958, S. 141). Mit dem Phasenmodell zur Bewältigung von Familienstress gibt Hill eine globale Beschreibung des familiären Anpassungsprozesses auf krisenauslösende Ereignisse. Ausgehend von einem bestimmten Organisationsniveau der Familie führt der krisenauslösende Stressor zu einer Phase der Desorganisation, innerhalb derer eine Erholungsphase eingeleitet wird, die nach Qualität der Krisenbewältigung in ein neues Organisationsniveau der Familie einmündet. McCubbin und Patterson (1983) haben das ABCX-Modell weiter entwickelt. Sie gehen davon aus, dass es durch eine Krise zu einer Anhäufung von Stressoren kommen kann, die von der Familie zum einen eine erneute Einschätzung der Krisensituation und ihrer Bewältigungsmöglichkeiten verlangt. Zum anderen ergibt sich die Frage, welche Ressourcen einer Familie zusätzlich zur Verfügung stehen. Diese beiden Aspekte bestimmen das konkrete Krisenbewältigungsverhalten der Familie. Je nach Qualität der Krisenbewältigung kommt es dadurch zu einer mehr oder minder gelungenen Anpassung der Familie an die veränderten Gegebenheiten. Burr und Klein (1994) gehen in ihrem

Stufenmodell des familiären Stress-Coping-Prozesses von drei unterschiedlich intensiven Belastungsniveaus und entsprechend zugeordneten Copingstrategien aus. Level-I-Stress bezeichnet das niedrigste Belastungsniveau und bezieht sich auf alltägliche Stressoren wie z. B. Zeitdruck und schulische Probleme von Kindern, die mit vertrauten Coping-strategien zu bewältigen versucht werden, wie z. B. bessere Terminplanung und Organisation von Nachhilfestunden. Es handelt sich hierbei um eine strukturerhaltende oder assimilative Form der Stressbewältigung. Level-II-Stress umfasst Ereignisse, die sich im Kontext potenziell krisenhafter Übergänge im Familienlebenszyklus einstellen, wie z. B. Übergang zur Elternschaft oder zur „empty nest"-Phase. Dieses Belastungsniveau erfordert eine strukturverändernde bzw. akkommodative Form der Stressbewältigung, wie z. B. durch Neuordnung des Rollenverständnisses der jungen Eltern und neuer Kommunikationsformen zwischen den Ehepartnern in der Phase der nachelterlichen Partnerschaft. Level-III-Stress ergibt sich, wenn grundlegende Lebens- und Wertkonzepte einer Familie, wie z. B. durch die Geburt eines behinderten Kindes oder eine schwere, lebensbedrohliche Erkrankung eines Familienmitgliedes, in Frage gestellt werden. In diesen Situationen kann eine radikale Umgewichtung des Wertekanons und der grundlegenden Lebensperspektiven einer Person oder der ganzen Familie die zentrale Copingstrategie sein, wie z. B. intensivere Formen des Lebensgenusses, Veränderung im Verhältnis zur Arbeit und zu Freunden sowie eine Hinwendung zu transzendentalen Fragen.

Bei einer systemisch-transaktionalen Erweiterung des Bewältigungsbegriffes auf die Familie muss zunächst berücksichtigt werden, dass Familie ein mehrpersonales Beziehungssystem darstellt und daher komplexer ist als das Paarsystem. Familie wird als mehrgeneratives System bestehend aus Eltern und Kindern definiert. Zu unterscheiden ist dabei zwischen den einzelnen Familienmitgliedern, den einzelnen Subsystemen (Eltern- und Paar-System, Eltern-Kind-System, Mutter-Kind-System, Vater-Kind-System und Geschwister-System) und der Familie als Gesamtsystem. Familie muss also auf der Ebene der Individuen, der Ebene der Dyaden bzw. Triaden und der Ebene des Familiensystems betrachtet werden (Cierpka, 2002). Im Eltern-Subsystem sind in Stresssituationen die Formen und das Ausmaß partnerschaftlicher Unterstützung von großer Bedeutung. So bilden positives dyadisches Coping, indem ein Partner dem anderen bei der Stressbewältigung hilft bzw. gemeinsames dyadisches Coping, indem beide Partner gemeinsam sich bemühen, Stress und Probleme zu meistern, eine Grundvoraussetzung für Partnerzufriedenheit und Beziehungsstabilität (siehe Kapitel 2.4). Partnerschaftszufriedenheit und Beziehungsstabilität beeinflussen wiederum maßgeblich die elterlichen Kompetenzen (Gabriel & Bodenmann, 2006). Erziehungskompetenz basiert auf dem Bemühen der Eltern, eine förderliche Familieninteraktion zu ermöglichen, die sowohl von Wärme, Fürsorge, Liebe, Geborgenheit als auch von Kontrolle, Grenzensetzung, Strukturen und Förderung geprägt ist (Petermann & Petermann, 2006). In mehreren Untersuchungen konnte bestätigt werden, dass die Faktoren elterliche Wärme, Kontrolle und Förderung relevante Prädiktoren für eine gesunde Entwicklung der Kinder darstellen. Geringe Copingfertigkeiten der Eltern und negative Formen wie hostiles, ambivalentes und floskelhaftes dyadisches Coping führen dagegen zu einer Abnahme der Partnerschaftszufriedenheit und zu einem Anstieg konflikthafter Interaktionen, die sich auch negativ auf die Entwicklung des Kindes auswirken. Gestresste, unzufriedene Eltern zeigen verminderte positive Interaktionen mit dem Kind und ein ungünstigeres Erziehungsverhalten wie härteres disziplinäres Vorgehen und Inkonsistenz. Auch in Familien mit einem psychisch kranken Elternteil wird der gemeinsame Umgang der Partner bei individuellem Stress eines Partners bzw. dyadischem oder externem Stress maßgeblich die Art und Weise beeinflussen, wie Stresssignale der Kinder wahrgenommen werden und ob von den Eltern Bewältigungshandlungen im Sinne von unterstützenden Bemühungen um die Kinder eingesetzt werden, oder ob es eher zu einem Anstieg negativer Kommunikation und zu einer Stresskumulation beim Kind und im Familiensystem kommt (siehe Kapitel 2.4).

Eine Verbindung zwischen elterlicher Partnerschaft und elterlicher Erziehung wird in dem Konstrukt Elternallianz oder Coparenting hergestellt (Feinberg, 2002). Unter Elternallianz wird die Fähigkeit der Elternteile im Sinne eines wechselseitigen Unterstützungssystems verstanden, die Elternrolle und -aufgabe des anderen zu kennen, zu respektieren und zu wertschätzen. Neuere Forschungsarbeiten zeigen, dass die Elternallianz die Grundlage für eine angemessene Bewältigung familiärer Entwicklungsaufgaben und Stresssituationen bildet und ihr eine große Bedeutung für eine gesunde Familienentwicklung zukommt (Gabriel & Bodenmann, 2006):

Die wichtigsten Komponenten einer günstigen Elternallianz sind:

- ein angemessenes partnerschaftliches Interaktionsverhalten,
- die Unterstützung des Partners in seiner Elternrolle,
- eine zufriedenstellende Verteilung der Erziehungsaufgaben und
- die Übereinstimmung in der Kindererziehung.

In den Erwachsenen-Kind- bzw. Geschwister-Subsystemen muss in der Stresskommunikation und den Unterstützungshandlungen immer auch der emotionale und kognitive Entwicklungsstand der Kinder berücksichtigt werden. Kinder unter 6 Jahren dürften aufgrund ihrer psychosozialen Entwicklung noch nicht ausreichend in der Lage sind, subtile Stresssignale der anderen Familienmitglieder adäquat wahrzunehmen. Cassidy und Parke (1991) beobachteten jedoch bereits bei Kindern zwischen 3 und 6 Jahren die Fähigkeit, Emotionen in Gesichtsausdrücken korrekt zu dekodieren, was darauf schließen lässt, dass Kinder in diesem Alter zur Wahrnehmung von Stresssignalen von Eltern oder Geschwister fähig sind. Studien zeigen, dass schon 7-jährige Kinder in der Lage sind, Signale des psychisch kranken Elternteils, die den Krankheitsverlauf zum Ausdruck bringen, genau wahrzunehmen (vgl. Lenz, 2005). Sensibel unterscheiden sie zwischen akuten und relativ stabilen Phasen, registrieren verhaltensmäßige und emotionale Veränderungen bei ihrer Mutter oder ihrem Vater und schätzen ein, ob und inwieweit diese Veränderungen Anzeichen für eine Verschlechterung des Gesundheitszustandes darstellen und richten ihre Antwortreaktionen im Sinne eines unterstützenden Copings darauf aus. So verändern Kinder ihr Verhalten meist umgehend, wenn sie erste Frühwarnzeichen beim kranken Elternteil beobachten. Sie ziehen sich zurück, sagen Verabredungen ab, reagieren vorsichtiger, äußern möglichst keine Kritik und stellen kaum noch Forderungen, um sowohl den kranken als auch eventuell den gesunden Elternteil nicht zusätzlich zu belasten und aufzuregen. Vorsicht, Schonung und Rücksichtnahme prägen meist auch die Interaktionen der Kinder in der Familie, nach dem Abklingen der akuten Krankheitsphase (siehe Kapitel 1.2.2). Es ist anzunehmen, dass mit zunehmendem Alter die Kinder Stresssignale der Eltern differenzierter wahrnehmen und ihre Unterstützungshandlungen intentional einsetzen. Die Unterstützungshandlungen gewinnen zudem im Rahmen der elterlichen und familiären Stressbewältigung eine immer größere Bedeutung. So werden ältere Kinder zu wichtigen Gesprächspartner für die Eltern, übernehmen beispielsweise die Rolle von Vertrauen und Ratgebern oder tragen Verantwortung für Haushalt und Versorgung der jüngeren Geschwister. Die Funktion der Kinder im elterlichen und familiären Bewältigungssystem wurde in den systemischen Familienmodellen differenziert beschrieben und mit Hilfe der Begriffe Parentifizierung und Triangulierung analysiert (siehe Kapitel 1.2.4).

Während im Rahmen des dyadischen Copings Stresskommunikation sowohl explizit und implizit als auch problembezogen und emotionsbezogen stattfinden kann, ist insgesamt davon auszugehen, dass bei Kinder die Stresskommunikation eingeschränkter ist. Vieles deutet darauf hin, dass Kinder aufgrund ihrer kognitiven Entwicklung und nicht zuletzt aufgrund der emotionalen Abhängigkeiten und Loyalitäten mit den Eltern vor allem implizite emotionsbezogene und nonverbale Stresssignale senden. So stehen bei den Kindern psychisch kranker Eltern Gefühle der Angst und Traurigkeit, Gefühle der Hoffnungslosigkeit, Verlust- und Schuldgefühle im Vordergrund, die häufig begleitet sind von Rückzug und Flucht in Fantasiewelten. Im Verhalten wirken die Kinder oftmals vernünftig, vorsichtig und überangepasst. Ihre Nöte, Belastungen und Sorgen kommen meist nur indirekt in Form von Resignation und Niedergeschlagenheit oder starker motorischer Unruhe und Aufmerksamkeitsdefizite zum Ausdruck (siehe Kapitel 1.2.7). Unterstützung und Hilfe von Eltern oder anderen relevanten Bezugspersonen erfahren die Kinder erst dann, wenn sie sozial und/oder psychisch auffällig geworden sind bzw. selber psychische Störungen entwickelt haben. Eine Längsschnittstudie von Rutter und Quinton (1984), in der Kinder über einen Beobachtungszeitraum von vier Jahren begleitet wurden, kommt zu dem Ergebnis, dass ca. ein Drittel der betroffene Kinder persistente kinderpsychiatrische Störungen entwickelten, während die übrigen Kinder lediglich vorübergehende gravierende bzw. keiner sichtbaren Auffälligkeiten zeigten. Ein großer Teil der Kinder psychisch kranker Eltern erkrankt also – zumindest nicht längerfristig – selbst. Ihre Schwierigkeit sind vielmehr anderer Art: Sie sind stärker auf sich gestellt, müssen mehr als andere Kinder mit Stress und Konflikten in der Familie umgehen, mit ihren Problem in der Schule in der Freizeit alleine fertig werden und mit ihrer Einsamkeit zurecht kommen (Lenz, 2005).

3 Stress- und Bewältigungsdiagnostik

3.1 Anamnese und Exploration

Anamnese und Exploration stellen die Grundlagen jeder diagnostischen Einschätzung dar. Remschmidt (1998) schätzt, dass ca. 70 % aller relevanten Daten und Informationen durch diese beiden diagnostischen Instrumente erhoben werden. Während die Anamnese die Biografie im Sinne einer Erkundung des gesamten Entwicklungsverlaufs umfasst, bezieht sich die Exploration auf die Erfassung der aktuellen Situation, der vorliegenden Problematik, dysfunktionaler Prozesse sowie der personalen und sozialen Ressourcen bzw. Schutzfaktoren und Fähigkeiten. Das Explorationsgespräch ist nicht nur ein wichtiges diagnostisches Instrument, sondern als erster, intensiver Kontakt darüber hinaus wichtig für den Aufbau einer tragfähigen Beziehung und einer ausreichenden Motivation auf Seiten der Hilfesuchenden. Die motivierende Funktion der Exploration liegt nach Frank und Frank (1996) in der ständigen Bereitschaft des professionellen Helfers, das Vorgehen zu besprechen und die Hilfesuchenden zu ermutigen, Fragen zu stellen. Der Aufbau einer guten emotionalen Beziehung zu den Klienten wird durch Faktoren wie:

- emotionale Nähe und Empathie,
- erzieltes Vertrauen und Offenheit beim Klienten,
- das Gefühl bei den Hilfesuchenden, verstanden zu werden,
- Wertfreiheit und
- Unterlassung von Schuldzuweisungen

wesentlich beeinflusst.

Die Exploration in der psychologischen Diagnostik kann unterschiedlich strukturiert erfolgen, wobei sich der Grad der Strukturiertheit in erster Linie aus der Zielsetzung, dem Wissen über die Problematik und der Verfügbarkeit von standardisierten Erhebungsmethoden ergibt. Die Komplexität des Gegenstandes, der durch den systemisch-prozessualen Charakter des Stresserlebens der Kinder und ihre Familien bedingt ist, legt den Einsatz von niedrig strukturierten Interviewmethoden nahe. Als Orientierung bei der Durchführung einer niedrig strukturierten Exploration können die Leitfragen zur diagnostischen Einschätzung des kindlichen Belastungserlebens dienen, die aus den Forschungsbefunden abgeleitet wurden (siehe Kapitel 1 und Anhang). Diese Leitfragen ermöglichen einen systematischen Einblick in die persönliche und soziale Situation des Kindes, in eventuell vorliegende Beanspruchungssymptomatiken bzw. psychische Störungen und Auffälligkeiten sowie in familiäre Prozesse und verfügbare bzw. mobilisierbare Ressourcen. Ergänzend dazu können die Leitlinien der American Academy of Child and Adolescent Psychiatry (AACAP) als weitere Orientierung bei der Durchführung einer niedrigstrukturierte Exploration herangezogen werden (Döpfner et al., 2000). Es liegen sowohl Leitlinien zur Exploration der Kinder als auch der Eltern vor. Sie liefern eine Vielzahl von Hinweisen zur Identifikation der Ursachen möglicher Probleme, zur Einschätzung der Art und des Schweregrads der Störungen sowie zur Identifikation möglicher individueller, familiärer und umweltbezogener Einflussfaktoren.

**Die Leitlinien zur Exploration der Kinder und der Eltern
umfassen folgende Inhaltsbereiche:**

- Symptomatik (Beginn, situativer Kontext, Vorgeschichte, Auslöser).
- Modus (Grund der Intervention, Überweisung, Vorbehandlungen).
- Lebensgeschichtliche Entwicklung (Schwangerschaft und körperliche Entwicklung, kognitive und emotionale Entwicklung, soziale Beziehungen).
- Entwicklungsstand des Kindes.
- Familie (Familiensituation, psychosoziale Risiken, ökonomischer Status).
- Beziehungsgeschichte (Eltern, Geschwister, Gleichaltrige).
- Erweitertes soziales Umfeld (Kindergarten, Schule, Freizeit).

Diese Inhaltsbereiche zeigen, dass die Leitlinien für den klinischen Bereich entwickelt worden sind, also zur Diagnostik und Therapie spezifischer Störungen dienen. Für die Stress- und Bewältigungsdiagnostik müssen zweifellos nicht immer alle Aspekte erhoben werden. Die beiden Explorationsschemata der American Academy of Child and Adolescent Psychiatry (AACAP) sollten daher jeweils an den Einzelfall angepasst werden, sie ermöglichen aber zusammen mit den entwickelten diagnostischen Leitfragen (siehe Anhang) eine differenzierte Erfassung der spezifischen Belastungssituation der Kinder psychisch kranker Eltern und deren Familie.

3.1.1 Durchführung der Explorationsgespräche

Eine umfassende diagnostische Einschätzung setzt voraus, dass Informationen von verschiedenen Personen gesammelt werden. Um ein umfangreiches Bild von der Situation des Kindes und den spezifischen individuellen und familiären Belastungen zu erhalten, ist es notwendig, neben dem betroffenen Kind und den Eltern, möglicherweise auch andere relevante familiäre und externe Bezugspersonen zu explorieren.

Das Explorationsgespräch mit Kindern
Wenn Kinder bemerken, dass andere ihnen zuhören und sie die Aufmerksamkeit und die Zuwendung anderer spüren, erzählen sie in aller Regel von sich, von dem, was sie bewegt, von ihren Erfahrungen, Vorstellungen, Wünschen und Problemen. Kinder teilen sich dabei auf höchst unterschiedliche Weise und je nach Stand ihrer Sprachentwicklung und ihrer Erzählpraxis mit. Aus der Sprachforschung ist bekannt, dass Kinder im Verlauf des Grundschulalters voneinander unterscheidbare Entwicklungsschritte auf dem Weg zur Erzählfähigkeit bis zum Alter von ca. 10 Jahren zurücklegen. Einfache Texttypen werden mehr zu komplexeren Erzählstrukturen zusammengefügt, indem die zunächst unverbundenen einzelnen Aussagen temporal, dann auch kausal verknüpft und schließlich noch zusätzlich mit Angaben über die Zielorientiertheit versehen werden (Boueke et al., 1995). Die Kinder legen diese Schritte in individuell unterschiedlicher Zeit und auch in individuell unterschiedlicher Ausprägung zurück.

Trotz aller individuellen Entwicklungen ist es in einem Explorationsgespräch, in dem es um ein schwieriges, vielleicht sogar schmerzliches Thema geht, notwendig, den Erzählprozess durch methodisches Vorgehen und Anleitungen gezielt zu fördern. Um eine entspannte „Erzählatmosphäre" zu schaffen, gilt es zunächst die Erzählansätze der Kinder zu akzeptieren und auch einfachere Erzählformen zu würdigen und nicht zu korrigieren oder zu beurteilen. Es ist Aufgabe der professionellen Helfer, eine annähernd symmetrische Gesprächssituation herzustellen, in der Kinder durch möglichst offene, anregende Impulse ermutigt werden, in Ruhe Erzählfäden zu suchen, auszuwählen und weiterzuspinnen. Erst in einer offenen, kreativ-produktiven Atmosphäre entsteht ein Spannungsfeld, in dem viele Ideen und spontane Einfälle zusammenfließen und durch Nachdenken über Ablauf und Ausgestaltung zu einer authentischen Geschichte werden. Der Einsatz von verschiedenen Materialien erleichtert in aller Regel die Herstellung einer kindgemäßen, vertrauensfördernden und anregenden Gesprächssituation. Gerade bei jüngeren Kindern lassen sich Erzählimpulse durch Puppen und Holzfiguren verstärken. Bereits einfache „typische" Finger- und Handpuppen reizen 6- bis 9-Jährige zu kleinen Erzählungen über ihre Erfahrungen und Erlebnisse in ihrem alltäglichen näheren und weiteren Umfeld. Bei älteren Kindern lösen oftmals selbst gesammelte Bildbelege wie Fotos und Zeichnungen vielfältige Erinnerungen, Gedanken und Gefühle aus, die dann Grundlage für das Erzählen über ihr Leben und ihren Alltag bilden.

In den folgenden Kästen sind wichtige grundlegende Bedingungen und Voraussetzungen für eine erzählanregende Gesprächsführung mit Kindern zusammengefasst (vgl. ausführlich Delfos, 2004):

Kommunikationsbedingungen

1. Dieselbe (Augen-)Höhe wie das Kind einnehmen.
2. Das Kind anschauen, während man spricht.
3. Abwechselnd Augenkontakt herstellen und unterbrechen, während man mit dem Kind spricht.
4. Dafür zu sorgen, dass sich das Kind wohl fühlt.
5. Dem Kind zuhören.
6. Mit Beispielen zeigen, dass bei einem ankommt, was das Kind sagt.
7. Das Kind dazu ermutigen, zu erzählen, was es wie findet oder was es will, weil man das sonst nicht weiß.
8. Reden und Spielen möglichst kombinieren.
9. Darauf hinweisen, dass man das Gespräch unterbricht und später fortsetzen wird, sobald man merkt, dass das Kind nicht mehr bei der Sache ist.
10. Dafür sorgen, dass das Kind nach einem schwierigen Gespräch wieder zu sich kommen kann: Kann sich das Kind nach dem Gespräch z. B. austoben?

Einführung in das Gespräch

1. Welchen Anlass gibt es für das Gespräch?
2. Welchem Ziel dient das Gespräch?
3. Das Maß der Vertraulichkeit: Was geschieht mit den Informationen, die das Kind gibt?
4. Das Ziel eventueller Aufzeichnung und wozu sie verwendet wird, deutlich machen.
5. Die Dauer: Wie lang wird das Gespräch dauern?
6. Eventuell das Angebot machen, das Gespräch an einem anderen Ort und zu einem anderen Zeitpunkt stattfinden zu lassen: Gibt es einen vertrauten Raum, wo das Gespräch geführt werden kann?

Einführung des Gesprächsrahmens

1. Explizit machen, dass das Kind das Thema bestimmt.
2. Deutlich machen, dass man die Meinung des Kindes wissen möchte.
3. Deutlich machen, dass es keine „guten" und „falschen" Antworten gibt.
4. Deutlich machen, dass man gern wissen möchte, womit das Kind Probleme hat.
5. Deutlich machen, dass man vorhat, dem Kind bei seinen Problemen zu helfen.
6. Deutlich machen, dass man je nach Bedarf helfen wird.
7. Deutlich machen, dass man dem Kind helfen möchte, seine Gedanken und Gefühle zu äußern, auch wenn es nicht leicht ist.
8. Das Ausmaß der Vertraulichkeit des Gesprächs erläutern.

Gesprächsverlauf

1. Das Gesprächsziel verdeutlichen.
2. Das Kind über die eigenen Absichten informieren.
3. Dem Kind zeigen, dass man Feedback braucht: *Darauf wäre ich selbst nicht gekommen! Von dir lerne ich wirklich ganz neue Dinge!*
4. Das Kind wissen lassen, dass es schweigen darf.
5. Zu benennen versuchen, was man empfindet, und dem Gefühl Folge leisten.
6. Das Kind dazu einladen, seine Meinung über das Gespräch zu äußern.
7. Metakommunikation zu festen Bestandteil der Kommunikation machen: *Ich merke, dass wir uns beide mit dem Gespräch viel Mühe geben, aber es geht nicht so leicht. Weißt du voran das liegt? Vielleicht ... Du schaust zum Fenster hinaus, vielleicht möchtest du gern draußen spielen. Stimmt das?*
8. Abrundung am Ende: *Was würdest du sonst noch gern erzählen? Was sollte ich deiner Ansicht nach jetzt noch über dich erfahren?*

Auf der Beziehungsebene muss berücksichtigt werden, dass Kinder in existenzieller Abhängigkeit von ihren Eltern leben. Sie werden sich daher in der Regel ihnen gegenüber sehr loyal verhalten und nicht „schlecht" über ihre Eltern reden. Bereits im Vorschulalter wissen Kinder schon sehr genau, welche Themen tabuisiert und was Familiengeheimnisse sind, über die über mit niemanden außerhalb der Familie gesprochen werden darf. Kinder dürfen nicht gedrängt werden, solche Schweigegebote zu brechen, vielmehr muss die Erlaubnis zum Reden von den Eltern kommen. Erst wenn es den Eltern gelungen ist, die familiären Ereignisse nach außen zu tragen und zu offenbaren, öffnen sich für die Kinder Wege, die Tabuisierungen und Schweigegebote, die sich um familiäre Probleme und Geschehnisse ranken, aufzulösen und ohne quälende Loyalitätskonflikte zu sprechen.

Das Explorationsgespräch mit Eltern

Grundsätzlich ist es immer ratsam und auch notwendig von den Eltern zusätzliche Informationen über die familiäre Situation, das aktuelle Problemverhalten und die Entwicklung des Kindes sowie über den Umgang der Eltern mit den kindbezogenen und familiären Problemen zu erheben. Es gilt allerdings dabei sorgfältig abzuwägen, in welchem Setting das Explorationsgespräch mit den Eltern stattfinden soll, das heißt ob es in Anwesenheit oder in Abwesenheit der Kinder durchgeführt wird. Beide Vorgehensweisen haben Vor- und Nachteile. Im systemischen Setting stehen gemeinsame Gespräche im Mittelpunkt. Der Vorteil dieser Konstellation besteht zweifellos darin, dass die Äußerungen von jedem am Problemsystem Beteiligten gehört und gegebenenfalls von den Anwesenden ergänzt, korrigiert oder relativiert werden können. Die familiäre Beziehungsdynamik sowie Schuld- und Rollenzuweisungen sowie Konflikte werden auf diese Weise sichtbar und nachvollziehbar. Hinzu kommt, dass über gemeinsame Gespräche mit der Familie die Interaktionen zwischen den Familienmitgliedern und den Subsystemen identifiziert und die Beziehungsdynamik mit der Familie als systemisches Ganzes analysiert werden können (Cierpka, 2002). Der große Nachteil der gemeinsamen Explorationsgespräche besteht darin, dass eine gemeinsame Gesprächssituation jüngere Kinder kognitiv und emotional überfordern kann. Die komplexe Struktur des Familiensettings setzt kognitive Kompetenzen voraus, die Piaget als Stufe der formalen Denkoperationen beschrieben hat (Lenz, 2001). Zudem befinden sie sich in einem Setting, das bereits rein quantitativ betrachtet von Erwachsenen dominiert wird und in dem sie die hierarchisch schwächste Position innehaben: da sind einmal die Eltern, die als natürliche Autoritätspersonen Belohnungen gewähren und Sanktionen verhängen können und zum anderen die professionellen Helfer, die aufgrund ihrer beruflichen Stellung, ihrer fachlichen und personalen Kompetenzen ein hohes Maß an Autorität ausstrahlen. Wie die sozialpsychologische Beeinflussungsforschung gezeigt hat, greifen Menschen gerade in Anwesenheit vieler Beobachter eher auf gut eingeübte und vertraute als auf neu erworbene, noch weniger erprobte Handlungsmuster zurück (Forgas, 1999). Reaktions- und Verhaltensweisen, die Kinder in ihrem alltagsweltlichen Kontext eventuell schon einigermaßen beherrschen, werden sie in der ungewohnten Situation des Familiengesprächs zumindest in der Anfangsphase nicht zeigen. Sie werden daher in Anwesenheit der Eltern eher sozial erwünschte Antworten geben, zumal auch ein interaktionaler Schutzraum nur für die Dauer des Gesprächs funktioniert und die Kinder anschließend möglicherweise Sanktionen durch die Eltern befürchten müssen. Hinzu kommt, dass es sowohl für das Kind als auch für die Eltern peinlich und hemmend sein kann, wenn das erste Gespräch gemeinsam geführt wird. Damit die Familienmitglieder offen über ihre Erfahrungen, Gefühle und Erlebnisse sprechen können, empfiehlt es sich zumeist, Eltern und Kinder zunächst getrennt zu explorieren und gemeinsame Explorationsgespräche erst danach durchzuführen. Die Reihenfolge und Kombination der verschiedenen Gesprächssettings hängt vom Einzelfall und den gegebenen Rahmenbedingungen ab. Es ist damit zu rechnen, dass Scham- und Schuldgefühle, Schonung und Rücksichtnahme und daraus resultierenden Tabuisierung und Kommunikationsverbote in den Familien mit psychisch kranken Eltern bzw. Elternteilen zunächst häufig Widerstände gegen gemeinsame Explorationsgespräche auslösen. Die Erfahrungen zeigen, dass sich insbesondere die Kinder aufgrund der vielfältigen kognitiven und emotionalen Anforderungen, die mit dem familiären Setting verbunden sind, oftmals gegen familiäre Explorationsgespräche aussprechen (Lenz, 2001).

Eine bedeutsame Aufgabe besteht für den professionellen Helfer darin, bereits in der diagnostischen Phase die Rolle eines Katalysators zu übernehmen und Austauschprozesse zwischen den Kindern und den Eltern bzw. anderen erwachsenen Bezugspersonen, anzustoßen und zu fördern sowie Verbindungen herzustellen und dabei unter Umständen auch als Modell für die Eltern und andere relevante Bezugspersonen zu fungieren, wie sie die Wünsche und Anliegen ihrer Kinder konstruktiv anhören, respektieren und sich dialogisch mit ihnen auseinandersetzen könnten. Nicht nur bei gravierenden Konfliktlagen und Gefährdungen der Kinder gilt es darüber hinaus als Mediator und Moderator zu handeln und zu versuchen, für die einzelnen Sichtweisen zu sensibilisieren, die gegenseitige Toleranz zu stärken und für gemeinsame Entscheidungsprozesse zu werben. Nicht zuletzt ist es auch notwendig, prinzipiell eine anwaltliche Funktion zu übernehmen und den kindlichen Standpunkt zu stützen oder aktiv für das Wohl des Kindes einzutreten. Kinder sind Menschen in Entwicklung, die zwar in ihren Lebenswelten kompetent denken, fühlen und handeln können, allerdings auch des Schutzes und der Fürsorge bedürfen. Ihnen aufgrund der Gleichberechtigungsforderung Verantwortungen, Handlungs- und Gestaltungsfähigkeiten zuzumuten, die sie in diesem Maße noch gar nicht ausfüllen können, hieße seitens der Erwachsenen die Verantwortung für die Kinder aufzukündigen.

Exploration weiterer Bezugspersonen im Rahmen einer multiplen Diagnostik
Zum Verständnis und zur Beurteilung der familiären Situation und des kindlichen Problemverhaltens sowie zur Interventionsplanung kann es sinnvoll oder sogar notwendig sein, möglichst auch Informationen aus dem sozialen Umfeld einzubeziehen. Auf diese Weise wird es möglich, den sozialen Kontext und die wichtigen Lebenswelten systematischer zu erfassen bzw. zu berücksichtigen, in die die Kinder eingebettet sind. Zur Exploration wichtiger Bezugspersonen wie Verwandte, Freunde, Lehrer oder Erzieher können dieselben Verfahren und diagnostischen Leitfragen eingesetzt werden, die bei der Informationsgewinnung durch die Eltern Anwendung finden. In welcher Breite und welchem Umfang die Informationsgewinnung durch weitere Bezugspersonen erfolgt, muss in der konkreten Situation abgesprochen werden und bedarf des ausdrücklichen Einverständnisses der Betroffenen, und zwar im Sinne einer Informierten Zustimmung („informed consent"). Das Konzept der Informierten Zustimmung bietet einen strukturierten Rahmen für Aufklärung und Informationsvermittlung. Abgeleitet von dem zentralen Prinzip des Respekts vor der Autonomie der Patienten hat die Informierte Zustimmung in den letzten Jahren verstärkt in den Ethikdiskurs der Medizin und Psychotherapie Eingang gefunden. Im Rahmen der multiplen Diagnostik ist mit dem Begriff Informierte Zustimmung das explizite Einverständnis der Betroffenen zu einem erweiterten diagnostischen Vorgehen gemeint, nach dem alle wesentlichen Informationen über die Form, Ziele und Risiken des Vorgehens sowie über adäquate Alternativen mitgeteilt und verstanden worden sind (vgl. Lenz, 2001). Kindern wird oftmals die Kompetenz für eine aktive Mitwirkung am Hilfeprozess abgesprochen. Sie seien – so die implizite Annahme – kognitiv und emotional nicht ausreichend in der Lage, ein freiwilliges informiertes Einverständnis zu erteilen. Die Haltung, Kinder in diesem Rahmen eher als Mangelwesen zu betrachten, widerspricht im Grunde den Befunden der modernen Entwicklungspsychologie, in denen ein Bild vom Kind als handelndes Subjekt und aktiven Mitproduzent seiner Lebenswirklichkeit gezeichnet wird. Wie Piaget und später viele andere gezeigt haben, sind Kinder durchaus in der Lage, Informationen aufzunehmen und Entscheidungen zu treffen, sofern das Anliegen oder das Problem für sie verständlich ist und die einzelnen Schritte und Zusammenhänge für sie überschaubar bleiben. Die Sorgeberechtigten, in der Regel die Eltern, müssen darüber hinaus eine Schweigepflichtsentbindung vornehmen.

Die Notwendigkeit einer multiplen Diagnostik, die mehrere Beurteiler und damit mehrere Perspektiven einbezieht, lässt sich zudem aus zahlreichen Studien ableiten, die übereinstimmend zu dem Ergebnis kommen, dass die Korrelationen zwischen Eltern-, Lehrer- und Selbsturteilen über Verhaltensauffälligkeiten von Kindern und Jugendlichen eher im unteren bis mittleren Bereich liegen (Döpfner et al., 1994). Die Beurteilung des kindlichen Problemverhaltens oder die Art und das Ausmaß der Auffälligkeit differiert oftmals zwischen befragten Personengruppen wie Eltern, Kindern und Lehrern oder Erzieherinnen beträchtlich. So zeigte sich beispielsweise, dass Eltern eher über störende oder konfliktträchtige Verhaltensweisen wie Unruhe, Unaufmerksamkeit, Impulsivität und Trotzverhalten sprechen während Kinder und Jugendliche eher Ängste, depressive Gefühle und suizidale Gedanken angeben, die den Eltern möglicherweise gar nicht bekannt sind. Die einzelnen Beurteiler können aus unterschiedlichen Gründen auch zur Dramatisierung oder Beschönigung neigen. Eltern oder Lehrer gewichten eventuell das Problemverhalten des Kindes, um zu verdeutlichen, dass Hilfe dringend benötigt wird. Hingegen können Kinder und Jugendliche Angaben zu aggressivem Verhalten bewusst beschönigen. Es zeigte sich generell, dass aggressive Verhaltensweisen durch das Fremdurteil zuverlässiger erhoben werden können als durch das Selbsturteil. Ein Problemverhalten kann durch verschiedene Beurteiler auch völlig unterschiedlich bewertet werden. So kann ein Verhalten, das die Mutter als oppositionell und verweigernd beurteilt, vom betroffenen Kind als eine berechtigte und selbstbewusste Handlung betrachtet werden. Des Weiteren zeigte sich, dass depressive Eltern die kindliche Problematik oftmals gravierender empfinden als nicht depressive Eltern. Ältere Kinder und Jugendliche berichten generell in stärkerem Ausmaß von internalisierenden Verhaltensauffälligkeiten als ihre Bezugspersonen. Dies rührt vermutlich daher, dass es sich hierbei um verdeckte Prozesse handelt, die nur bedingt einer Beobachtung zugänglich sind und damit den Eltern nicht bekannt sind. Eltern und Bezugspersonen berichten hingegen eher über externalisierende und konfliktträchtige Verhaltensweisen wie Unruhe, Unaufmerksamkeit, Impulsivität oder oppositionelles Trotzverhalten.

Eine wichtige Konsequenz aus diesen Beobachtungen für die Praxis besteht also darin, dass bei der Beurteilung internalisierender Auffälligkeiten ein großes Gewicht auf das Selbsturteil und die Exploration von Kindern und Jugendlichen gelegt werden sollte, während bei externalisierenden Auffälligkeiten verstärkt die Einschätzungen der Eltern und anderer Bezugspersonen berücksichtigt werden sollten.

3.2 Standardisierte diagnostische Verfahren

Einzelne Dimensionen des individuellen Stresserlebens und der Stressbewältigung sowie familiärer und dyadischer Stress- und Bewältigungsprozesse können durch standardisierte Instrumente wie Ratingskalen und Fragebögen vertieft erfasst werden. Sie bieten eine wertvolle und unverzichtbare Ergänzung zum Explorationsgespräch. In der Stress- und Bewältigungsdiagnostik ist der Einsatz von reliablen und validen Verfahren besonders dann angezeigt, wenn Hinweise für Beanspruchungssymptome auf Seiten des Kindes sichtbar werden, also bereits spezifische psychische oder psychosoziale Störungen aufgetreten sind bzw. vermutet werden. Höher strukturierte diagnostische Verfahren ermöglichen eine differenzierte Erfassung und Einschätzung der Art und der Schwere der möglichen Verhaltensprobleme bzw. Beeinträchtigungen und liefern gegebenenfalls wertvolle Ansatzpunkte für die Einleitung bzw. Planung angemessener therapeutischer Hilfs- und Unterstützungsmaßnahmen für das Kind und die Familie (vgl. dazu auch Eschenbeck et al., 2007).

3.2.1 Verfahren zur diagnostischen Einschätzung des Bewältigungsverhaltens von Kindern

Bei dem Fragebogen zur „Erhebung von Stress und Stressbewältigung im Kindes- und Jugendalter (SSKJ 3-8)" von Lohaus et al. (2006) handelt es sich um ein multidimensionales Erhebungsinstruments, das von der 3. bis 8. Klasse einsetzbar ist. Es umfasst drei Skalen:

* Die Skala zur Vulnerabilität für potenzielle Stressoren, setzt sich aus 8 Items zusammen, zu denen Kinder mit Hilfe vierstufiger Antwortskalen das Ausmaß des Stresserlebens angeben sollen.
* Die Skala zu Art und Umfang der eingesetzten Bewältigungsstrategien besteht aus den 5 Unterskalen „Suche nach sozialer Unterstützung", „Problemorientierte Bewältigung", „Vermeidende Bewältigung", „Konstruktiv-palliative Bewältigung" und „Destruktiv-ärgerbezogene Bewältigung". Insgesamt liegen 24 Bewältigungssituationen vor, die zu beantworten sind.
* Die Skala zum Ausmaß der mit dem Erleben von Stress potenziell verbundenen physischen und psychischen Symptomatik, setzt sich aus 8 Stresssymptomen zusammen.

Studien zur Konstruktvalidität und der kriterienbezogenen Validität zeigen, dass das Verfahren geeignet ist, einen differenzierten Eindruck über das Stressgeschehen von Kindern zu vermitteln.

Der „Stressverarbeitungsfragebogen für Kinder und Jugendliche (SVF-KJ)" von Hampel et al. (2001) lässt eine differenzierte Erhebung des Stressbewältigungsverhaltens zu. Der SVK-KJ lehnt sich an den Stressverarbeitungsbogen (SVF) von Janke und Erdmann (1997) an und adaptiert ihn für den Altersbereich von 8 bis 13 Jahren. Das Instrument besteht aus 9 Subtests zur Erfassung der dispositionellen Stressverarbeitung, zu denen jeweils 4 Items vorgegeben werden. Es wird dabei zwischen im eigentlichen Sinne stressreduzierenden Strategien und Strategien, die zwar kurzfristig wirksam sein können, längerfristig aber stressvermehrend wirken, unterschieden. Die Items werden in Bezug auf eine fiktive soziale und schulische Belastungssituation erfragt. Folgende stressreduzierende Strategien werden erhoben: „Bagatellisierung", „Ablenkung/Erholung", „Situationskontrolle" und „Soziales Unterstützungsbedürfnis". Als stressvermehrende Strategien werden „Passive Vermeidung", „Gedankliche Weiterbeschäftigung", „Resignation" und „Aggression" einbezogen. Die 9 Subtests lassen sich zu den drei Sekundärtests „Emotionalregulierende Bewältigung", „Problemlösende Bewältigung" und „Negative Stressverarbeitung" verdichten. Die Stressverarbeitungstendenzen können sowohl situationsspezifisch als auch situationsunspezifisch bestimmt werden. Zur Überprüfung der Konstruktvalidität wurden Korrelationen mit anderen Messinstrumenten zur Erfassung der Stressbewältigung und globaler Persönlichkeitsdimensionen, wie

Neurotizismus, Reaktion auf Misserfolg und Extraversion, berechnet. Des Weiteren wurde auch die faktorielle Validität bestimmt.

Klein-Heßling und Lohaus (2002) haben ein „Erhebungsinstrument zur situationalen Adaptivität des Bewältigungsverhaltens von Kindern und Jugendlichen" entwickelt. Dazu wurde ein Set von 6 Alltagssituationen „Morgen vor der Klassenarbeit", „Interessengebiet", „Übermorgen Test", „Arztbesuch", „Bedrohliche Betrunkene" und „Längere Krankheit" konstruiert, in denen hinreichend eindeutig angemessene und unangemessene Bewältigungsstrategien zugeordnet werden. Die Unterscheidungsmerkmale der Situationen beziehen sich auf ihre Kontrollierbarkeit und die Verfügbarkeit von sozialer Unterstützung, so dass jeweils unterschiedliche Bewältigungsstrategien adaptiv sind (problemlösungsorientierte Strategien in kontrollierbaren Situationen, emotionsregulierende Strategien in unkontrollierbaren Situationen oder vermeidende Strategien in unkontrollierbaren Situationen, in denen soziale Unterstützung nicht verfügbar ist). Die Bewältigungsitems sind nach problemlösungsorientierten, sozial-unterstützungsorientierten, konstruktiv-emotionsregulierenden, destruktiv-emotionsregulierenden und problemausweichenden Strategien gruppiert. Für die 5 Bewältigungsstrategien wurden jeweils 3 konkrete Bewältigungsitems formuliert. Um die konzeptuellen Festlegungen abzusichern, schätzten 54 Erwachsene für jede der 6 Alltagssituationen die Angemessenheit und Unangemessenheit der Strategien ein. Das Erhebungsinstrumentarium bietet neben der Differenzierung nach angemessenen und unangemessenen Bewältigungsstrategien auch die Möglichkeit der Erhebung der Häufigkeiten, mit denen die 5 Bewältigungsstrategien über die Situationen hinweg ausgewählt wurden.

Verfahren zur Erfassung des Bewältigungsverhaltens von Kindern

- Fragebogen zur Erhebung von Stress und Stressbewältigung im Kindes- und Jugendalter (SSKJ 3-8). *Altersbereich:* Kinder und Jugendliche zwischen 8 und 14 Jahre.
- Stressverarbeitungsfragebogen für Kinder und Jugendliche (SVF-KJ). *Altersbereich:* Kinder zwischen 8 und 13 Jahren.
- Erhebungsinstrument zur situationalen Adaptivität des Bewältigungsverhaltens von Kindern und Jugendlichen. *Altersbereich:* Kinder und Jugendliche zwischen 11 und 17 Jahren.

Gemeinsam ist den Skalen, dass sich die Items auf alltägliche Belastungssituationen und nicht auf kritische Lebensereignisse, wie es beispielsweise die psychische Erkrankung eines Elternteils darstellt, beziehen. Hinzukommt, dass die Fragebögen frühestens ab dem 8. Lebensjahr des Kindes eingesetzt werden können und ein relativ gutes Sprachvermögen voraussetzen. Untersuchungen zeigen, dass die Items der meisten Instrumente erst von den älteren Kindern ab 10 bis 12 Jahre verstanden werden. Für das Verständnis der Instruktionen dürfte diese Grenze sogar noch höher liegen (Cierpka, 2002). Gleichwohl ermöglichen die Fragebogeninventare einen differenzierteren Blick auf das Bewältigungsverhalten von Kindern und auf ihre grundlegenden Strategien in Belastungssituationen, der allerdings durch leitfadenorientierte explorative Interviews untermauert und erweitert werden muss.

3.2.2 Diagnostische Verfahren zur Erfassung der Stresssymptomatik

Wenn Stresserleben kontinuierlich und regelmäßig auftritt, können die Stresswirkungen einen chronischen Charakter erhalten. Es kann zu Beanspruchungssymptomen kommen, die in bestimmten Situationen oder sogar situationsübergreifend auftreten. Die Symptome können sich auf unterschiedlichen Ebenen manifestieren: auf der somatisch-vegetativen Ebene (z. B. durch Kopf- und Bauchschmerzen, Ein- und Durchschlafstörungen), auf der kognitiven Ebene (z. B. durch Beeinträchtigung des kognitiven Leistungsvermögens, Konzentrationsschwierigkeiten), auf der emotionalen Ebene (z. B. durch Ängste, Depression, Lust- und Antriebslosigkeit) und auf der verhaltensbezogenen Ebene (z. B. durch Aggressivität und Veränderung des Sozialverhalten, motorische Unruhe). Zur differenzierten Erfassung und Bewertung der Problematik werden in der Regel Symptomlisten eingesetzt.

Ein breit angelegtes Erhebungsinstrument für das Ausmaß der Symptombelastung von Kindern und Jugendlichen ist die deutsche Bearbeitung der „Child Behavior Checklist" in der Fassung für Kinder und Jugendliche im Alter von 4 bis 18 Jahren (CBCL/4-18) (Arbeitsgruppe Deutsche Child Behavior Checklist, 1998). Der Fragebogen erfasst das Urteil von Eltern über Kompetenzen, Verhaltensauffälligkeiten und emotionale Auffälligkeiten ihrer Kinder. Die Kompetenz-Skala im ersten Teil der CBCL/4-18 ist in die drei Unterskalen „Aktivität", „Soziale Kompetenz" und „Schule" gegliedert. Ein Gesamtergebnis für Kompetenzen wird als Summe der Ergebnisse in den drei Unterskalen berechnet. Der zweite Teils des Fragebogens besteht aus 8 Syndromskalen, die sich in die drei Gruppen „Internalisierende Auffälligkeiten", „Externalisierende Auffälligkeiten" und „Gemischte Auffälligkeiten" zusammenfassen lassen. Die Gruppe der „Internalisierenden Auffälligkeiten" besteht aus den drei Skalen „Sozialer Rückzug", „Körperliche Beschwerden" und „Angst/Depressivität". Die Gruppe der „Externalisierenden Auffälligkeiten" umfasst die Skalen „Dissoziales Verhalten" und „Aggressives Verhalten". Zur Gruppe der „Gemischten Auffälligkeiten" gehören die Skalen „Soziale Probleme", „Schizoid/Zwanghaft" und „Aufmerksamkeitsprobleme". Aus allen Problemskalen wird ein Gesamtauffälligkeitswert errechnet.

Für die Beurteilung von Kindern im Alter von zwei bis drei Jahren kann der „Elternfragebogen über Verhalten von Kleinkindern (CBCL/2-3)" eingesetzt werden, der ähnliche Skalen wie der Fragebogen für die älteren Kinder enthält. Die Aussagen beziehen sich jedoch auf die in dieser Altersgruppe typischen Verhaltensweisen. Der „Lehrerfragebogen über das Verhalten von Kindern und Jugendlichen (TRF)" enthält keine Kompetenzskalen, aber 8 Problemskalen wie im CBCL/4-18. Der „Fragebogen für Jugendliche" im Alter von 11–18 Jahren (YSR), ein weiterer aus der Child Behavior Checklist abgeleiteter Fragebogen, erfasst im ersten Teil psychosoziale Kompetenzen von Kindern und Jugendlichen wie z. B. Anzahl von Freiaktivitäten und Anzahl von Freunden und im zweiten Teil die Problemskalen wie im CBCL/4-18.

Die „Marburger Verhaltensliste (MVL)" von Ehlers et al. (1978) ist ein weiteres Verfahren zur qualitativen und quantitativen Abschätzung von kindlichem Problemverhalten im Alter zwischen 6 und 12 Jahren. Der Elternfragebogen besteht aus 80 Items, die sich auf die 5 Subskalen „Emotionale Labilität", „Kontaktangst", „Unrealistisches Selbstkonzept", „Unangepasstes Sozialverhalten" und „Instabiles Leistungsverhalten" verteilen.

Der MVL ist auch zur Kontrolle des Therapieverlaufs geeignet, dazu werden aktuelle Erfahrungen abgefragt. Als Nebeneffekt wird damit eine Beobachtungsschulung der Eltern erreicht. Es liegen Normen für Mädchen und Jungen vor. Die Angaben zur Validität beziehen sich unter anderem auf den Vergleich problembelasteter und nicht-problembelasteter Kinder sowie auf Korrelationen zum Lehrerurteil und dem Ausmaß der Erziehungsschwierigkeiten.

Der „Gießener Beschwerdebogen für Kinder und Jugendliche" im Alter zwischen 9 und 15 Jahren (GBB-KJ) von Brähler (1991) ist ein Fragebogen zur Erfassung subjektiver körperlicher Beschwerden, der in einer Selbst- und Fremdbeurteilungsform vorliegt. Er ist aus den Problemfeldern der Kinder- und Jugendlichenpsychosomatik entstanden und enthält 59 Items aus den Bereichen „Allgemeinbefinden", „Vegetativum", „Schmerzen", „Emotionalität" und „Kinderbeschwerden".

Das „Diagnostische Interview bei psychischen Störungen im Kindes- und Jugendalter (Kinder-DIPS)" (Unnewehr et al., 1995) liegt in einer Version für Kinder (ab dem 6. Lebensjahr) und für Eltern vor. Das Verfahren gliedert sich in ein Screening zur Erfassung der im Vordergrund stehenden Probleme und belastenden Lebensereignisse in den vergangenen 6 Monaten und in einen speziellen Teil zur Erfassung spezifischer psychischer Störungen auf der Basis von ICD-10 und DSM-IV. Mit Hilfe des Interviews können unter anderem externalisierende Störungen (aggressive und hyperkinetische Störungen), Störungen der Ausscheidung, affektive Störungen, Angststörungen und Essstörungen erfasst werden.

Verfahren zur Erfassung der Stresssymptomatik

- Elternfragebogen über das Verhalten von Kleinkindern (CBCL/2-3). *Altersbereich:* Kinder zwischen 2 und 3 Jahren.
- Elternfragebogen über das Verhalten von Kindern und Jugendlichen (CBCL/4-18) *Altersbereich:* Kinder und Jugendliche zwischen 4 und 18 Jahren.
- Lehrerfragebogen über das Verhalten von Kindern und Jugendlichen (TRF): *Altersbereich:* Kinder und Jugendliche zwischen 6 und 18 Jahren.
- Fragebogen für Jugendliche (YSR). *Altersbereich:* 11 und 18 Jahre.
- Marburger Verhaltensliste (MVL). *Altersbereich:* Kinder zwischen 6 und 12 Jahren.
- Gießener Beschwerdebogen für Kinder und Jugendliche (GBB-KJ). *Altersbereich:* Kinder und Jugendliche zwischen 9 und 15 Jahre.
- Diagnostisches Interview bei psychischen Störungen im Kindes- und Jugendalter (Kinder-DIPS). *Altersbereich:* Kinder und Jugendliche zwischen 6 und 18 Jahren.

3.2.3 Diagnostische Verfahren zur Erfassung familiärer Stress- und Bewältigungsprozesse

Eine umfassende familienorientierte Stress- und Bewältigungsdiagnostik sollte im Sinne einer multimodalen Diagnostik mehrere Datenquellen und Datenebenen berücksichtigen. Dies bedeutet, dass Zugänge möglichst über Fragebögen, Interviews und Beobachtungsmethoden jeweils in Selbst- und Fremdbeurteilungsform hergestellt werden sollten.

Die Mehrzahl der vorliegenden Stress- und Bewältigungsfragebögen bilden den prozessualen Charakter von Belastung, Stress und Bewältigung nicht ab. Es werden weder
Muster systemischer Bewältigungsbemühungen noch die Sequenz von Auslösungs- und
Antwortreaktionen in den Stress- und Copingprozessen ausreichend erfasst. Bodenmann (2000) hat hingegen ein Verfahren entwickelt, in dem der Umgang von Paaren mit
Belastungssituationen im Mittelpunkt steht. Der „Fragebogen zur Erfassung des dyadischen Coping (FDCT-N)" umfasst 55 Item, die sich auf die Subskalen „Emotionale und
problembezogene Stresskommunikation", „Supportives dyadisches Coping", „Delegiertes dyadisches Coping", „Hostiles und ambivalentes Coping" und „Gemeinsames dyadisches Coping" beziehen. Die Items werden auf einer 6-stufigen Skala beantwortet. Die
diskriminative, konkurrente und prognostische Validität des Instrumentes konnte in mehreren Studien nachgewiesen werden (Bodenmann, 2000).

Häufig beinhalten Fragebögen zur Partnerschaftszufriedenheit oder zum generellen Funktionsniveau von Familien Subskalen, die copingrelevante Aspekte wie Konfliktneigung
und Umgang mit Konflikten erfassen. Die „Fragebogen zur Partnerschaftsdiagnostik
(FPD)" (Hahlweg, 1996) setzen sich aus drei Instrumenten zusammen: den „Partnerschaftsfragebogen (PFB)" ein standardisiertes Instrument zur Bestimmung der partnerschaftlichen Qualität, die „Problemliste (PL)" zur Erfassung der wesentlichen Kon-
fliktbereiche in der Partnerschaft und den „Fragebogen zur Lebensgeschichte und
Partnerschaft (PFB)" zur Anamneseerhebung. Sowohl der „Partnerschaftsfragebogen
(PFB)" als auch die „Problemliste (PL)" enthalten Skalen wie beispielsweise „Streit-
verhalten" und „Gemeinsamkeit/Kommunikation", die sich zur Abbildung relevanter
Stress- und Bewältigungsaspekte in der Partnerschaft eignen.

Den Blick auf das familiäre System ermöglicht die „Family Adaptability and Cohesion
Evaluation Scales (FACES)" von Olson et al. (1985). Die FACES ist der am weitesten
verbreitete Fragebogen im Bereich der Familiendiagnostik und basiert auf dem von Olson
entwickelten Circumplexmodell, das auf den Dimensionen „Kohäsion" und „Adaptabilität" beruht. In den FACES werden die beiden Dimensionen in 6 bzw. 4 Subskalen ope-
rationalisiert. Mit der Skala Adaptabilität mit den Subskalen „Kontrolle und Familien-
führung", „Disziplin", „Rollenaufteilung" und „Regeln" wird eine wichtige Komponente
im Umgang mit Stress thematisiert, auch wenn die Konzeption nicht unter explizit stress-
und copingtheoretischen Aspekten geschieht. Der Fragebogen ist insgesamt recht einfach
anzuwenden und kann daher bei Kindern ab dem 12. Lebensjahr eingesetzt werden. Die
deutsche Übersetzung wurde bislang in mehreren Forschungsprojekten angewandt und ist
bislang noch nicht formell publiziert (Cierpka, 2002).

Aufgrund des systemisch-prozessualen Charakters der Belastungs- und Bewältigungsprozesse spielen niedrig strukturierte, leitfadengestützte Interviewverfahren und systematische Beobachtungsmethoden bei der Analyse des Stresserlebens und der Stressbewältigung von Paaren und Familien eine wichtige Rolle. Mit dem „Stress-Coping-Interview
(SCI)" (Bodenmann, 2000) werden Paare in einem halbstrukturierten Interview direkt
nach den häufigsten Belastungen, denen sie ausgesetzt sind und nach ihrem Umgang
mit Stress, gefragt. Dabei wird sowohl der Umgang mit alltäglichen Belastungen und
Widrigkeiten als auch derjenige mit kritischen Lebensereignissen erfasst. Die Paare
werden aufgefordert, an einer konkreten Stressepisode ihr Bewältigungsverhalten zu

illustrieren und anschließend die Generalisierbarkeit des dort gezeigten Verhaltens zu beurteilen. Neben individuellem Coping wird dyadisches Coping und soziale Unterstützung erfragt. Es wird davon ausgegangen, dass in einer Stresssituation häufig zunächst individuelle Bewältigungsstrategien eingesetzt und erst beim Andauern der Belastung und ineffektiver Bewältigung dyadische und soziale Copingstrategien gewählt werden bzw. zu den individuellen Strategien hinzukommen. Da das Interview mit dem Paar zusammen durchgeführt wird, erfolgt während des Interviews der Einbezug beider Partner. Wenn z. B. der eine Partner erzählt, wie er üblicherweise Stress dem anderen signalisiert, wird dieser unmittelbar in dieser Situation gefragt, ob er die Stresssignale auch entsprechend wahrnimmt. Das Interview dauert rund 45 Minuten und wird vollständig videografiert. Die Auswertungen erfolgen über Ratings und Inhaltsanalysen der Videobänder.

Bodenmann und Perrez (1995) haben ein Kodiersystem zur systematischen Fremdbeobachtung des dyadischen Coping (SEDC) vorgestellt, das Stresskommunikation und dyadisches Coping umfasst. Bei der Stresskommunikation werden die Kategorien „Problembezogene explizite Stresskommunikation", „Problembezogene implizite Stresskommunikation", „Emotionsbezogene verbal explizite Stresskommunikation" „Emotionsbezogene implizite Stresskommunikation" und „Nonverbale emotionale Stresskommunikation" unterschieden. Das dyadische Coping umfasst die Kategorien „Problembezogenes supportives dyadisches Coping", „Verbales emotionsbezogenes supportives dyadisches Coping", „Nonverbales emotionsbezogenes supportives dyadisches Coping", „Problembezogenes delegiertes dyadisches Coping", „Emotions- und problembezogenes gemeinsames dyadisches Coping", „Hostiles dyadisches Coping" und „Ambivalentes dyadisches Coping" (siehe dazu ausführlich Kapitel 2.4).

Mit dem „Familien-Self-Monitoring-System (FASEM)" liegt eine Methode zur computergestützten Selbstbeobachtung von Stresserleben und Stressverarbeitung in Familien vor (Perrez et al., 1998). Alle Familienmitglieder ab 13 Jahren werden zunächst durch Training in die Selbstbeobachtung und in Handhabung eines Palmtop-Computers bzw. eines Selbstbeobachtungsbooklets eingewiesen. Sie werden mit jeder einzelnen Beobachtungsaufgabe vertraut gemacht. Während der gesamten Beobachtungsperiode von 7 Tagen erhalten die Familienmitglieder eine angemessene Betreuung mit der Möglichkeit der telefonischen Unterstützung bei technischen oder methodischen Problemen. Als Stichprobentechnik wird mit einer Kombination von Zeit- und Ereignisstichprobe gearbeitet. Konkret bedeutet dies, dass alle Familienmitglieder zu bestimmten Zeitpunkten während des Tages und während des Frühstücks sowie des Mittag- und Abendessens die Selbstbeobachtung vornehmen müssen.

Einschränkend ist allerdings hervorzuheben, dass die systematischen Beobachtungsmethoden sehr aufwändig sind und bisher allein zu Forschungszwecken eingesetzt wurden. Insgesamt kommt Bodenmann (1997) nach einem umfassenden Überblick über die Instrumente zur familiären und dyadischen Stress- und Copingdiagnostik zu dem Ergebnis, dass die aktuell zur Verfügung stehenden Verfahren eher strukturelle Aussagen erlauben und die prozessualen-systemischen Aspekte des Stresserlebens und der Bewältigung weitgehend vernachlässigen. Angesichts der Komplexität ist dies insbesondere im familiären Kontext der Fall. Auf der Paarebene haben hingegen die Bemühungen zur Entwicklung einiger praktikabler diagnostischer Instrumente geführt. Gleichwohl bieten die vorliegenden Verfahren wertvolle Anregungen für die Praxis. So können verschiedene Items und Beobachtungskategorien aus den einzelnen Verfahren herausgegriffen und im Einzelfall gut in das diagnostische Vorgehen mit dem Ziel eingebaut werden, die Exploration auf diese Weise sinnvoll zu ergänzen bzw. zu erweitern.

Verfahren zur familiären Stress- und Bewältigungsdiagnostik

- Fragebogen zur Erfassung des dyadischen Coping (FDCT-N).
- Fragebogen zur Partnerschaftsdiagnostik (FPD).
- Family Adaptability and Cohesion Evaluation Scales (FACES). *Altersbereich: Kinder ab 12 Jahren).*
- Stress-Coping-Interview (SCI).
- Kodiersystem zur systematischen Fremdbeobachtung des dyadischen Coping (SEDC).
- Familien-Self-Monitoring-System (FASEM). *Altersbereich:* Kinder ab 13 Jahren.

3.3 Ressourcenorientierte Diagnostik

Die traditionelle Psychodiagnostik ist problem- bzw. störungsspezifisch. Im Mittelpunkt stehen die Bestimmung und Beschreibung des problematischen bzw. gestörten Verhaltens, die Analyse der Belastungen und Problemsituationen sowie die prognostische Einschätzung des weiteren Problem- bzw. Störungsverlaufs. Eine Beschränkung auf diese Perspektive im diagnostischen Prozess wird einer Person nicht gerecht, weil ihre gesunden Anteile, ihre Fähigkeiten und Stärken leicht aus dem Blickfeld geraten. Die Probleme bzw. Störungen bestimmen nur einen Teil des Verhaltens. Die Menschen verfügen daneben über positive Potenziale und Fähigkeiten, die sie in einen Bewältigungs- und Veränderungsprozess einbringen können. Die Stressbewältigung und Problembearbeitung hängt wesentlich davon ab, welche Ressourcen einer Person zur Verfügung stehen und mobilisiert werden können, um konstruktive Aktivitäten und Handlungen in Gang setzen zu können (vgl. Kapitel 2.3). Neben der Problemdiagnostik kommt daher in der Stress-Bewältigungsdiagnostik der ressourcenorientierten Diagnostik eine große Bedeutung zu.

Die Ressourcendiagnostik zielt auf eine systematische Identifizierung und Analyse von Ressourcen ab und eröffnet damit einen Einblick in einen bedeutsamen Ausschnitt der Lebenswelt des Kindes und der Familie, der durch eine vorwiegend problem- bzw. störungsspezifische Diagnostik weitgehend verborgen bleiben würde (Klemenz, 2003). Die Entdeckung der Stärken und Fähigkeiten verändert zum einen die Wahrnehmung und Bewertung der Probleme und Defizite und erschließt zum anderen Ansatzpunkte für gezielte Ressourcenaktivierung. Daneben zielt eine ressourcendiagnostische Praxis auf eine Erhöhung des Selbstwertgefühls und auf eine Förderung der Beziehung ab. So erwarten häufig die von ihren Eltern als Problemkind vorgestellten, demoralisierten und belasteten Kinder in der diagnostischen Situation ein Gespräch über ihre Schwierigkeiten, Unzulänglichkeiten, Defizite und Schwächen. Der eingeleitete Ressourcendialog

entlastet sowohl die Kinder als auch die Eltern, die in Schuldgefühlen und Selbstvor-
würfen gefangen sind und ermöglicht ein zumindest vorübergehendes Ablegen des In-
suffizienzempfindens. Kinder und Eltern werden ermutigt, ihre Kompetenzen und Fähigkeiten darzustellen und als Experten der eigenen Möglichkeiten und Potenziale
aufzutreten. Dadurch verändert sich die Atmosphäre im Gespräch. Sie wird zunehmend
entspannter und wirkt sich auch positiv auf die Problemdiagnostik und Problembearbeitung aus. Die Erfahrungen zeigen, dass sich Kinder und Eltern durch eine ressourcenorientierte Exploration in ihrem persönlichen und sozialen Kontext wahrgenommen
und gewürdigt fühlen. Eine Auseinandersetzung mit den Problemen und der familiären
Belastungssituation wird auf diese Weise erleichtert.

Die Grundlagen der ressourcenorientierten Diagnostik beruhen im Wesentlichen auf den
Ergebnisse der therapeutischen Wirkungsforschung (Grawe et al. 1994; Grawe 1998) und
den Prinzipien des systemisch-lösungsorientierten Ansatz der Gruppe um De Shazer (vgl.
De Jong & Berg, 2001; Steiner & Berg, 2006). Ressourcenorientierte Diagnostik ist keine
neue Methode, sondern ist in erster Linie eine Grundhaltung professionellen Helfens,
die geprägt ist durch eine Sensibilität für Möglichkeiten und Stärken der Betroffenen.
Dies setzt vor allem voraus, dass der professionelle Helfer nicht nur vertraut ist mit Störungen und Abweichungen, sondern auch mit dem „Normalen", so wie es sich in den
alltäglichen Lebenswelten der Kinder und ihrer Familien darstellt. Darüber hinaus erfordert Ressourcendiagnostik eine Orientierung an einigen grundlegenden Aspekten (Grawe,
1998):
• Die Einschätzung von Ressourcen ist abhängig von personalen Voraussetzungen wie
  Ziele und Wertesystem der Person. Es ist deshalb sinnvoll eine Anknüpfung an dem
  vorzunehmen, was die Person schätzt und erreichen möchte. Akzentuiert wird dieses
  Charakteristikum von Ressourcen durch die Unterscheidung zwischen subjektiven
  und objektiven Ressourcen. Als objektive Ressourcen werden Merkmale der Situation oder Person bezeichnet, die von außenstehenden Beurteilern als positiv bewertet werden, während bei subjektiven Ressourcen die Perspektive der jeweils betroffenen Person im Vordergrund steht (vgl. auch Petzold, 1997). Es deutet vieles darauf
  hin, dass die subjektiv wahrgenommenen Ressourcen in einem engeren Zusammenhang zur Gesundheit der Person stehen als die objektiv bereitgestellte Unterstützung.
  Die Überlegenheit der subjektiv wahrgenommenen Ressourcen hängt vermutlich davon
  ab, dass sich Personen dieser Werkzeuge bewusst sind und sie nutzen können. Sie
  konstituieren den Handlungs- und Möglichkeitsraum des Individuums. „Nur solche
  Handlungsmöglichkeiten sind von realer Wirksamkeit (bzw. gehen in den Auswahl-
  prozess mit ein), über die sich eine handelnde Person im Klaren ist" (Foppa, 1988,
  S. 252).
• Auch die Stimmung der Beteiligten spielt eine wichtige Rolle. In einer negativen Stimmung, die etwa von akutem Problemdruck, Insuffizienzgefühlen und Demoralisierung herrührt, ist es Personen meist schwerer möglich, eigene Stärken und Möglichkeiten wahrzunehmen. Insbesondere zu Beginn einer professionellen Hilfeleistung
  werden die Menschen in aller Regel ihre Ressourcen nicht wahrnehmen können. Vielmehr werden sie die Pathologie- bzw. Problemorientierung ihrer Umwelt teilen und
  daher nicht ohne weiteres einen Zugang zu ihren Ressourcen finden oder ihre Potenziale benennen können. Aufgabe des professionellen Helfers in der ressourcenorien-

tierten Diagnostik ist es daher, zunächst die Wahrnehmung auf Ressourcen hin zu orientieren sowie für schlummernde Bereitschaften und Möglichkeiten zu sensibilisieren.

- Ressourcen stellen keine „Dinge" oder Entitäten dar. Was Stärke oder Potenzial sein kann, entscheidet sich im jeweils spezifischen Kontext; damit wird der Blick auf die konkrete Situation und die Aufgabenkonstellation gelenkt. Ressourcendiagnostik erfordert eine kontinuierliche und konsequente Suche nach dem Sinn und der Funktion der Ressourcen im spezifischen Kontext der Person. Eine Sache ist nicht an sich eine Ressource, sondern wird erst dann zu einer, wenn sie von der betroffenen Person für ihre individuellen Zwecke genutzt wird. Nur was zur Befriedigung der Grundbedürfnisse der Person und somit zur Lebensverbesserung und Problembewältigung dient, kann daher zu einer Ressource werden.

- Zur Diagnose von Ressourcen ist auch die Analyse von Bewältigungsmustern sinnvoll, die der Mensch im Umgang mit den Belastungen und Lebensereignissen einsetzt bzw. eingesetzt hat. Die Analyse sollte sich dabei auch auf Aufgaben und Situationen erstrecken, die nicht in direktem Zusammenhang mit der aktuellen Problematik stehen. Speziell im systemisch-lösungsorientierten Modell wird in diesem Zusammenhang auf die besondere Bedeutung von „Ausnahmen" oder Schwankungen der aktuellen Problembelastungen hingewiesen. Diese Ausnahmen oder Schwankungen werden nicht als Zufall oder Glücksfall verstanden, sondern als von der Person verursachte Muster und damit als von der Person kontrollierbare oder beeinflussbare Anteile begriffen, die für die weitere therapeutisch-beraterische Arbeit systemisch zu nutzen sind.

Eine ressourcenorientierte Diagnostik schließt auch den Einsatz standardisierter psychologischer Instrumente oder projektiver und familienorientierter Verfahren wie Familie in Tieren, Genogramm und Skulpturarbeit nicht aus (Burr, 1999). Die Ergebnisse und Befunde werden dabei in Rückkopplungsschleifen unmittelbar an die Familie zurückgegeben. Im Unterschied zur Anwendung in der traditionellen Psychodiagnostik zielt ein ressourcenorientiertes Vorgehen nicht in erster Linie auf die Aufdeckung von Defiziten und verborgenen Konflikten ab, sondern spürt Ressourcen nach, die sich in den Ergebnissen oder im Dargestellten ausdrücken. Ressourcenorientierte Diagnostik versteht sich dabei als ein prozesshaftes und kontextgebundenes Geschehen, in dem Befunde und Testergebnisse gemeinsam vor dem Hintergrund der familiären Wirklichkeit reflektiert werden und gemeinsam mit den Betroffenen über Konsequenzen nachgedacht wird. Ressourcenorientierte Diagnostik stellt damit ein Handlungsmodell dar, in dem die Psychodiagnostik im Sinne der Bestimmung von Art und Schwergrad eines Problems zwar einen wichtigen Stellenwert einnimmt, sie allerdings im Kontext eines umfassenden, die übliche Trennung von Diagnose und Therapie aufhebenden Vorgehens integriert wird (vgl. Kapitel 3.3.2).

3.3.1 Die Durchführung der Ressourcenanalyse

Da bei den Eltern die Sorge um ihr Kind im Vordergrund steht und sie sich professionelle Unterstützung und Problemklärung erwarten, ist es häufig notwendig, im Erstkontakt zunächst die Ressourcenerhebung zurückzustellen und auf die Problemanalyse einzugehen. Die Eltern fühlen sich ernst genommen und können sich vom Problemdruck emotional entlasten, wenn ihnen im Erstkontakt Raum gegeben wird, zunächst von ihren Schwierigkeiten, Ängsten und Nöten zu erzählen. Die Ressourcenexploration erfolgt dann, wenn die Eltern ihr Anliegen hinreichend einbringen konnten. Insbesondere in Krisen und akuten Belastungssituationen ist eine rasche Erfassung der Problemkonstellation erforderlich und es ist daher unbedingt notwendig, unmittelbar im Erstkontakt mit einer umfassenden Problemanalyse zu beginnen. In der diagnostischen Praxis kann Ressourcen- und Problemexploration grundsätzlich unterschiedlich kombiniert werden, wobei immer deutlich gemacht werden muss, dass beide Zugänge die gleiche Bedeutung und den gleichen Rang besitzen. Erst vor diesem Hintergrund gelingt es, den Eltern zu vermitteln, dass die Ressourcendiagnostik eine grundlegende Voraussetzung für wirksame Problemlösungen darstellt. Die Erfahrungen zeigen, dass diese Informationen von den Eltern meist mit Verständnis und Erleichterung aufgenommen werden und ihnen helfen, die positiven Möglichkeiten der Kinder besser wahrzunehmen und zu einer konstruktiven Problembewertung zu kommen.

Für eine gezielte Ressourcenanalyse und eine systematische zusammenfassende Darstellung der identifizierten Ressourcen sind verschiedene Ressourcentaxonomien vorgeschlagenen worden (vgl. beispielsweise die Ressourcenkarte von Petzold, 1997). Für die Durchführung der Ressourcenanalyse und Merkmalsklassifizierung im Rahmen der Stress- und Bewältigungsdiagnostik hat sich die Einteilung des Ressourcenpotenzials in personale und soziale Ressourcen als brauchbar erwiesen.

3.3.1.1 Analyse der personalen Ressourcen

Unter personalen Ressourcen werden mehr oder weniger habitualisierte, d. h. situationskonstante, aber zugleich flexibel gesundheitserhaltende und wiederherstellende Handlungsmuster sowie kognitive Überzeugungssysteme der Person verstanden. Im Einzelnen werden als personale Ressourcen häufig genannt: Selbstwertgefühl, Optimismus bzw. Bewältigungsoptimismus, das Gefühl, Kontrolle über die Umwelt ausüben zu können, Selbstwirksamkeit, Kohärenzgefühl, Resilienz sowie nach innen als auch nach außen gerichtete instrumentelle Bewältigungsstile wie beispielsweise positive Umdeutungen, die Suche nach sozialer Unterstützung und problemorientiertes Verhalten, vermeidende Bewältigung oder aktive Problemlösung. Zu den personalen Ressourcen gehören darüber hinaus alle Fähigkeiten, Fertigkeiten, Interessen und Begabungen, die dazu beitragen, den Möglichkeit- und Handlungsraum einer Person zu erweitern (vgl. beispielsweise Grawe & Grawe-Gerber, 1999; Lenz, 2003, 2005). Personalen Ressourcen wird die zentrale Rolle bei der Bewältigung von Anforderungen und Belastungen zugeschrieben (siehe auch Kapitel 2.3).

Für den Einstieg in die ressourcenorientierte Diagnostik schlägt Klemenz (2003) die Exploration der Interessen des Kindes vor, da sich über Fragen nach Interessen relativ leicht eine Erzählsituation über die alltägliche Lebenswelt, über Aktivitäten und Freizeitverhalten herstellen lässt. Das Gespräch mit dem Kind und den Eltern über die kindlichen Interessen ebnet den Weg zur Identifizierung weiterer personaler Ressourcen wie kognitive Stärken, Kreativität, sportlich-motorische und technische Fertigkeiten, sozial-emotionale Kompetenzen und Bewältigungsressourcen wie Optimismus, Selbstwirksamkeitserwartungen und internale Kontrollüberzeugungen.

Fragen zur Ressourcenexploration an das Kind

- Was kannst du besonders gut? Welche Stärken und Fähigkeiten hast du?
- Welche Interessen und Hobbies hast du?
- Was mögen wohl deine Eltern, Großeltern, Geschwister, Freunde und Lehrer an dir?
- Welche Menschen sind dir am liebsten?
- Was schätzt du besonders an deinem Zuhause und an dem Wohnumfeld?
- An wen kannst du dich wenden, wenn du Fragen, Sorgen oder Nöte hast?
- Wer weiß alles von den Problemen? An wen kannst du dich bei den Problemen wenden? Mit wem kannst du reden?

Fragen zur Ressourcenexploration an die Eltern

- Was kann Ihr Kind besonders gut? Welche Stärken und Fähigkeiten hat es?
- Welche Interessen und Hobbies hat Ihr Kind?
- Was mögen Sie an Ihrem Kind?
- Was mögen wohl andere Personen (z. B. Großeltern, Geschwister, Freunde, Lehrer) an ihrem Kind?
- Mit wem trifft sich Ihr Kind gerne?
- An wen wendet es sich, wenn es Fragen, Sorgen oder Nöte hat?
- Wer weiß alles von den Problemen? An wen können Sie sich wenden? Mit wem können Sie reden?
- Was schätzt Ihr Kind an dem Zuhause und der Wohnumgebung besonders?

In Familiengesprächen werden die Selbsteinschätzung des Kindes und Fremdbeurteilungen der Eltern miteinander verglichen und in einem weiteren Schritt gemeinsam analysiert und bewertet.

Als Leitlinien und Orientierung für die gemeinsame Auswertung können in Anlehnung an Petzold (1997) folgende Kategorien herangezogen werden:

- wahrgenommene/nicht wahrgenommene Ressourcen
- nutzbare/nicht nutzbare Ressourcen
- nutzbare/aber nicht als nutzbar bewertete Ressourcen
- verfügbare/aber nicht genutzte Ressourcen
- genutzte/aber nicht optimal genutzte Ressourcen

Zur Erschließung personaler Ressourcen empfiehlt Klemenz (2003) neben der Exploration des Kindes sowie der Eltern und eventuell anderer Bezugspersonen zusätzlich den Einsatz psychologischer Testverfahren, die unter Einnahme einer Ressourcenperspektive betrachtet und bewertet werden. Für die Stress- und Bewältigungsdiagnostik eignen sich in erster Linie folgende Verfahren:

Persönlichkeitsfragebogen für Kinder (PFK 9-14) von Seitz und Rausche (1992). Der PFK 9-14 zielt auf eine möglichst breite und differenzierte Erfassung der Persönlichkeit ab und stellt das umfassendste derartige Instrument im deutschsprachigen Raum für Kinder im Alter zwischen 9 und 14 Jahren dar. Mit dem Fragebogen werden über 15 Dimensionen drei zentrale Persönlichkeitsbereiche erfasst:

- *Verhaltensstile*: emotionale Erregbarkeit, fehlende Willenskontrolle, extravertierte Aktivität, Zurückhaltung und Scheu im Sozialkontakt.
- *Motive*: Bedürfnis nach Ich-Durchsetzung, Bedürfnis nach Alleinsein und Selbstgenügsamkeit, schulischer Ehrgeiz, Bereitschaft zu sozialem Engagement, Neigung zu Gehorsamkeit und Abhängigkeit gegenüber Erwachsenen.
- *Selbstbild*: Selbsterleben von allgemeiner (existenzieller) Angst, Selbstüberzeugung hinsichtlich eigener Meinungen, Entscheidungen und Planungen, Selbsterleben von Impulsivität, egozentrische Selbstgefälligkeit, Selbsterleben von Unterlegenheit gegenüber anderen.

Auf der Grundlage dieser 15 Primär-Dimensionen lassen sich vier übergeordnete Sekundärfaktoren bestimmen: „Derb-draufgängerische Ich-Durchsetzung", „Emotionalität (Angst)", „Selbstgenügsame soziale Isolierung" und „Aktives Engagement".

Eine ausschließlich störungsspezifische Auswertung des PKF 9-14 vermittelt beispielsweise einen Eindruck über das Ausmaß des Ich-Dominanzstrebens, egozentrischer Selbstgefälligkeit und sozialer Integrationsprobleme eines Kindes. Unter der Einnahme einer Ressourcenperspektive ermöglichen die gleichen Ergebnisse die Erstellung eines Bildes über das Vertrauen des Kindes in die eigene Kompetenz, über Selbstwirksamkeit und Kontrollüberzeugungen als Ausdruck eines positiven Selbstkonzeptes sowie über das Maß an Selbstsicherheit, Erfolgsorientierung und Eigenständigkeit (vgl. ausführlich Klemenz, 2003).

Rosenzweig P-F Test, Form für Kinder (PFT). Der Picture Frustration Test von Rosenzweig in der deutschen Bearbeitung von Duhm und Hansen (1957) ist ein projektives Verfahren zur Untersuchung der Frustationstoleranz und Belastbarkeit der Kinder in sozialen Konfliktsituationen. Der PFT besteht aus 24 skizzenartig gezeichneten Situationen, in denen eine Person frustrierende Äußerungen an eine zweite Person richtet, deren Antwort vom Kind assoziativ ergänzt werden soll. Die Antworten werden bei der Auswertung nach Reaktionsformen geordnet wie z. B. aggressive Reaktionen, Selbstbeschuldigung, resignatives Verhalten, Ausweichtendenzen und Eigeninitiative. Unter der Einnahme einer ressourcendiagnostischen Perspektive dienen die Antworten der Kinder zur Analyse der sozialen Kompetenzen: zeigen beispielsweise die Antwortreaktionen versöhnliche und ausgleichende Tendenzen oder wird deutlich, dass ein Kind in seinen Antworten immer wieder versucht, akzeptable Kompromisse zwischen nachgeben und sich anpassen einerseits und die eigenen Bedürfnissen behaupten anderseits zu finden.

Skala zur allgemeinen Selbstwirksamkeit von Jerusalem und Schwarzer (1999). In dieser Skala wird nach der persönlichen Einschätzung der eigenen Kompetenzen gefragt, allgemein mit Schwierigkeiten und Barrieren im täglichen Leben zurechtzukommen. Dabei stellen die Selbstwirksamkeitserwartungen eine wichtige Fähigkeit dar. Wenn Kinder etwa mit Belastungen und Problemen in der Familie konfrontiert sind, müssen sie zunächst die Anforderungen gegen die verfügbaren und mobilisierbaren Kompetenzen bzw. Möglichkeiten abwägen. Erst dann werden sie sich für eine bestimmte Handlung bzw. Bewältigungsreaktionen entscheiden. Die wahrgenommene Selbstwirksamkeit bezieht sich auf die Überzeugungen über diejenigen Fähigkeiten zu verfügen, die notwendig sind, um bestimmte Handlungen zu organisieren und auszuführen, damit bestimmte Ziele erreicht werden. Das Instrument besteht aus 10 Fragen mit jeweils einer vierstufigen Antwortskala „stimmt nicht", „stimmt kaum", „stimmt eher" und „stimmt genau". Beispiele:

- *Was auch immer passiert, ich werde schon klar kommen.*
- *Für jedes Problem kann ich eine Lösung finden.*

Die Items in dem Fragenbogen fokussieren die Aufmerksamkeit auf Fähigkeiten und Stärken der Person und werden in der ressourcenorientierten Diagnostik als Ausgangspunkt für ein exploratives Gespräch herangezogen, durch das der Blick für die Ressourcen und Kompetenzen weiter geschärft und differenziert werden kann.

Testverfahren zur Erschließung personaler Ressourcen

- Persönlichkeitsfragebogen für Kinder (PFK 9-14).
- Rosenzweig P-F Test, Form für Kinder (PFT).
- Skala zur allgemeinen Selbstwirksamkeit.

3.3.1.2 Analyse der sozialen Ressourcen

Die sozialen Ressourcen sind durch das Vorhandensein eines unterstützenden sozialen Netzwerkes gegeben. Unter einem sozialen Netzwerk versteht man das Geflecht sozialer Beziehungen einer Person, bestehend aus sozialen Subsystemen wie Familie und Verwandtschaft, Freundschaft und Bekanntschaft, Nachbarschaft und Arbeit. Im sozialen Netzwerk von Kindern kommt darüber hinaus den Peerbeziehungen eine große Bedeutung zu. Soziale Integration und vor allem die verschiedenen Formen von sozialer Unterstützung gelten als die wichtigsten gesundheitsfördernden Potenziale sozialer Netzwerke. Soziale Integration bezieht sich auf das Vorhandensein und das Ausmaß von Sozialkontakten und umfasst Merkmale wie die Struktur, Größe, Dichte und Homogenität des sozialen Netzwerkes. Soziale Unterstützung wird dagegen als sozialer Austauschprozess verstanden, in dem die hilfesuchende und die hilfebereitstellende Person mit dem Ziel zusammenwirken, stresserzeugende Anforderungen und deren emotionale Folgen zu reduzieren und eine aktive, effiziente Bewältigung der erfahrenen Belastungen zu fördern (vgl. ausführlich Lenz, 2000, 2001, 2003). Soziale Ressourcen sind wichtige psychosoziale Schutzfaktoren, die die Anpassung des Individuums an seine Umwelt fördern und die Manifestation einer Störung verhindern oder zumindest erschweren können. Gemeinsam mit den personalen Ressourcen bilden sie das Potenzial der Lebensbewältigung, über das eine Person verfügt (siehe auch Kapitel 2.3).

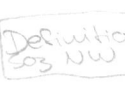

Bei der Analyse und Erfassung sozialer Ressourcen ist zu berücksichtigen, dass sich soziale Netzwerke in einem fortwährenden Entwicklungsprozess befinden. Sie strukturieren sich im Verlauf bestimmter Lebensphasen und -ereignisse immer wieder um, dehnen sich dabei aus oder ziehen sich auf einzelne Segmente zusammen und gestalten sich in verschiedenen Perioden mehr oder weniger engmaschig. Aufgrund des dynamischen Charakters der sozialen Beziehungssysteme eignen sich qualitative und gestalterische Instrumente wie Netzwerkzeichnungen und Netzwerkkarten besonders gut für eine gezielte Ressourcenanalyse (vgl. dazu auch Lenz, 2005). Sie regen Kinder zu Erzählungen über Beziehungsmuster und Beziehungserfahrungen, über Wünsche nach Nähe und Distanz, wie auch über Ängste und Bedenken an. Auf diese Weise eröffnen sich möglicherweise Wege zur Identifizierung von hilfreichen, vertrauensvollen Bezugspersonen im sozialen Beziehungssystem.

Netzwerkzeichnungen stellen eher unstrukturierte Verfahren dar, in denen Kinder aufgefordert werden, ihr soziales Beziehungsgeflecht frei zu gestalten. Sie sollen an irgendeiner Stelle eines Zeichenblattes mit einem Malstift das „Ich" durch ihren Namen oder ein Symbol, beispielsweise einen Kreis oder ein Quadrat, eintragen. In einem nächsten Schritt sollen alle Netzwerkmitglieder entsprechend ihrer Bedeutung und der Enge der Bindung mehr oder weniger nah um die eigene Person platziert werden. Durch die Verwendung unterschiedlicher Farben und Symbole lassen sich emotional bedeutsame Menschen oder auch „Konfliktpersonen" besonders markieren und dadurch visuell hervorheben (Lenz, 2001).

Das „Soziale Beziehungsverfahren für Kinder" (SOBEKI) von Roos et al. (1995) stellt ein etwas strukturierteres Instrument zur Rekonstruktion und Analyse der sozialen Ressourcen dar. Zur Erfassung der Größe und Zusammensetzung ihres Beziehungsgeflechtes von 6- bis 12-jährigen Kindern wurde ein Interviewleitfaden entworfen, der Fragen zu 8 wichtigen thematischen Bereichen enthält:

Soziales Beziehungsverfahren für Kinder (SOBEKI) (Roos et al., 1995)

Thematische Bereiche
- Spiel, Unterhaltung, Freizeit
- emotionale Zuwendung
- Konflikt
- Sanktionen versus Bekräftigung
- Anregung, Unterstützung
- Hilfe bei Schwierigkeiten im interpersonellen Bereich
- Versorgung, Ordnung
- Regelmäßigkeiten im Tagesablauf

Im Einzelnen werden die Kinder aufgefordert, diejenigen Personen zu nennen,
- mit denen sie sich gerne treffen,
- mit denen sie sich gerne häufiger treffen würden,
- die sie in den Arm nehmen und trösten,
- die sie nicht ernst nehmen oder ärgern,
- die verbieten und bestrafen bzw. sie belohnen und sich mit ihnen freuen,
- die ihnen helfen, wenn sie etwas nicht alleine schaffen und ihnen Dinge beibringen,
- die ihnen bei Schwierigkeiten mit anderen helfen,
- die für sie sorgen und die Sachen in Ordnung halten und
- die mit ihnen zu Abend essen und sie ins Bett bringen.

Durch diese Fragen sollen die Kinder angeregt werden, die Mitglieder des sozialen Netzwerkes zu identifizieren und deren Bedeutung in zentralen Funktionsbereichen zu bewerten. Die genannten Personen werden auf einem Protokollbogen festgehalten. In einem weiteren Schritt werden die Kinder gebeten, diese Personen auf einer großen Netzwerkkarte oder einem Spielbrett mit konzentrischen Kreisen in Relation zu sich selbst zu setzen. Roos et al. (1995) verwenden weibliche und männliche Figuren, die drei Generationen umfassen und die von den Kindern entsprechend ihrer Wichtigkeit und Höhe der Zuneigung nahe zu sich selbst oder weiter entfernt gestellt werden. Zur besseren Identifizierung werden die ausgewählten Figuren mit selbstklebenden Namenschildchen versehen. Durch das Unterlegen von maximal drei Plättchen kann darüber hinaus der Einfluss der entsprechenden Person innerhalb der Familie oder der Gleichaltrigengruppe ausgedrückt werden.

Da man davon ausgehen kann, dass in der späten Kindheit ein Verständnis für komplexe Funktionszusammenhänge vorhanden ist sowie Abstraktionen vorgenommen und dann auf neue Situationen übertragen werden können und die Fähigkeit ausgebildet ist, Sachverhalte aus verschiedenen Perspektiven zu betrachten, kann bei Kindern ab ca. 12 Jahren die Netzwerkkarte unmittelbar eingesetzt werden (vgl. Lenz, 2000, 2001). Das einfache Instrument besteht aus einem auf einer Korkplatte fixierten Blatt Papier mit konzentrischen Kreisen, um ein in der Mitte gelegenes „Ich", aus Markierungsnadeln zum Stecken sowie verschieden farbigen Heftetiketten zum Benennen und zur Identifizierung der Personen:

Arbeitsschritte zur Erstellung einer Netzwerkkarte

Das Kind wird zunächst aufgefordert, sich Personen aus der Familie und dem sozialen Umfeld zu überlegen und auf einem Blatt Papier aufzulisten,
- die ihm besonders nahe stehen, ohne die es sich das Leben nur schwer vorstellen kann,
- die ihm wichtig sind, mit denen es gerne zusammen ist, mit denen es sich aber nicht ganz so eng verbunden fühlt, wie mit der ersten Gruppe,
- mit denen es sich häufiger trifft, mit denen regelmäßigere soziale Kontakte bestehen, die gefühlsmäßigen Bindungen aber eher schwächer und distanzierter sind und
- die aus den drei Gruppen in Verbindung mit Problemen gesehen werden und/oder zu denen sich die Beziehungen konflikthaft und belastend entwickelt haben.

In einem zweiten Schritt wird das Kind gebeten, die identifizierten Personen – ähnlich wie beim SOBEKI – um das „Ich" in einem mehr oder weniger großen Abstand entsprechend der emotionalen Bedeutung zu gruppieren. Zur Erleichterung der Platzierung und zur besseren Veranschaulichung der einzelnen Subsysteme des Beziehungsgeflechtes kann die Netzwerkkarte vor dem Stecken der Markierungsnadeln in einzelne Segmente unterteilt werden (z. B.):
- Familie
- Verwandtschaft
- Freunde/Freizeit
- Schule

Das soziale Netzwerk wird fotografiert oder mit unterschiedlichen Farben auf eine Netzwerkkarte übertragen.

Diese verschiedenen Formen visualisierter Netzwerkrekonstruktionen stellen keine Testverfahren im engeren Sinn dar, sondern sind jeweils ein Medium zur Verdeutlichung und Bewusstmachung der sozialen Beziehungen im Umfeld. Die visuelle Darstellung soll Anstöße geben, über das Beziehungsnetz ins Gespräch zu kommen und damit eine vertiefte Analyse seiner Struktur, Qualität und Funktionen einleiten. Verluste und Veränderungen wie Abhängigkeiten und kontrollierende Einmischungen werden auf diese Weise sichtbar. Wünsche nach mehr Nähe oder größerer Distanz, nach Unterstützung und Begleitung oder nach neuen Kontakten können dadurch klarer wahrgenommen werden. Verfügbare Ressourcen tauchen durch die gezielte Auseinandersetzung auf, zugleich werden aber nicht selten auch diffuse Ängste, enttäuschte Hoffnungen, unerfüllt gebliebene Erwartungen und schmerzliche Erfahrungen mit Personen aus dem sozialen Netzwerk plötzlich wieder deutlich:

Fragenkomplexe zur Analyse sozialer Ressourcen im Gespräch

- Sind einzelne Beziehungen in der letzten Zeit schwächer geworden oder sogar abgebrochen? Von wem ging der Rückzug aus?
- Sind in letzter Zeit neue Kontakte entstanden oder alte Kontakte wieder neu aufgelebt?
- Gibt es Wünsche nach intensiveren Kontakten zu Personen aus dem sozialen Netzwerk?
- Welche Erfahrungen werden in den familiären und außerfamiliären Beziehungen gemacht (Offenheit, Interesse, Anteilnahme und Zuwendung oder Einmischung, Kontrolle, Stigmatisierung und Abwertung)?
- Gibt es jemanden, an den man sich bei Problemen wenden kann? An wen? Wie häufig kommt das vor? Gibt es vielleicht Personen im Umfeld, die ähnliche Probleme hatten/haben oder vergleichbare Erfahrungen machen/gemacht haben?
- Welche Formen von Unterstützung bzw. Hilfen erhält das Kind in seinem Beziehungsnetz (z. B. emotionalen Rückhalt, instrumentelle Hilfen, Rat und Anregungen zur Problemlösung, Ermutigung und Motivation)?
- Was hat es selbst unternommen, um Hilfe zu bekommen (gelungene und misslungene Beispiele)?
- Müsste die Suche nach Hilfe und Unterstützung verändert werden, um bessere Chancen zu haben, gewünschte Unterstützungsleistungen zu erhalten?
- Suchen Freunde und Schulkameraden auch manchmal Rat und Hilfe bei einem? Hilft man sich wechselseitig oder ist es eher einseitig?
- Gibt es Personen (Verwandte, Freunde), die als besonders wichtig und hilfreich eingeschätzt werden? Welche Möglichkeiten sind vorstellbar und möglich, Kontakte herzustellen oder den Kontakt zu verbessern bzw. zu intensivieren? Wie ist ein Zugang zu diesen Personen möglich?
- Wie sehen die Erfahrungen mit der Suche nach Hilfe und Unterstützung im sozialen Umfeld aus? Welche Reaktionen werden von Personen erwartet oder befürchtet?
- Welche Einstellung und Bereitschaft besteht grundsätzlich beim Kind in Bezug auf Hilfesuche im sozialen Netzwerk? Gibt es dabei Unterschiede bei bestimmten Personen? Fällt die Hilfesuche bei bestimmten Fragen und Problemen leichter als bei anderen? Warum?

Ausgehend von dem visualisierten sozialen Netzwerk und angeregt durch die Fragen, gelingt es in aller Regel selbst mit zurückhaltenden und ängstlich-gehemmten Kindern über ihr soziales Beziehungsgeflecht, über ihre Erfahrungen im sozialen Umfeld und über ihre Beziehungswünsche ins Gespräch zu kommen. Über die Rekonstruktion des Beziehungssystems und über die Auseinandersetzung mit den einzelnen Beziehungen zu Eltern, Verwandten, Erziehern, Lehrern, Freunden und Schulkameraden oder anderen Bezugspersonen entdecken die Kinder soziale Ressourcen, die ihnen nicht selten in ihrem Lebenskontext überhaupt nicht (mehr) präsent waren oder lernen neue Zugänge zu Personen kennen, die vorher nicht vorstellbar oder nicht bewusst waren.

3.3.1.3 Analyse familiärer Ressourcen

Für Kinder stellt die Familie das zentrale sozial-emotionale Beziehungssystem dar. Eine sichere Bindung, Schutz und Versorgung, emotionale Zuwendung, Förderung und Ermutigung zur Exploration stellen zentrale familiäre Ressourcen dar, die über die Eltern wirksam werden. Hinzu kommt in der Familie das Geschwistersubsystem, in dem wichtige Lern- und Gefühlserfahrungen gemacht werden. Da es auf einer horizontalen Ebene angesiedelt ist und nicht das hierarchische Verhältnis zu den Eltern enthält, ermöglicht dieses Subsystem Solidarität, Imitation, gegenseitige Unterstützung, Ausgleich und Entspannung. Karpel (1986) spricht bezogen auf die Familie von relationalen Ressourcen und meint damit Beziehungsmuster und -charakteristika sowie Beziehungsregeln, die das familiäre Zusammenleben fördern und bereichern (siehe auch Kapitel 2.3).

Angesichts der großen Bedeutung der familiären Ressourcen ist es in der Stress- und Bewältigungsdiagnostik notwendig, neben den sozialen Ressourcen gezielt auch die familiären Potenziale und Kräfte zu analysieren. Zusätzlich zu den ressourcenorientierten Explorationsgesprächen mit dem Kind und der ganzen Familie bzw. einzelnen familiären Subsystemen können auch bewährte familiendiagnostische Instrumente unter Einnahme einer ressourcenorientierten Perspektive eingesetzt werden:

Familie in Tieren oder die verzauberte Familie. In diesem klassischen familiendiagnostischen Verfahren wird das Kind aufgefordert, sich selbst und die Familienmitglieder als Tiere auf ein Blatt Papier zu malen. In der ressourcenorientierten Diagnostik werden die Erklärungen und Beschreibungen für die Wahl der einzelnen Tiere nicht als Ausdruck konflikthafter Beziehung in einem psychodynamischen Rahmen interpretiert, vielmehr wird das Kind angeregt, die Fähigkeiten und Stärken der gemalten Tiere zu benennen. Um dem Kind diese Aufgabe zu erleichtern, schlägt Vogt-Hillmann (1999) vor, mit dem Kind zunächst unabhängig von der Zeichnung, allgemein über die Fähigkeiten und Stärken der gewählten Tiere in der Natur zu sprechen. „Das nimmt den Kindern möglichen Druck, illoyale Aussagen über einzelne Familienmitglieder mitzuteilen und erleichtert ihnen, eine ressourcenorientierte Perspektive einzunehmen" (S. 13):

> Stell dir vor, alle Mitglieder deiner Familie wären Tiere. Male deine Familie, als ob jedes Familienmitglied ein Tier wäre. Du selbst auch.

Hat das Kind alle Tiere gemalt, werden gemeinsam mit dem Kind für jedes Tier drei Fähigkeiten gesucht.

> Stell die vor, was die einzelnen Tiere in der Natur alles können. Suche für jedes Tier drei Sachen, die es gut kann und schreibe sie dazu.

Im weiteren Verlauf des Gesprächs wird mit dem Kind nach eigenen Fähigkeiten und Ressourcen gesucht. Es werden Ideen entwickelt, was es selber gut kann, was es geschafft hat, welche Erfolge es erreicht hat.

Das Genogramm. Das Genogramm ist ein Instrument zur dynamischen Exploration der Entwicklung des Familiensystems. Als grafische Darstellung wesentlicher Daten, Beziehungen und Ereignisse in Familien über drei Generationen ermöglicht es einen Überblick über wichtige Knotenpunkte in der Entwicklung der Familie sowie den sich wiederholenden Strukturen und Muster (Massing et al., 1999). Das Erstellen des Genogramms erfolgt in drei Schritten:
1. grafische Erfassung der Familienmitglieder und ihrer biologischen und rechtlichen Beziehungen zueinander von einer Generation zur nächsten,
2. Erfassung der Angaben zur Familiengeschichte und
3. Einschätzung der Beziehungen.

Während sich die klassische Genogrammarbeit im Wesentlichen auf Dysfunktionalitäten (z. B. Erkrankungen und Auffälligkeiten), kritische Lebensereignisse (z. B. Trennungen und Verluste) und deren Einschätzungen konzentriert, richtet eine ressourcenorientierte Genogrammarbeit den Blick gezielt auf sich über Generationen wiederholende Fähigkeiten und Fertigkeiten, Problemlösungen und Hobbies einzelner Familienmitglieder.

Familienbrett. Das Familienbrett ist ein Skulpturverfahren, das von Ludewig et al. (1983) entwickelt wurde. Die Familienmitglieder werden einzeln gebeten, mit Hilfe unterschiedlich geformter Holzfiguren auf einem 50 x 50 cm großen Holzbrett die Familie symbolisch darzustellen. Die Autoren gegen davon aus, dass die Familie auf diese Weise das Bild ihrer Familie wiedergibt. Sie sprechen von einem unverwechselbaren, einmaligen Bild, gewissermaßen von einer irreversiblen Realität. Für die Auswertung werden verschiedene Kriterien wie z. B. Entfernung zwischen den gestellten Figuren, Blickrichtung und Gestalt der Familie (etwa Kreis, Dreieck, Ellipse oder Linie) herangezogen.

Andrecht und Geiken (1999) haben eine ressourcen- orientierte Auswertung entwickelt:

- Jedes Familienmitglied beschreibt die Aufstellung der Figuren (Realbild).
- Dann nimmt jedes Familienmitglied eine neue Aufstellung der Figuren vor, die ihre Wünsche, wie sich die Beziehungen zu den anderen Familienmitgliedern gestalten sollte, wiedergibt (Wunschbild): Nähe und Distanz, Häufigkeit der Kontakte, gemeinsame Aktivitäten und Interessen etc.

Ausgehend von der Beschreibung des Wunschbildes werden folgende Fragen gestellt:

- Wie sähe die kleinste Veränderung in diese Richtung aus?
- Gibt es jetzt schon manchmal Situationen, in denen es ein bisschen so ist?

- Woran würden die Person und die anderen Mitglieder der Familie die Veränderung bemerken? Wer würde die Veränderung zuerst bemerken?

Eine ähnliche ressourcenorientierte Auswertung kann auch bei lebenden Skulpturen vorgenommen werden, bei denen ein Familienmitglied den Auftrag erhält, die Beziehungen der Familienmitglieder untereinander mit anderen Personen im Raum darzustellen (vgl. Arnold et al., 2002).

Verfahren zur Analyse familiärer Ressourcen

- Familie in Tieren oder die verzauberte Familie.
- Das Genogramm.
- Das „Familienbrett" nach Ludewig.
- Lebende Skulptur.

3.3.2   Ressourcenorientierte Diagnostik als ein ziel- und lösungsorientierter Prozess

Eine ressourcenorientierte Diagnostik beinhaltet gewissermaßen eine Einladung an die Betroffenen, sich mit dem professionellen Helfer über Fertigkeiten, Fähigkeiten und Stärken auszutauschen, die helfen können, von einem Problemzustand zu einem Lösungszustand zu kommen. Auch in einem ressourcenorientierten diagnostischen Vorgehen steht also zunächst eine Analyse der Probleme und präzise Beschreibung der Beschwerden im Vordergrund. Nach Erfassung der Art und des Schwergrades der Probleme und Beschwerden richtet sich der Blick auf vorhandene Lösungsmuster und Ressourcen, deren Verfügbarkeit maßgeblich die Bewältigungsmöglichkeiten und -kapazitäten einer Person beeinflussen. Da im Wesentlichen die Funktionalität eines Merkmals für die Ziele der Person darüber entscheidet, ob ein bestimmtes Merkmal als Ressource erlebt wird oder nicht (Willutzki, 2003), orientiert sich eine ressourcenorientierte Diagnostik in erster Linie an den Zielen der Person. Kinder und deren Eltern werden angeregt, sich diese Ziele selbst zu setzen und diesen selbstgesetzten Zielen zu folgen. De Shazer (1992) verweist darauf, dass eigene Zielsetzungen eine starke synergetische Wirkung besitzen und zusätzliche Ressourcen freisetzen. Die Aufgabe des professionellen Helfers besteht darin, die Betroffenen bei Exploration und Konstruktion solcher Sollvorstellungen zu unterstützen.

De Shazer nennt eine Reihe von sogenannten Meta-Kriterien für das Erarbeiten und Aushandeln hilfreicher Zielinhalte:

- Ziele sollen für alle Beteiligten wichtig sein.
- Ziele sollen eher klein und von den Personen erreichbar und realisierbar sein.
- Ziele sollen die Anwesenheit von etwas zum Gegenstand haben.
- Ziele sollen den Beginn von etwas fokussieren.
- Ziele sollen konkret und wahrnehmbar sein, das heißt sie sollen beobachtbare und nachvollziehbare Veränderungen darstellen.
- Ziele sollen individuell maßgeschneidert und nicht auf Vergleiche mit anderen aufgebaut sein.

Ressourcendiagnostisches Handeln besteht also im Wesentlichen in dem Definieren von Zielzuständen sowie in der Klärung und Begleitung des Weges dorthin. Ziele sind keine fixen oder expertendefinierten Größen, sondern das Produkt eines Aushandlungs- und Konstruktionsprozesses in enger Kooperation zwischen den Betroffenen und den professionellen Helfern. De Shazer (1992) schlägt zur Einleitung derartiger Aushandlungsprozesse die einfache Frage vor *Was führt sie (dich) her?* Diese Frage lässt zunächst offen, was weiter passieren wird. Sie zielt einerseits darauf ab, den Betroffenen Raum zu geben, ihre Anliegen und Ziele darzustellen, um möglichst konkrete Bilder vom erwünschten und zu erreichenden Zustand entstehen zu lassen.

Abgeschlossen wird der erste Schritt der ressourcenorientierten Diagnostik mit der Frage: *Ist es das, was sie (dich) her geführt hat, oder gibt es noch andere Dinge, über die wir noch nicht gesprochen haben?* Mit dieser offenen Frage sollen die Anwesenden angeregt werden, nochmals über ihre Situation, ihre Beschwerden sowie ihre Zielformulierungen und Zielinhalte nachzudenken oder Informationen zu vervollständigen, die ihnen nicht unmittelbar präsent waren bzw. die sie aus Angst oder Scham nicht sofort geben wollten oder konnten.

Aufgabe von ressourcenorientierter Diagnostik ist es, Informationen über Fähigkeiten und Fertigkeiten zu sammeln, damit Menschen befähigt werden, ihre Ziele zu erreichen, das heißt vom Problemzustand zu einem Lösungszustand zu kommen. Um dies zu erreichen, wird in einem zweiten Schritt in einem kooperativen Prozess gemeinsam mit dem Kind und der Familie eine Analyse der personalen, sozialen und familiären Ressourcen vorgenommen, in der sowohl auf klassische psychodiagnostische und familiendiagnostische Instrumente als auch auf Interviewleitfäden und qualitativ-visualisierende Verfahren zurückgegriffen werden kann (siehe ausführlich Kapitel 3.3.1).

In dem sogenannten Befundgespräch teilt der professionelle Helfer seine Ergebnisse, Eindrücke und Beobachtungen den Hilfesuchenden mit und eröffnet einen Dialog über Stärken und neue Wege der Ressourcenaktivierung und -stabilisierung. Handlungsleitend ist bei diesem dritten Schritt der ressourcenorientierten Diagnostik die Wertschätzung der Erfahrungen und Vorstellungen der Betroffenen. Wertschätzung zu signalisieren ist wichtig, weil psychisch kranke Eltern und ihre Kinder häufig voller Selbstzweifel und Schuldgefühle sind, die eine konstruktive Arbeitshaltung eher behindern als fördern. Wertschätzung zu vermitteln fällt natürlich leichter, wenn die diagnostischen Befunde als Ressourcen und nicht als Defizite wahrgenommen und dargestellt werden. Der diagnostische Aushandlungsprozess mündet praktisch in die Frage: *Wer kann was tun?* Damit ist in erster Linie die Frage der professionellen Helfer an die anwesenden Personen gemeint: *Was kann ich für sie (dich) tun?* oder *Was möchten sie (möchtest du), dass ich für sie (dich) tue.* Durch solche konkreten Fragen lässt sich schnell abklären, wie der Pool an Ressourcen ausgelegt ist und wer welche Ressourcen zur Behebung der Probleme beitragen kann.

An dieser Stelle wird deutlich, dass in einem ressourcendiagnostischen Prozess immer auch Veränderungen angestoßen werden und damit ressourcenorientierte Diagnostik ein Vorgehen darstellt, in dem die übliche Trennung von Diagnostik und Intervention aufgehoben wird. In der systemisch-lösungsorientierten Arbeit wird in diesem Zusammenhang auch von einem Prozess gesprochen, der seiner Natur nach rekursiv ist und auch erst nach dem Abschluss der therapeutischen Maßnahme beendet ist.

4 Interventionen und Unterstützungsmaßnahmen

Der Umgang mit stressreichen Ereignissen und kritischen Lebensumständen hängt wesentlich davon ab, welche Mittel und Wege vorhanden sind, das heißt welche personalen und sozialen Ressourcen verfügbar und mobilisierbar sind, um konstruktive Bewältigungshandlungen einzuleiten. Starke Ressourcen befähigen eine Person die Probleme und Belastungen erfolgreich zu bewältigen. So zeigen beispielsweise die Ergebnisse aus der Stress- Bewältigungsforschung und Resilienzforschung, dass zahlreiche Kinder, die mit einem psychisch kranken Elternteil aufwachsen, sich positiv entwickeln und allenfalls nur kurzzeitig mit Verhaltensauffälligkeiten bzw. psychischen Störungen auf die belastende familiäre Situation reagieren (siehe Kapitel 2.3). Schwache Ressourcen machen hingegen die Person vulnerabel und empfänglich für Belastungen, die längerfristig zu klinisch relevanten psychischen oder körperlichen Symptomen führen können, wie die Risikoforschung bei den Kindern psychisch kranker Eltern nachweisen konnte (siehe Kapitel 1.1).

Betrachtet man die Ergebnisse sowohl der Risikoforschung als auch der Stress-Bewältigungsforschung und Resilienzforschung so wird deutlich, dass gezielte Interventionen und Unterstützungsmaßnahmen für Kinder psychisch kranker Eltern vor allem auf eine Aktivierung und Stärkung der personalen und sozialen Ressourcen der Kinder abzielen sollten. Die Meta-Analysen von Grawe und seinen Mitarbeitern (1994) zeigen, dass durch die Ressourcenaktivierung und -stärkung die Grundlage für die Bewältigung der Probleme und Stresssituationen geschaffen wird. „Wo sollen Kraft und Mittel für die Veränderung herkommen, wenn nicht aus dem, was der Patient und seine Lebenssituation bereits an Intentionen und Möglichkeiten mitbringen bzw. enthalten?" (Grawe, 1998, S. 96).

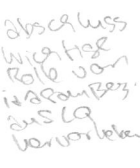

Ressourcen stellen nicht nur eine wichtige Rolle in Bewältigungsprozessen dar, sondern bewirken darüber hinaus eine Verbesserung des Wohlbefindens der Person. Häufig wird nur am Rande oder in indirekter Form auf die Funktion von personalen und sozialen Ressourcen als zentrales Mittel zur individuellen Bedürfnisbefriedigung verwiesen und ihre Bedeutung für die psychosoziale Anpassung und für die physische und psychische Gesundheit hervorgehoben. Grawe (1998) hat den bedürfnisbezogenen Aspekt umfassend herausgearbeitet. Er greift in seinen Überlegungen auf die integrative Persönlichkeitstheorie von Epstein zurück, in der die Grundbedürfnisse des Individuums eine zentrale Stellung innehaben. Die Grundbedürfnisse bilden gewissermaßen die Eckpfeiler, an denen sich die gesamte psychische Aktivität einer Person ausrichtet. Epstein (zit. nach Grawe, 1998) unterscheidet vier gleichrangige Grundbedürfnisse des Menschen:

- *Das Bedürfnis nach Orientierung und Kontrolle:* Dabei geht es nicht nur um die Kontrolle der aktuellen Situation, sondern auch um die Sicherstellung eines möglichst großen Handlungsspielraumes (positive Kontrollüberzeugungen, Selbstwirksamkeitserwartungen).
- *Das Bedürfnis nach Lustgewinn und Unlustvermeidung:* Dieses Grundbedürfnis beinhaltet das Bestreben, positive Emotionen herbeizuführen und negative Emotionen zu vermeiden.
- *Das Bedürfnis nach Bindung:* Die Bindungstheorie betont das Bedürfnis nach sicherer Bindung, nach Trost, Schutz, Fürsorge und Feinfühligkeit für Signale.

• *Das Bedürfnis nach Selbstwerterhöhung und Selbstwertschutz:* Menschen möchten ein positives Bild von sich selbst haben, sich als kompetent, von anderen geachtet und geliebt sehen.

Ressourcen werden von Grawe also nicht nur als Mittel zur Bewältigung von kritischen Lebensereignissen und Belastungen betrachtet, sondern darüber hinaus als positive Potenziale und Möglichkeiten verstanden, die einer Person zur Befriedigung ihrer Grundbedürfnisse zur Verfügung stehen. Die Grundbedürfnisse Kontrolle, Lustgewinn, Bindung und Selbstwerterhöhung, die von Grawe als zentral für den Bereich der Psychotherapie angesehen werden, decken sich im Wesentlichen mit den kindlichen Grundbedürfnisse wie sie beispielsweise von Brazelton und Greenspan formuliert worden sind (siehe Kapitel 1.1.4). Im Kindesalter kommt noch das Bedürfnis nach Schutz und Versorgung als ein zusätzliches Grundbedürfnis hinzu.

Als besondere Herausforderung hebt Grawe hervor, dass der Mensch immer parallel mehreren Bedürfnissen gerecht werden muss. Das Verfolgen der verschiedenen Ziele und das Vermeiden ihrer Verletzung birgt aber die Gefahr in sich, dass widersprüchliche Handlungstendenzen entstehen, was die Wirksamkeit der Auseinandersetzung mit der Umgebung beeinträchtigen kann. Ein Mindestmaß an Konsistenz der gleichzeitig ablaufenden Bedürfnisbefriedigungsprozesse ist daher für die Aufrechterhaltung und Weiterentwicklung des Systems notwendig. Grawe (1998) geht von der Annahme aus, dass die verschiedenen Bedürfnisbefriedigungsprozesse durch das übergeordnete Konsistenzprinzip reguliert werden. Nach seiner Vorstellung ist eine Konsistenz der psychischen Prozesse als grundlegendes Erfordernis von Systemen zu betrachten. Es besteht ein enger Zusammenhang zwischen Konsistenz und Bedürfnisbefriedigung, das heißt je konsistenter die psychischen Prozesse ablaufen, desto wirksamer ist die Bedürfnisbefriedigung. Ein hohes Ausmaß an Inkonsistenz, also eine permanente oder zumindest längerfristige Nichterfüllung der Grundbedürfnisse nach Orientierung und Kontrolle, nach Lustgewinn und Unlustvermeidung, nach Bindung sowie nach Selbstwerterhöhung und Selbstwertschutz, stellt einen Nährboden für die Entwicklung psychischer bzw. psychosozialer Störungen und Verhaltensauffälligkeiten dar. Die Kenntnis der personalen und sozialen Ressourcen, die als Mittel zur Befriedigung der Grundbedürfnisse und zur Herstellung von Konsistenz wirksam sind bzw. wirksam sein können und deren Aktivierung bzw. Förderung stellen eine entscheidende Voraussetzung dar, um Interventionen zur Wiederherstellung von Konsistenz und Wohlbefinden einleiten zu können.

Ressourcenaktivierende Interventionen vermitteln also zum einen Mittel und Wege zur Bewältigung von Stress, Belastungen und Problemen und zum anderen bedürfnisbefriedigende Erfahrungen, selbstwerterhöhende Wahrnehmungen und verbessertes Wohlbefinden. Nach Auffassung von Grawe stellt die Ressourcenaktivierung ein primäres Wirkprinzip psychosozialer und psychotherapeutischer Interventionen dar, auf das ein Großteil der Wirkungen zurückzuführen ist.

Da Ressourcen für die Bewältigung alltäglicher und besonderer Anforderungen und Lebensereignisse von zentraler Bedeutung sind, letztlich die psychische und physische Gesundheit und damit unser Wohlbefinden von ihrer Verfügbarkeit und Mobilisierbarkeit abhängig sind, werden in der folgenden Darstellung *Methoden und Strategien zur Ressourcenaktivierung und -förderung* in den Mittelpunkt gestellt. Die in diesem Kapitel darüber hinaus beschriebenen Interventionen und Unterstützungsmaßnahmen werden in *Methoden zur Förderung der Problembewältigung* und *Methoden zum klärungsorientierten Vorgehen* unterteilt. Diese Systematisierung orientiert sich an den von Grawe aus einer Vielzahl von empirischen Befunden abgeleiteten therapeutischen Wirkprinzipien der Ressourcenaktivierung, Problemaktualisierung und Problembewältigung sowie der motivationalen Klärung (vgl. Grawe et al., 1994; Grawe, 1998).

4.1   Ressourcenaktivierung

Es ist wohl davon auszugehen, dass Kinder psychisch kranker Eltern und deren Familie zunächst häufig ihre Ressourcen nicht wahrnehmen können. Sie teilen meist die Pathologieorientierung ihrer Umwelt und versuchen mühsam mit den realen Stigmatisierungserfahrungen oder auch nur antizipierten möglichen Stigmatisierungen fertig zu werden. Sie sehen sich mit Belastungen und Anforderungen im Familienleben, in der Schule, Freizeit und im Alltagsleben konfrontiert mit denen sie nicht mehr zurechtkommen und die „anders" sind als die in anderen Familien, als bei Freunden und Schulkameraden. Das fehlende Zutrauen zu sich selbst und die damit verbundenen Gefühle der Hilflosigkeit und Hoffnungslosigkeit führen dazu, dass sie selbst Lebensbereiche, in denen sie weiterhin gut zurechtkommen, nicht mehr wahrnehmen oder eher als irrelevant betrachten. Es dominiert häufig eine globale negative Sicht der Dinge. In einer solchen Situation ist nicht zu erwarten, dass die Kinder und die übrigen Familienmitglieder ohne weiteres einen Zugang zu ihren Ressourcen finden oder ihre Potenziale benennen können. In der Ressourcenarbeit geht es daher darum, immer wieder schlummernde Bereitschaften und Möglichkeiten zu aktivieren und bereits in der diagnostischen Phase, den Blick für Kräfte und Stärken zu wecken (siehe Kapitel 3.3). Dies kann nur gelingen, wenn der professionelle Helfer bereits zu Beginn der Arbeit seine Wahrnehmung auf Ressourcen hin orientiert, also von Anfang an eine Sensibilität für Möglichkeiten und Stärken der Klienten entfaltet. Aus der unterschiedlichen Wahrnehmung von hilfesuchender Person und professionellem Helfer kann sich dann ein produktiver Selektions- und Definitionsprozess entwickeln, aus dem sich letztlich die Veränderungen ableiten. Systemisch betrachtet, geht es in der Ressourcenarbeit darum, an die Stelle des Problemsystems ein Ressourcensystem zu setzen. Es bedarf dabei immer wieder der Unterstützung, der Anregung, der Motivation und Mithilfe, um die Perspektive der Ressourcenwahrnehmung zu schärfen und zu stabilisieren. Im Grunde stellt sich die Ressourcenarbeit als ein ähnlicher Konstruktionsprozess dar wie die Problemdefinition. Auch in diesem Fall ist der Ausgangspunkt meist ein unterschiedlicher Blickwinkel in Bezug auf das Problem. So ist die Problemdefinition letztlich auch das Resultat eines gemeinsamen Definitions- und Aushandlungsprozesses zwischen der hilfesuchenden Person und dem professionellen Helfer.

Dabei scheinen die subjektiv wahrgenommenen Ressourcen für die Bewältigung von Stress bzw. Belastungen und das Wohlbefinden von entscheidender Bedeutung zu sein. Die Wahrnehmung eigener Ressourcen stellt gewissermaßen eine Art Metawissen über die eigenen Möglichkeiten dar, die gezielt für die Lebensbewältigung eingesetzt werden kann. Gelingt es dem professionellen Helfer nicht die Betroffenen für die Wahrnehmung von Ressourcen zu sensibilisieren und die „diagnostizierten" Ressourcen auch in ihrem

Erleben zu verankern, werden die Kinder und deren Eltern die möglicherweise bestehenden Möglichkeiten und Potenziale nicht im vollen Umfang nutzen können. Auch wenn nur eine geringe Kongruenz in der Ressourcenwahrnehmung herzustellen ist, also in erster Linie der professionelle Helfer Ressourcen wahrnimmt, kann die positive Anerkennung der Person zumindest zu einer positiven Hilfebeziehung beitragen („der Klient wird nicht nur als Problemträger betrachtet"). Die Kooperation dürfte jedoch konstruktiver sein, wenn beide Interaktionspartner sich hinsichtlich der Stärken der Person einig sind.

Um eine möglichst große Kongruenz in der Ressourcenwahrnehmung herzustellen, bedarf es in dem Selektions- und Definitionsprozess einer Abkehr vom traditionellen paternalistischen Modell der Hilfebeziehung. Ressourcenarbeit muss mit einer Relativierung des Expertenstatus einhergehen. Das heißt, die Beziehung darf nicht als Beziehung zwischen Lehrer und Schüler, zwischen „wissendem" professionellen Helfer und einer „unwissenden" hilfesuchenden Person strukturiert werden. Vielmehr bedarf es eines kooperativen und partnerschaftlichen Prozesses, in dem sich das Expertenwissen ständig in einem Dialog mit dem Wissen der Betroffenen befindet. Professionelle Helfer rücken dabei auch in die Rolle von Lernenden, die informiert werden müssen, und sind keine technischen Experten, die immer schon „wissen". Diese Haltung des „Nicht-Wissens" (Anderson & Goolishan, 1992) eröffnet einen Zugang zu den Anliegen der Kinder und Eltern. Loth (1998) betont, dass im Gegensatz zum Anlass, der in aller Regel mit Problemen, Defiziten und Beschwerden verknüpft ist, die zunächst meist noch verborgenen Anliegen auf Ziele, Wünsche und Möglichkeiten hinweisen und auf diese Weise für vorhandene bzw. aktivierbare Ressourcen sensibilisieren können.

Eine derartig gestaltete Hilfebeziehung geht von der Vorstellung aus, dass die Menschen ihr Leben wesentlich selbst gestalten und organisieren können, auch wenn sie dazu zeitweilig oder vielleicht sogar auf Dauer immer wieder professionelle Unterstützung und Hilfe benötigen. Sie sind Kunden im Sinne von „Kundigen", also Personen, die sich auskennen, die Bescheid wissen, die kundig sind für ihr Leben, für ihre Probleme wie für ihre Lösungen (vgl. Lenz, 2002). Professionelle Angebote sollten sich daher weniger nach „objektiver" Indikation oder „objektivem" Bedarf, sondern in erster Linie nach subjektiven Bedürfnissen und Wünschen der Betroffenen richten. Darüber hinaus sind die Betroffenen Co-Produzenten der Dienstleistungen. Sollen die eingeleiteten Maßnahmen Erfolg haben, dann sind die beteiligten Parteien aufeinander angewiesen. Hilfen können nicht ohne die Betroffenen und nicht gegen sie, sondern nur gemeinsam mit ihnen umgesetzt werden. Nur wenn Kinder und Eltern am Geschehen aktiv mitwirken, und die professionellen Helfer ihr Handeln entsprechend darauf abstimmen, werden Hilfen wirksam greifen können.

4.1.1 Aktivierung personaler Ressourcen

Ziel der Aktivierung personaler Ressourcen ist vor allem die Stärkung des Selbstvertrauens, des Selbstwertgefühles sowie der Selbstwirksamkeitserwartungen und internalen Kontrollüberzeugungen der Kinder und Eltern. Positive Selbstwertkonzepte spielen bei der Bewältigung von alltäglichen Anforderungen und Stress eine zentrale Rolle. Sie beeinflussen wesentlich sowohl den Umgang mit Spannungen, Konflikten und kritischen Lebensereignissen als auch wie und ob soziale Unterstützung mobilisiert werden kann.

Grawe (1998) unterscheidet zwischen der inhaltlichen und der prozessualen Aktivierung von Ressourcen:

- Mit der *inhaltlichen Ressourcenaktivierung* ist das gezielte Ansprechen von Stärken und Fähigkeiten gemeint, die in der ressourcenorientierten Diagnostik sichtbar wurden. Beispielsweise wird das Kind ermutigt, ausführlich von seinen Hobbies oder Freizeitaktivitäten zu erzählen, wobei der professionelle Helfer durch aktives Zuhören und intensives Nachfragen sein Interesse zum Ausdruck bringt. Er eröffnet dem Kind dadurch nicht nur die Möglichkeit, sich von seinen positiven Seiten darzustellen, sondern unterstreicht durch Äußerungen seine Neigungen und Bereitschaften. Das Kind übernimmt durch das Erzählen die Rolle eines Experten, der sich kompetent in die Gesprächssituation einbringen kann und macht in einer weitgehend symmetrischen Beziehungskonstellation Selbstwirksamkeits- und Kompetenzerfahrungen.
- Bei der *prozessualen Aktivierung* kommt es darauf an, die Gesprächssituation den Neigungen, Präferenzen und Fähigkeiten des Kindes oder des Elternteils entsprechend zu gestalten. Die prozessual aktivierten Stärken werden dabei weder explizit thematisiert noch müssen Klient und Professioneller unbedingt explizit darin übereinstimmen, dass etwas eine Ressource darstellt.

Beispiele für prozessuale Ressourcenaktivierung

Kind oder Elternteil neigt dazu, sich passiv zu verhalten und sich abhängig zu machen: Diese Bereitschaft als Ressource zu nutzen, erfordert das Gespräch zu strukturieren, Ratschläge und Hausaufgaben zu geben. Der professionelle Helfer gibt eine klare Richtung vor, geht also insgesamt direktiv vor.

Kind oder Elternteil ist wachsam, eher misstrauisch und darauf bedacht, die Kontrolle zu haben, selbstbestimmt und autonom zu entscheiden und zu handeln: Um diese Ressource zu aktivieren, ist es von großem Wert
- auf die Transparenz des Vorgehens zu achten, indem jeder Schritt bzw. Vorschlag offengelegt und genau begründet wird;
- auf alle Fragen und Bedenken der Person sorgfältig einzugehen, auf nonverbale Signale der Nichtzustimmung zu achten und diesen mit Respekt und Akzeptanz zu begegnen;
- verschiedene Vorschläge zu unterbreiten, wie man vorgehen könnte, die Person zu bitten, darüber nachzudenken und zu entscheiden, welche der Möglichkeiten für sie am besten geeignet ist.

Kind oder Elternteil ist betont rational und tendiert dazu, heftigere Gefühle zu vermeiden: Man könnte diese Neigung als Ressource betrachten und ein Vorgehen wählen, bei der der Klient nicht sein Unvermögen – wie hier beispielsweise das fehlende Erleben und Ausdrücken von Gefühlen – erfährt, sondern sich im Gegensatz dazu als kompetent erleben kann.

Im Kindesalter kommt darüber hinaus einer aktionalen Aktivierung von Ressourcen eine große Bedeutung zu (Klemenz, 2003). Dem Kind wird dabei die Möglichkeit gegeben, seine Stärken und Fähigkeiten direkt zu zeigen. Es erhält die Gelegenheit, Fertigkeiten vorzuführen oder das Hobby anhand der mitgebrachten Materialien und Fotos anschaulich darzustellen. Die besondere Wirkung der aktionalen Ressourcenaktivierung liegt darin, dass das Kind seine Kompetenzen zeigen und damit seine Selbstwirksamkeit durch eigenes Handeln bzw. durch Medien und Gegenstände unmittelbar und selbstwertdienlich demonstrieren kann. Die Kinder erhalten dadurch die Gelegenheit, ihre bereichsspezifischen Selbstwirksamkeitserwartungen und Kontrollbedürfnisse vor dem professionellen Helfer zu bestätigen. Der aktionalen Ressourcenaktivierung kommt in der Ressourcenarbeit im Kindesalter deshalb eine so große Bedeutung zu, weil dem Gebrauch der Sprache oftmals kognitive und emotionale Grenzen gesetzt sind. Viele Kinder können und wollen nicht über alles sprechen, was sie bewegt und worauf sie stolz sind. Was immer Kinder auf der Handlungsebene kreieren, sie liefern damit spielerisch Bilder von ihrem gegenwärtigen Erleben, ihren Gedanken und Vorstellungen, von erlebten und verborgenen Ressourcen, die dann wertvolle Ausgangspunkte für Gespräche mit dem Kind und für gemeinsame Familiensitzungen bilden.

4.1.2 Lösungsorientierte Strategien zur Aktivierung personaler Ressourcen

Ressourcenaktivierung ist ein zentrales Merkmal des lösungsorientierten Ansatzes (vgl. Steiner & Berg, 2006). Statt Defizite zu diagnostizieren und die Problemgeschichte im traditionellen „problem talk" zu rekonstruieren, stehen die Suche nach Stärken und nach den Ressourcen im Mittelpunkt. Im Sinne konstruktiver Sprachspiele („solution talk") werden Stärken, Kompetenzen und Fähigkeiten durch spezifische Strategien gemeinsam entdeckt, identifiziert, benannt und in den Kontext, in dem sie noch nicht zur Verfügung stehen, transferiert.

Die Praxis des Identifizierens besteht darin, die Betroffenen dazu anzuregen, ihre Handlungen und ihre mehr oder weniger zufälligen Erlebnisse im Hinblick auf deren „Ressourcenhaftigkeit" hin zu untersuchen. Das Ziel dieses ersten Schrittes ist es, eine erhöhte Sensibilität für die zur Verfügung stehenden Möglichkeiten zu schaffen. Deswegen kommt es darauf an, die jeweiligen Ressourcen so einprägsam zu versprachlichen und markant zu benennen, dass ihr Vorhandensein nicht nur bewusst ist, sondern sie auch im richtigen Moment abgerufen und eingesetzt werden können. Das Identifizieren und Benennen von Ressourcen erfolgt vor allem mit Hilfe der Methode des Fragens. Fragen werden im lösungsorientierten Ansatz nicht zur Informationsgewinnung in der diagnostischen Phase eingesetzt, sondern gelten darüber hinaus als eine wichtige Form der Intervention. „Entsprechend dem kommunikationstheoretischen Axiom, dass man ‚nicht nicht kommunizieren' kann, ist es unmöglich, Fragen zu stellen, ohne damit zugleich bei den befragten Personen eigene Ideen anzustoßen" (von Schlippe & Schweitzer, 1996, S. 137). Jede Frage bewirkt Denkprozesse, neue Sichtweisen vielfältige Selbstorganisations- bzw. Selbstregulationsprozesse und löst auf diese Weise einen „solution talk" aus. Es existiert mittlerweile ein breites Spektrum verschiedener Fragetypen, die in der Arbeit mit Kindern und Familien eingesetzt werden können. Diese sollen im Folgenden nur kurz in ihren Grundzügen vorgestellt werden (vgl. ausführlich De Jong & Berg, 2003; Vogt-Hillmann & Burr, 1999):

Wunderfragen. Dieser Frageform kommt im lösungsorientierten Ansatz eine grundlegende Bedeutung zu. Die Wunderfrage zielt auf eine Aktivierung imaginativer Fähigkeiten ab und soll helfen, einschränkende Denkgewohnheiten bei der Lösungssuche zu umgehen. Erwachsene wie Kinder lassen sich aufgrund ihrer Probleme oftmals davon abhalten, ihr Leben zu leben und ihren alltäglichen Aktivitäten nachzugehen. Die Vorstellung von Wundern kann das Gefühl vermitteln, dass Hindernisse überwindbar sind und dass es möglich ist, das Leben zu gestalten, weil sie dadurch ein Bild davon entwickeln, wie das Leben anders aussehen könnte. Die Kinder lieben in der Regel diese Frage, wenn sie auf ihre Denkwelt zugeschnitten ist, das heißt, wenn beispielsweise von Figuren wie von einer guten Fee oder einem Zauberer gesprochen wird, die wundersame Dinge vollbringen können:

- Angenommen, während du nachts schläfst, passiert ein Wunder und du wachst morgens auf und deine Probleme und Schwierigkeiten, weshalb du hier bist, sind gelöst, ohne dass du dies gemerkt hast. Woran wirst du am nächsten Tag (und in den folgenden Wochen) merken, dass das Wunder passiert ist? Was werden die ersten Anzeichen sein?
- Woran werden Andere *(signifikante Personen der Reihe nach abfragen)* das merken, ohne dass du es ihnen sagen musst, dass das Wunder geschehen ist?
- Wenn ich in dieser Zeit zufällig mit der Videokamera anwesend wäre, was ist dann auf dem Film von dem Tag nach dem Wunder zu sehen?
- Was ist noch anders, wenn das Wunder passiert? Was noch?
- Was werden andere Personen noch sehen, was dir zeigt, dass ein Wunder passiert ist?

Durch diese hypnotherapeutische Intervention werden Kinder aufgefordert, noch weitere Ideen darüber zu produzieren, woran Bezugspersonen Fortschritte bemerken könnten. Die meisten Kinder freuen sich, wenn sie in der Fantasie ihre Probleme verschwinden lassen können bzw. sie sich auf wundersame Weise lösen. Steiner und Berg (2006) betonen, dass man auch unrealistische Träume der Kinder aufgreifen sollte, indem man der Frage nachgeht, welcher Unterschied im Leben dann eintreten würde, indem beispielsweise gefragt wird:

Nun stell dir einmal vor, dein Vater wäre wieder völlig gesund und wie früher. Ich bezweifle zwar, dass das geschehen kann, aber nehmen wir es an. Was würdest du in dem Fall tun, was du im Moment nicht tust?

Ausnahmefragen. Unter Ausnahmen werden Zeiten verstanden, in denen die Probleme hätten auftauchen können, aber in Wirklichkeit nicht in Erscheinung getreten sind. Ausgangspunkt im lösungsorientierten Arbeiten ist die Überzeugung, dass es selbst bei gravierenden Problemlagen Phasen gibt, in denen die Schwierigkeiten weniger intensiv sind oder zumindest teilweise bewältigt werden können. Die Identifizierung dieser Ausnahmen wird als entscheidend für die Entwicklung weiterer Lösungen betrachtet und lenkt den Blick auf verfügbare und mobilisierbare Ressourcen:

- Gab es Zeiten, in denen das Problem nicht auftrat oder weniger stark war? Was war damals anders?
- Wann war es in der jüngsten Zeit schon einmal so ein bisschen wie nach dem Wunder? Was war da anders?
- Was hast du gemacht, damit dieses Stück vom Wunder schon passieren konnte?

Skalierungsfragen. Skalierungsfragen dienen als ein wichtiges Mittel zur kontinuierlichen Begleitung des Prozesses der Zielerreichung sowie zur Sichtbarmachung und Aktivierung von Ressourcen. Hierzu werden die Betroffenen eingeladen, ihre Beobachtungen, Eindrücke und Einschätzungen des Erreichten auf einer Skala von 0 bis 10 einzuordnen. Kindern fällt es häufig leicht, Fragen, die mit einer Zahl beantwortet werden müssen, zu beantworten. Nachdem sie mit einer Skala vertraut gemacht worden sind, können sie einfach gefragt werden:

> Bei welcher Zahl auf der besprochenen Skala von 1 bis 10 würdest du dich heute einstufen?

Mit der Skalierungsfrage wird kein normativer Standard erfasst, sondern eine subjektive Einschätzung vorgenommen, die individuell in ihrer Bedeutung für das Kind sehr verschieden sein kann. Es kommt aber eindeutig zum Ausdruck, dass der Zustand, der mit der Zahl 6 benannt wird besser ist als ein Zustand mit der Zahl 3 oder 4, aber weniger als der mit der Zahl 8 oder 9.

Steiner und Berg (2006) empfehlen bei jüngeren Kindern die Skalierungsfragen in Aktionen umzuwandeln. Die folgenden Beispiele zeigen, dass dabei der Kreativität keine Grenzen gesetzt sind:

- *Der Erfolgsturm.* Für jede Situation bzw. jedes Verhalten, die bzw. das seit der letzten Therapiestunde gelungen ist, darf das Kind ein Holzklötzchen auswählen und damit einen „Erfolgsturm" bauen. Wenn dem Kind oder den anwesenden Eltern keine weiteren Ereignisse einfallen, wiederholt der professionelle Helfer noch einmal mit dem Kind, welches Klötzchen für welchen Erfolg steht und fotografiert den Turm. Die Erfolgsbilder werden gesammelt und bilden eine anschauliche Form der Fortschrittsmessung.
- *Am Seil langgehen oder entlanghüpfen.* Auf dem Boden des Raumes wird ein Seil ausgelegt und ein Seilende steht für das Problem während das andere Seilende das gewünschte Ziel bedeutet. Das Kind wird aufgefordert bis an den Punkt zu gehen oder zu hüpfen, an dem sich der Zustand der Zielerreichung gegenwärtig befindet. Die Stelle wird markiert und bildet den Ausgangspunkt für ein Gespräch über das Erreichte, über die hilfreichen Schritte und Verhaltensweisen. In den nächsten Sitzungen wird diese Prozedur wiederholt, wobei durch die Markierungspunkte auf dem Seil die Fortschritte sichtbar werden.
- *Die Zahlen entlanghüpfen.* Kinder, die bereits über ein Zahlenverständnis verfügen, werden gebeten, auf jeweils ein separates Blatt die Ziffern 1 bis 10 zu schreiben. Die Blätter werden im Raum ausgelegt und das Kind soll auf die Zahl hüpfen, die seiner Meinung nach seinen gegenwärtigen Zustand zum Ausdruck bringt. Im sich anschließenden Gespräch bietet sich zum einen wieder die Gelegenheit, über das Erreichte zu sprechen und wie es gelang, es zu erreichen und zum anderen Möglichkeiten auszuloten, wie die nächsthöhere Zahl zu erreichen ist.

Bewältigungsfragen. Antworten auf Bewältigungsfragen zeigen der Person Stärken und Hoffnungen auf, die sie in einer anscheinend ausweglosen Situation oder bei einem belastenden Ereignis aufbringen kann:

- Wie hast du die vielen schwierigen Situationen, die du gerade beschrieben hast, bewältigt? Die meisten Menschen hätten schon längst aufgegeben. Wie schaffst du es, derartig schwierige Zeiten durchzustehen, ohne die Hoffnung aufzugeben?
- Wie schaffst du es, mit solch schwierigen Zeiten fertig zu werden?

Für Kinder sind Bewältigungsfragen meist zu komplex und abstrakt. Sie werden daher allenfalls älteren Kindern und vor allen den betroffenen Eltern gestellt. Dieser Fragetypus ist deshalb so hilfreich, weil der Person vor Augen geführt wird, unter welchen Bedingungen sie mit Situationen fertig geworden ist. Diese Erfahrung ermutigt, vermittelt Hoffnung und ist in der Lage, neue Energie und Kraft zu mobilisieren.

Fragetechniken zur Identifizierung von Ressourcen
• Wunderfragen • Ausnahmefragen • Skalierungsfragen • Bewältigungsfragen

Durch andauernde bzw. immer wiederkehrende Belastungen ist der angestoßene „solution talk" gerade in der Anfangsphase anfällig für Störungen. So kann beispielsweise durch eine Verschlechterung des Gesundheitszustandes oder eine drohende Klinikeinweisung unter Umständen die Zuversicht des Kindes, die Probleme im Umgang mit dem kranken Elternteil seien veränderbar, ins Wanken geraten, und es verstärken sich wieder die Gefühle der Hoffnungslosigkeit und Hilflosigkeit. Der Prozess des Entdeckens, Identifizierens und Benennens von Ressourcen muss deshalb vom professionellen Helfer unterstützt und gefördert werden. Dazu stehen im lösungsorientierten Ansatz verschiedene Strategien und Techniken zur Verfügung:

- *Zusammenfassen.* Zusammenfassen heißt, der Person in bestimmten Zeitabständen eine Rückmeldung über ihre Gedanken, Handlungen und Gefühle zu geben. Die Rückmeldung sollte möglichst in der Sprache der Person erfolgen, also ihre Schlüsselworte aufgreifen. Die Zusammenfassungen haben den Effekt, die Person dazu einzuladen, mehr zu erzählen, indem sie beispielsweise die Worte des professionellen Helfers korrigiert, überprüft oder ihnen noch weitere Aspekte hinzufügt.
- *Paraphrasieren.* Paraphrasierungen sind im Grunde kurze Zusammenfassungen, die den Gedankengang der Person nicht im selben Umfang wie die Zusammenfassung unterbrechen. Dabei werden Kerngedanken, auf die der Fokus gelenkt werden soll, vom Zuhörer in eigenen Worten wiedergegeben. Sie stellen eine wirksame Möglichkeit dar, um das Gespräch in eine konstruktivere Richtung zu lenken, etwa sich Gedanken über eine andere, bessere Zukunft zu machen.
- *Komplimentieren.* Komplimente werden eingesetzt, um die Aufmerksamkeit der Person auf Stärken und Erfolge in der Vergangenheit zu lenken, die beim Erreichen ihrer Ziele hilfreich sein könnten. Das Komplimentieren sollte nicht der Motivation entspringen, freundlich zu der Person zu sein, sondern ihre persönlichen Qualitäten und Erfahrungen hervorzuheben, die von großem Nutzen sein können, um Schwierigkeiten zu meistern und Lösungen zu finden.

- *Aufgaben geben.* De Jong und Berg (2003) unterscheiden zwei Typen von Aufgaben: Beobachtungs- und Handlungsaufgaben. Bei einer Beobachtungsaufgabe regt der professionelle Helfer den Klienten an, auf etwas in seinem Leben besonders „zu achten", was beim Finden oder bei der Weiterentwicklung einer Lösung helfen könnte. Die Aufgabe könnte beispielsweise darin bestehen, durch genaue Beobachtung Unterschieden oder Ausnahmen auf die Spur zu kommen: *Wann treten die Probleme nicht auf? Was macht die Person an diesem Tag? Was ist an diesem Tag anders?* Bei den Handlungsaufgaben schlägt der professionelle Helfer der Person vor, bestimmte Schritte zu unternehmen, bestimmte Aktivitäten durchzuführen, die ihr langfristig bei der Konstruktion einer Lösung nützen. Das Kind kann beispielsweise ermutigt werden, trotz innerer Bedenken und des ambivalenten Verhaltens der kranken Mutter, regelmäßig einmal in der Woche zum Fußballtraining zu gehen.

Wichtig ist es bei der Formulierung einer Aufgabe, den inneren Bezugsrahmen der Person zu berücksichtigen, an ihre Beschreibungen und Inhalte anzuknüpfen und möglichst ihre Sprache und Schlüsselworte zu benutzen.

Strategien zur Stärkung der identifizierten Ressourcen
• Zusammenfassen • Paraphrasieren • Komplimentieren • Aufgaben geben

Eine weitere wichtige Vorgehensweise in der lösungsorientierten Ressourcenarbeit bezeichnet Hargens (1998) als Transferieren. Er meint damit die Übertragung von Ressourcen, die in einem Kontext verfügbar sind, in einen anderen Kontext, in dem sie noch nicht zur Verfügung stehen. Das Verhalten ist kontextspezifisch, was beispielsweise im Umgang mit dem gesunden Elternteil oder mit den Geschwistern möglich ist und als entlastend erlebt wird, gelingt dem Kind nicht unbedingt im Kontakt mit dem erkrankten Elternteil. Häufig treten Schwierigkeiten auf, wenn die im Gespräch mit dem professionellen Helfer identifizierten Fähigkeiten auf den alltäglichen Lebenskontext übertragen werden sollen. Das Transferieren ermuntert zum Experimentieren mit Ressourcen, die der Person aus anderen Lebensbereichen vertraut sind. Eingeleitet wird dieser Prozess mit einer genauen Beschreibung der Ressource, die aus einem bestimmten Kontext mitgenommen und übertragen werden soll. Dazu eignen sich folgende Fragen:

- Wie erlebst du diese Stärke von dir im Umgang mit deiner Mutter? Wie verhältst du dich dabei?
- Was wäre auf einem Film im Einzelnen zu sehen, wenn wir dich dabei aufgenommen hätten?
- Woran merkst du, wie du deine Fähigkeit X einsetzt? Wie gelingt es dir zu Hause, diese Fähigkeit einzusetzen? Was würden deine Eltern sagen, wenn du dich so verhalten würdest?

Wenn die Betroffenen Versuche unternommen haben, Ressourcen zu transferieren, aber diese Bemühungen nicht sehr erfolgreich waren oder gar gescheitert sind, dann sollten diese Erfahrungen erkundet und unangemessene Auswirkungen bzw. mögliche Grenzen der Aktivitäten analysiert werden:

- Woran merkst du, dass es sich lohnt/nicht lohnt, sich zu Hause so zu verhalten/so zu reagieren?
- Was *müsstest du tun, um eventuelle negative Folgen möglichst von vornherein zu vermeiden?*

Der Prozess des Transferierens von Ressourcen in die verschiedenen Lebenskontexte der Kinder kann nach den Erfahrungen von Steiner und Berg (2006) durch drei Strategien besonders gefördert bzw. unterstützt werden:

Geschichten erzählen. Kinder hören gerne Geschichten über andere Menschen, Tiere oder bestimmte Wesen, die unterschiedliche Situationen und Ereignisse erleben oder als Sieger aus einem Kampf hervorgehen. Sie finden es spannend, Geschichten zu hören, in denen der Held schlimme Erfahrungen macht, große Schwierigkeiten erlebt und dann schließlich eine gute Lösung findet. Kinder genießen es meist, aus einer sicheren Distanz, über Schwierigkeiten, Gefahren, Konflikte und Erfolge einer Figur zu hören. „Geschichten zu erzählen und das gemeinsame Zuhören sind eine sehr intime Erfahrung – man lässt die anderen an seinen Fantasien, Träumen und vielen anderen menschlichen Gefühlen teilhaben und lernt miteinander etwas über das Leben" (Steiner & Berg, 2006, S. 106). Die Geschichte kann aus einem Buch vorgelesen oder aus der Erinnerung nacherzählt werden. Das Geschichtenerzählen, untermalt durch lebhafte Gesten und variierten Tonfall, versetzt die Kinder in einen bestimmten emotionalen Zustand, in dem sich bildhafte Vorstellungen entwickeln können und der eine Ebene der Vertrautheit und emotionalen Nähe herstellen kann. Bei jüngeren Kindern sollten möglichst Bilderbücher verwendet werden, die eine geeignete Geschichte erzählen. Welche Geschichte gewählt wird, hängt vom Verlauf der Sitzungen sowie den besprochenen Themen bzw. Inhalten und Bedürfnissen des Kindes ab und sollte in etwa folgendermaßen eingeleitet werden:

Wenn ich darüber nachdenke, welche Dinge du erlebt hast, fällt mir eine Geschichte ein, die ich dir gerne erzählen möchte.

Steiner und Berg (2006) empfehlen, über die Bedeutung der Geschichte mit den Kindern anschließend nicht zu sprechen oder sie in irgendeiner Form auszuwerten, sondern das Erzählte im Raum stehen zu lassen. Ihre Erfahrungen zeigen, dass die Kinder den tieferen Sinn der Geschichte intuitiv verstehen und Möglichkeiten finden, sie in ihre Lebenssituation zu integrieren.

Da nicht zu jeder Situation eine passende Geschichte vorliegt, schlagen Steiner und Berg (2006) vor, gegebenenfalls Geschichten zu erfinden und sie auf die individuelle Situation des Kindes zuzuschneiden. Die beiden Autorinnen geben einige Leitlinien und Grundmuster für die Konstruktion von Geschichten vor:

Der Held steckt in irgendwelchen Schwierigkeiten und muss zu deren Bewältigung eine Aufgabe erfüllen. Dabei ist er mit einer Reihe von Gefahren und schwierigen Situationen konfrontiert. Der Feind versucht mit allen Mitteln, die Bemühungen des Helden zunichte zu machen und baut zahlreiche Hindernisse auf. Der Held hat Helfer, die über Macht, Energie und Weisheit verfügen und den Helden mit guten Ideen und Ratschlägen versorgen. Er erreicht sein Ziel nie auf direktem Weg, sondern nach zahlreichen Rückschlägen, Misserfolgen und Katastrophen. Der Held sollte einige Ähnlichkeiten mit dem Kind aufweisen, wie z. B. in Alter, Geschlecht sowie bei einigen Verhaltensweisen und Vorstellungen. Die Helfer können Comicfiguren, Tiere oder Pflanzen sein, die das Kind besonders mag. Sie können auch Wesenszüge oder Stärken besetzen, die dem Kind ähnlich sind. Der Feind ist das „personalisierte" Problem in Gestalt eines Tieres, eines Roboters oder einer bösen Figur wie z. B. einer Hexe.

Die Geschichte kann auch gemeinsam mit dem Kind konstruiert werden, indem der Beginn einer Geschichte vorstellt wird und das Kind die Geschichte zu Ende erzählt. Es besteht aber auch die Möglichkeit, die Geschichte in der Weise von Anfang an gemeinsam zu entwickeln, indem abwechselnd Sätze aneinander gefügt werden, bis die Geschichte fertig erzählt ist.

Bilder malen. Das Malen von Bildern ist eine Ausdrucksform, die kaum sprachliche Fertigkeiten voraussetzt und von den meisten Kindern spontan und intuitiv praktiziert wird. Das Kind wird in der Sitzung, wenn es zu den Gesprächsinhalten gerade gut passt, aufgefordert, ein Bild zu einem bestimmten Thema zu malen. Kinder können oft besser über Bilder ihre Befindlichkeit, Sichtweisen und Probleme ausdrücken als mit Worten. Steiner und Berg (2006) machen eine Reihe von Vorschlägen zu Themen für lösungsorientiertes Bildermalen:
• was das Kind gut kann,
• die Familie,
• Lieblingsorte, Lieblingstier, besten Freund oder sonst etwas, das das Kind mag,
• was das Kind werden möchte, wenn es groß ist,
• was im Leben des Kindes wichtig ist,
• wie das Kind ist, wenn in seinem Leben alles in Ordnung ist,
• den Tag nach der Nacht, in der die gute Fee gekommen ist und ihren Zauberstab geschwungen und gezeigt hat, dass alle Probleme verschwunden sind.

Cartoonmalen. Das Cartoonmalen ist eine Technik, mit deren Hilfe Kinder, die ihre Gefühle nicht so gut in Worte fassen können, angeregt werden, eine Lösung für das Problem zu entwickeln. Steiner und Berg (2006) geben detaillierte Anweisungen, wie Kinder einen lösungsbildenden Cartoon auf einen Bogen Zeichenpapier, das in sechs gleich große Felder unterteilt ist, herstellen können:
1. Das Kind wird gebeten, im ersten Feld links oben sein Problem zu malen oder – falls es sich als zu kompliziert erweist – mit entsprechenden Farben und Formen anzudeuten.
2. Das Kind denkt sich dann eine mächtige Figur aus, die das Problem zum Verschwinden bringt. Diese Figur oder dieser Held soll in das mittlere Feld der oberen Reihe gemalt werden.

3. Das Bild im dritten Feld der oberen Reihe zeigt eine Lösung für das Problem, die das Kind gemeinsam mit dem Helfer gefunden hat.
4. In das linke Feld der unteren Reihe malt das Kind als nächstes die Situation, nachdem das Problem gelöst ist. Das Bild zeigt, wie sich die Lösung auswirkt und was sich für das Kind ändert.
5. Das Bild im mittleren Feld der unteren Reihe zielt auf die Zeit und den Ort ab, an denen die Lösung besonders erwünscht ist. Das Kind soll sich Zeit und Ort vorstellen, an denen die Lösung besonders wichtig ist und diese Situation malen.
6. Das Kind dankt dem Helfer zum Abschluss und malt in das rechte Feld der unteren Reihe ein Zeichen des Dankes.

Die beiden Autorinnen berichten, dass das zweite und das dritte Bild, ähnlich wie die Beantwortung der Wunderfrage, meist viel Zeit beanspruchen, da das Kind erst seine Ressourcen entdecken muss. Zur Erleichterung der Suche nach Lösungen empfehlen sie den Einsatz unterstützender Frage wie z. B.:

* Welche Figur ist deiner Meinung nach sehr mächtig und kann mit der Situation am besten fertig werden?
* Kannst du dich an eine Geschichte erinnern, in der jemand in Schwierigkeiten ist, und plötzlich erscheint *jemand oder es passiert etwas und alles wird gut?*

Steiner und Berg (2006) betonen, dass man auf die Wirkung der Bilder und des Zeichnens vertrauen und nicht durch Fragen und Interpretationen in die kindliche Fantasiewelt eindringen sollte. „Wir halten die Technik des Cartoonmalens deshalb für so wirksam, weil das Kind ganz schnell einen Weg zu seinen Ressourcen finden kann, ohne dabei Worte gebrauchen zu müssen. … Alle Kinder verstehen intuitiv, was für sie richtig und was für sie nicht richtig ist. Die Bilder der Kinder sind für uns der nonverbale Ausdruck ihres intuitiven Verstehens" (S. 118).

Strategien zur Stärkung des Transferprozesses

* Geschichten erzählen
* Bildermalen
* Cartoonmalen

4.1.3   Förderung und Entwicklung familiärer Ressourcen

Neben der Paarbeziehung zählt die elterliche Erziehungskompetenz zu den zentralen Familienressourcen. Einer Stärkung und Förderung dieser Ressource kommt in Familien mit einem psychisch kranken Elternteil ein besonders hoher Stellenwert zu. Durch die schwierigen familiären Lebensumstände sowie die Belastungen und emotional-kognitiven Einschränkungen, die mit einer akuten Krankheitsphase oftmals einhergehen, ist insbesondere die Erziehungskompetenz des erkrankten Elternteils nicht selten stark beeinträchtigt. Hinzu kommt meist eine große Verunsicherung und Unsicherheit in Bezug auf

Erziehung und erzieherischer Praktiken. Die psychisch kranken Eltern erleben sich häufig als erziehungsinkompetent und haben das Gefühl, aufgrund ihrer Erkrankung ihren Kindern keine ausreichende Förderung bzw. Versorgung zukommen lassen zu können.

Das Erziehungsverhalten gilt als einer der am besten untersuchten und aussagekräftigsten Risikofaktoren für die Entwicklung der Kinder. Als besonders ungünstige Erziehungspraktiken sind vor allem

- strenge und strafende Erziehungsmaßnahmen,
- inkonsistentes Belohnungs- und Bestrafungsverhalten,
- unzureichend begründete und/oder widersprüchliche Anweisungen und Regeln,
- Uneinigkeit der Eltern im alltäglichen Erziehungsverhalten und
- mangelnde Wärme und geringes Einfühlungsvermögen der Eltern gegenüber dem Kind

identifiziert wurden (siehe dazu auch Kapitel 1.1.4 und Kapitel 1.1.5).

Durch eine Verbesserung des Erziehungsverhaltens sollen die Eltern in die Lage versetzt werden, die Grundbedürfnisse der Kinder zu befriedigen und sie bei der Bewältigung von Belastungen, alltäglichen Anforderungen und der anstehenden Entwicklungsaufgaben kompetent zu unterstützen. Studien zeigen, dass durch eine Erziehung, die getragen ist von Zuneigung und emotionaler Wärme sowie von klaren und erklärbaren Regeln und die darüber hinaus entwicklungsadäquate Anregungsbedingungen bereitstellt sowie sich zunehmend erweiternde Handlungsspielräume gewährt, sich Kinder zu selbstbewussten, emotional stabilen und sozial kompetenten Personen entwickeln (Schneewind, 2005).

Petermann und Petermann (2006) haben aus unterschiedlichen Studien und Konzepten zur Erziehungskompetenz sechs Komponenten der Erziehungskompetenz abgeleitet, die von konkreten Fertigkeiten im Alltag und Erziehungssituationen bis hin zu emotionalen Fähigkeiten und auf die Erziehenden selbst bezogenen Fähigkeiten reichen. Den Komponenten wurden zudem bestimmte Merkmale zugeordnet:

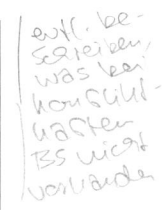

**Komponenten der Erziehungskompetenz
(nach Petermann & Petermann, 2006)**

1. *Beziehungsfähigkeit*
   – Empathie und Perspektivenübernahme
   – positive Gefühle zeigen
   – ausdrücken von Zuneigung und Liebe
   – Geborgenheit und Schutz vermitteln
   – fürsorglich sein
   – zuverlässig sein

2. *Kommunikationsfähigkeit*
   – zuhören
   – miteinander reden und erzählen
   – beobachten
   – angemessen auffordern
   – angemessen verbal und nonverbal reagieren

3. *Fähigkeit zur Grenzensetzung*
   - Absprachen treffen
   - eindeutige Regeln setzen
   - Konsequenzen realisieren und konsequent sein
   - positive und negative Verstärkung bei unangemessenem Kindverhalten meiden

4. *Förderfähigkeit*
   - Unterstützung und Ermutigung
   - Bekräftigung und positive Verstärkung
   - Anforderungen setzen
   - Aufgaben und Verantwortung übertragen

5. *Vorbildfähigkeit*
   - Selbstdisziplin zeigen
   - eigenes Handeln reflektieren
   - Selbstkontrolle besonders bei negativen Emotionen zeigen
   - Impulskontrolle zeigen

6. *Fähigkeit zum Alltagsmanagement*
   - Versorgung und Pflege
   - Organisation des Haushalts, des Familienlebens und des Alltags
   - Struktur im Alltag und familiäre Rituale

Die Erziehungsanforderungen an die Eltern ändern sich in Abhängigkeit vom Alter der Kinder. Eine wesentliche Aufgabe von Erziehung besteht deshalb darin, eine möglichst optimale Passform zwischen den altersgemäßen Bedürfnissen des Kindes und der Gestaltung der kindlichen Umwelt durch die Eltern herzustellen.

Mittlerweile liegt eine Vielzahl von Programmen zur Förderung und Stärkung der Erziehungskompetenz der Eltern vor (vgl. Tschöpe-Scheffler, 2003). Die Programme setzen an den Ergebnissen der Studien und Konzepten zum Erziehungsverhalten an und zielen auf die Förderung sozial-emotionaler und kognitiver Kompetenzen der Eltern sowie der Stärkung bzw. Entwicklung der Elternrolle ab. Schneewind (2005) weist darauf hin, dass Programme zur Förderung von Erziehungskompetenz besonders wirksam sind, wenn sie in Gruppen durchgeführt und die Eltern von anderen Eltern unterstützt werden. Im Folgenden werden beispielhaft einige Programme kurz vorgestellt:

Parent-Effectiveness-Training

Das Parent-Effectiveness-Training von Gordon (1972) ist eines der am häufigsten angewandten Programme in der Elternarbeit. Ziel des Trainings ist die Einführung eines demokratischen Erziehungsstils und der Verzicht eines repressiven oder dominanten Verhaltens ohne Anwendung von Macht. Inhaltlich werden die Eltern für eine günstige Kommunikation mit den Kindern sensibilisiert, wobei auf der einen Seite relevante Kommunikationsfehler, wie Befehlen, Drohen oder Schimpfen vermieden werden sollen, da diese dem Kind das Gefühl geben, den Eltern untergeordnet zu sein. Eltern lernen, ihren Kindern aktiv zuzuhören, auf Signale zu achten und so zu sprechen, dass ihre Kinder sie verstehen können. Auf Anschuldigungen und Du-Botschaften soll verzichtet werden. Auf der anderen Seite sollen Bedürfnisse und Meinungen der Eltern adäquat durch sogenannte Ich-Botschaften mitgeteilt werden. Im Mittelpunkt des Programms steht eine Problemlösung bei Konflikten zwischen Eltern und Kindern, die ohne Verlierer auskommt, indem ein fairer Kompromiss zwischen den Bedürfnissen der beiden Seiten gesucht und ermöglicht werden soll. Das Training umfasst zehn dreistündige Sitzungen, in denen Vorträge, Gruppengespräche, Demonstrationen, Übungen und Rollenspiele zur Anwendung kommen.

Elternverhaltenstraining

Das Programm von Perrez et al. (1974) orientiert sich im Wesentlichen an den Prinzipien der Lerntheorie und bezieht darüber hinaus Überlegungen der humanistischen Psychologie sowie empirische Befunde der Erziehungsstilforschung mit ein. Das Standardprogramm umfasst acht bis zehn Abende mit den Eltern. Die Elternabende sind so aufgebaut, dass zunächst im Plenum eine Einführung in die jeweiligen theoretischen Überlegungen erfolgt und diese anschließend in Kleingruppen vertieft werden. In den Kleingruppen erfolgen auch die praktischen Übungen, der Erfahrungsaustausch und die Vorbereitung bzw. Auswertung der Hausaufgaben. An den einzelnen Abenden werden folgende Themen behandelt:

- Erziehungsziele der Eltern und ihre alltagspsychologischen Vorstellungen.
- Einführung in das Verstärkerlernen sowie in Verhaltensbeschreibung und -beobachtung.
- Diskussion zum Thema Bestrafung und deren Auswirkungen sowie Alternativen zur Strafe.
- Vorstellen der Theorie des Beobachtungslernens mit entsprechenden Übungen.
- Die Bedeutung von Ursachenzuschreibungen und Erwartungen.
- Besprechung der typischen Erzieherverhaltensweisen und deren Auswirkungen.
- Die Darstellung der Dimensionen Wertschätzung und Lenkung.
- Einführung in die partnerschaftliche Konfliktbewältigung, basierend auf dem Parent-Effectiveness-Training von Gordon.

Einen weiteren wichtigen Stellenwert nimmt der Umgang mit Gefühlen des Kindes ein. Die Eltern werden für das Erkennen von Gefühlen des Kindes sensibilisiert und sollen lernen, dem Kind zu vermitteln, wie Gefühle angemessen kommuniziert und ausgedrückt werden können. Angesprochen werden Eltern von Kindern verschiedenster Altersstufen, wobei vor allem auf Entwicklungsetappen wie Säuglingsalter, Trotzalter, Einschulung, Schulzeit und Pubertät eingegangen wird.

Positive Parenting Program (Triple P)

Sanders (1999) hat ein mehrstufiges präventives Programm zu positiver Erziehung entwickelt. Das Triple P bietet Eltern praktische Hilfen und Unterstützung bei der Kindererziehung mit dem Ziel an, den häufig entstehenden Teufelskreis von Verhaltensproblemen der Kinder, Erziehungsinkompetenz der Eltern, Hilflosigkeit und weiteren Familienproblemen vorzubeugen bzw. zu durchbrechen, indem den Eltern günstiges Erziehungsverhalten aufgezeigt wird. Das Programm nimmt Bezug auf verschiedene theoretische Grundlagen, wie die sozialen Lerntheorien zur Eltern-Kind-Interaktion und verhaltenstheoretische Modelle (Sanders, 1999). Es umfasst fünf Interventionsschritte mit steigendem Intensitätsgrad, da Eltern häufig nicht in allen Bereichen Defizite aufweisen und deshalb spezifische, auf die jeweiligen Bedürfnisse zugeschnittene Interventionen benötigen.

Das Vorgehen basiert auf folgenden Prinzipien für eine positive Erziehung:
- Sichere Umgebung und Anregung des Kindes in der Familie schaffen.
- Positive Lernatmosphäre durch gezieltes Lob, Zeiten des Miteinanders, kindgerechte Kommunikation und Zärtlichkeit herstellen.
- Positive Disziplin, indem Eltern auf das Problemverhalten konsequent und entschieden reagieren sowie Regeln klar formulieren.
- Realistische Erwartungen an das Kind entwickeln.
- Eltern ermutigen, ihre eigenen Bedürfnisse nicht zu vernachlässigen.

„Freiheit in Grenzen"

„Freiheit in Grenzen" ist ein sehr niedrigschwelliges interaktives Programm auf CD-ROM zur Verbesserung des Erziehungswissens und der Erziehungskompetenz für Eltern mit Kindern zwischen 6 und 12 Jahren (Schneewind, 2003). Am Beispiel einer vierköpfigen Familie werden in dem Programm fünf typische Konfliktsituationen (z. B. Aufräumen, Geschwisterstreit, Hausaufgaben) vorgestellt und in kurzen Filmszenen jeweils drei Lösungsmöglichkeiten angeboten und kommentiert. Eine der drei Lösungsvarianten entspricht dabei dem Erziehungsprinzip „Freiheit in Grenzen", das sich aus den Merkmalen elterliche Wertschätzung, Fordern und Grenzensetzen sowie Gewähren und Fördern der kindlichen Autonomie zusammensetzt.

Programme zur Förderung der Erziehungskompetenz

- Parent-Effectiveness-Training
- Elternverhaltenstraining
- Positive Parenting Program (Triple P)
- „Freiheit in Grenzen"

Familienrat

Der Familienrat ist eine weitere Strategie zur Förderung und Stärkung familiärer Ressourcen, die speziell auf die Erweiterung der Selbstgestaltungskräfte der Familie abzielt. Die Familienmitglieder sollen ermutigt werden, ihre eigenen Fähigkeiten und Kräfte zu entdecken und auf diese Weise in die Lage versetzt werden, ihre Angelegenheiten eigenständig und selbstverantwortlich mitzugestalten sowie Ressourcen produktiv zur Bewältigung der belastenden Lebensumstände einzusetzen. In diesem von Klefbeck (1998) entwickelten Verfahren übernimmt eine Fachkraft, die nicht unmittelbar in den Fall involviert ist, die Aufgabe, ein Treffen mit dem Ziel zu organisieren, die Kräfte und Möglichkeiten der Familie bzw. beispielsweise der durch Großeltern und Geschwister der Eltern erweiterten Familie zusammenzuführen, um die Situation des Kindes zu verbessern. Klefbeck weist darauf hin, dass diese Fachkraft nicht nur unabhängig sein muss, sondern vor allem auch über Moderations-, Mediations- und Koordinationskompetenzen verfügen sollte:

1. *Arbeitschritt:* Die beteiligten Experten stellen zunächst ihre Untersuchungsergebnisse, ihre Sichtweisen und Bewertungen der Lebenssituation des Kindes vor, ohne dabei den Anwesenden eventuell unangenehme Informationen oder Befürchtungen vorzuenthalten.

2. *Arbeitsschritt:* Anschließend wird der Familie Raum gegeben, sich intern mit den Stellungnahmen und Einschätzungen der Experten auseinanderzusetzen. Zudem wird sie aufgefordert, Antworten auf die folgenden Fragen zu finden:
– Braucht das Kind Unterstützung und Hilfe?
– Wenn ja, welche Möglichkeiten werden als hilfreich betrachtet und wie können die Bedürfnisse des Kindes erfüllt werden? Die Familie soll dazu konkrete Vorstellungen entwickeln und Überlegungen anstellen, wer für angestrebte Maßnahmen und Wege Verantwortung übernimmt.

Auf Wunsch der Familie oder des Kindes kann das Gespräch auch durch eine Fachkraft moderiert werden. Insbesondere in einer konfliktbeladen und spannungsreichen Familienatmosphäre ist eine professionelle Unterstützung des Gesprächs häufig angezeigt.
3. *Arbeitschritt:* Die Familie stellt den nun wieder dazu stoßenden Experten ihre Einschätzungen, Überlegungen und Pläne vor, und gemeinsam werden dann die Vereinbarungen und Absprachen weiterentwickelt und genau festgelegt. Die Experten werden nur dann auf ihren Vorstellungen und Vorgehensweisen beharren, wenn fachlich begründbar das Wohl des Kindes und die Erfüllung seiner Grundbedürfnisse nicht ausreichend gewährleistet scheinen. Abgeschlossen wird dieser Arbeitsschritt mit der Vereinbarung eines zeitnahen Auswertungstermins.

Der Familienrat setzt unmittelbar bei den Fähigkeiten der Familie an. Die einzelnen Schritte müssen immer an den kommunikativen Möglichkeiten der Beteiligten, dem aktuellen Gesundheitszustand des erkrankten Elternteils und an die konkrete familiäre Belastungssituation angepasst werden, das heißt, dass sie gegebenenfalls auch modifiziert werden müssen.

Der Familienrat bietet unter anderem einen geeigneten Rahmen zur Entwicklung eines Krisenplans für das Kind, beispielsweise für die Zeit einer akuten Erkrankung des Elternteils oder eines notwendigen Klinikaufenthaltes.

In einem Krisenplan werden detaillierte und verbindliche Absprachen für Krisenzeiten vorgenommen:

• das Kind benennt eine Vertrauensperson aus dem Umfeld, an die es sich wenden kann;
• gemeinsam mit allen Familienmitgliedern wird festgelegt, wann, in welcher Form und in welchem Umfang die Vertrauensperson Hilfe und Unterstützung leisten kann bzw. soll.

Für Kinder bietet ein schriftlich fixierter Krisenplan in eskalierenden Krisensituationen neben Schutz und Sicherheit vor allem die Möglichkeit, sich in familiären Belastungssituationen auf eine vertraute Person stützen zu können, ohne in größere Loyalitätskonflikte zu rutschen oder Schamgefühle und Ängste zu entwickeln. Für die erkrankten Eltern schaffen solche verbindlichen Absprachen Entlastung von Schuldgefühlen und Sorgen in Bezug auf die Versorgung der Kinder.

4.1.4   Aktivierung sozialer Ressourcen

Eine gezielte Aktivierung sozialer Ressourcen sollte erfolgen, wenn nach einer Ressourcenanalyse deutlich wird, dass die familiären und anderen relevanten Bezugspersonen
des Kindes die Bindungs- und Kontaktbedürfnisse nicht in einem ausreichenden Maße
erfüllen und die notwendige soziale Unterstützung nicht verfügbar bzw. mobilisierbar
ist. Es liegt mittlerweile ein breit gefächertes Repertoire an Methoden zur Förderung sozialer Ressourcen vor, die in zwei große Bereiche unterteilt werden können (vgl. Röhrle
et al., 1998; Lenz, 2001, 2005):

* *Strategien zur unmittelbaren Netzwerkförderung.* Diese Verfahren beziehen sich auf
  die alltäglichen Beziehungsstrukturen der Personen und bemühen sich um das Stiften
  neuer bzw. zusätzlicher sozialer Zusammenhänge und Unterstützungssysteme. Diese
  Form der Netzwerkintervention ist besonders dann indiziert, wenn die betroffenen
  Kinder und Familien über keine stabilen Kontakte und Bezüge verfügen, die soziale
  Unterstützung und Rückhalt vermitteln können, und sie vielleicht sogar unter Einsamkeit und sozialer Isolation leiden, weil in Folge der Erkrankung des Elternteils wichtige Beziehungssegmente – beispielsweise Freundschaften – auseinander gefallen sind.
* *Gruppenintervention.* Gruppe ist Medium und Katalysator sowohl für individuelle als
  auch für soziale Prozesse zur Förderung und Initiierung sozialer Ressourcen. Wenn
  es sich zeigt, dass Kinder neben Kontakten und sozialer Unterstützung auch einen
  Schutzraum benötigen, der ihnen Sicherheit und ein Gefühl der Zugehörigkeit vermittelt, in dem sie sich emotional öffnen, über Probleme reden und neue Kommunikati-
  onsmuster erproben können, sollten Gruppeninterventionen eingesetzt werden.

Netzwerkkonferenz
Klefbeck (1998) hat mit der Netzwerkkonferenz eine Strategie zur unmittelbaren Netzwerkförderung entwickelt, die sich für die Arbeit mit Kindern psychisch Eltern und deren
Familien gut eignet. Die Netzwerkkonferenz stellt eine konsequente Umsetzung des systemisch-lösungsorientierten Paradigmas dar, indem der Blick auf das Lösungssystems
in den Vordergrund gerückt wird. Die Vorgabe lautet dabei nicht: es müssen alle kommen,
die in irgendeiner Weise mit den Problemen oder Spannungen in Verbindung stehen, also
das Problemsystem bilden. Ganz im Sinne einer aktiven Mitwirkung der Betroffenen lautet vielmehr die Vorgabe: „Es können alle kommen, die zu einer Lösung beitragen können und wollen" (Loth 1998, S. 68). Problemsystem und Lösungssystem müssen also
nicht zwangsläufig identisch sein, wie es in der Vorstellung der traditionellen Familientherapie üblich ist.

1. *Vorbereitung der Netzwerkkonferenz:* Die Kinder und Eltern werden motiviert, eine
   Einladung an diejenigen Personen auszusprechen, die an der Lösung der bestehenden
   Probleme mitarbeiten sollen. Die Erfahrungen zeigen, dass die Betroffenen dabei meist
   an Personen aus der erweiterten Familie und der Verwandtschaft sowie aus dem engeren Freundes- bzw. Bekanntenkreis und an Erzieherinnen und Lehrer denken. Gemeinsam wird überlegt, wie das Anliegen formuliert und die Einladung vorgenommen
   werden kann. Das Ziel der Netzwerkkonferenz ist, Bezugspersonen und andere wichtige Personen aus dem sozialen Umfeld zusammenzuführen und nicht oder nur wenig
   genutzte bzw. verloren gegangene Kommunikationskanäle zu fördern sowie emotionale
   und instrumentelle Unterstützungspotenziale im sozialen Netzwerk zu aktivieren.

2. *Durchführung der Netzwerkkonferenz:* Um netzwerkimmanente Prozesse anzustoßen, zu katalysieren und für die Kinder und die Familie nutzbar zu machen, schlägt Klefbeck ein Vorgehen in Anlehnung an Speck und Attneave (1983) vor, das sich idealtypisch folgendermaßen darstellen lässt:

– Zunächst gilt es, die Anwesenden zusammenzuführen sowie Energie und Aufmerksamkeit nicht nur auf das Problem zu bündeln, sondern zugleich auf mögliche Lösungen zu lenken.

– Meist kommt es schnell zu einer gewissen Polarisierung, die durch ein Aufeinanderprallen der verschiedenen Meinungen und Standpunkte zu den einzelnen Themen gekennzeichnet ist.

– Es tauchen schließlich erste Lösungsmöglichkeiten auf, die aber häufig nur vordergründig eine gewisse Plausibilität aufweisen, jedoch sich nicht als wirklich tragfähig und dauerhaft erweisen.

– Das Scheitern der ersten Überlegungen und Unterstützungsvorschläge kann Resignation und Enttäuschung auslösen und den Eindruck der Unlösbarkeit der Situation entstehen lassen.

– Auf diese „Depressionsphase" folgt schließlich in aller Regel der Durchbruch. Es tauchen tragfähige und realisierbare Lösungsmuster auf, die sich schließlich auch konkret umsetzen lassen. Diese Erfahrung löst die Phase der Erleichterung und Zuversicht bei den Beteiligten aus.

Gegen Ende der Sitzung werden konkrete Maßnahmen diskutiert und vereinbart, wie beispielsweise: *Wer was und bis wann zu tun hat.* Um diesen Netzwerkprozess initiieren und konstruktiv begleiten zu können, sollten die professionellen Helfer über gruppendynamische Kenntnisse verfügen und vor allem auch Moderations- und Mediationstechniken beherrschen.

Gerade in den Netzwerkkonferenzen rücken bei den Anwesenden nicht selten Patenbeziehungen und Peerkontakte im Sinne von Peer-Counselling als Unterstützungsmöglichkeiten für die Kinder ins Blickfeld, die zwei weitere wichtige Strategien zur unmittelbaren Netzwerkförderung darstellen.

Patenschaften

Das Patenschaftsmodell zielt auf die Schaffung neuer sozialer Unterstützungssysteme ab. Diese Form der Netzwerkförderung bietet sich an, wenn im familiären Beziehungssystem keine stabilen sozialen Bezüge vorhanden sind, die in Krisenzeiten aktiviert werden und den Kindern Rückhalt geben können. Zielgruppen für diese Maßnahme sind insbesondere allein erziehende psychisch kranke Eltern und sehr zurückgezogen bzw. isoliert lebende Familien mit einem psychisch kranken Elternteil, bei denen die Verbindungen zum nahen sozialen Umfeld und zur Verwandtschaft schwach geworden oder sogar einzelne Beziehungssegmente zusammengebrochen sind. Ziel des Patenschaftsmodells ist es, ein kontinuierliches, niederschwelliges Beziehungsangebot zu schaffen, das in Belastungssituationen auch kurzfristig in Anspruch genommen werden kann. Patenschaften verbinden Elemente der Tagespflege und der Bereitschaftspflege mit der Möglichkeit einer flexiblen Krisenintervention und einer alltagspraktischen, verwandtenähnlichen Unterstützung für die Familie (Szylowicki, 2001). Paten sind vertraute Personen, die die Kinder regelmäßig zu vorher gemeinsam vereinbarten Zeiten begleiten sowie

Sicherheit, Schutz und Entlastung in schwierigen Lebenssituationen bieten, wenn es dem psychisch kranken Elternteil oder der Familie nicht mehr gelingt, die Kinder ausreichend zu versorgen und zu fördern (Trepte, in Druck). Eine Überführung des Betreuungsverhältnisses in eine Dauerpflege kommt nur in Ausnahmefällen in Betracht, vielmehr sollen die Eltern-Kind-Beziehungen möglichst erhalten bleiben.

Um das verwandtschaftsähnliche Modell der Patenschaft realisieren zu können, ist die räumliche Nähe zwischen den Beteiligten eine wichtige Voraussetzung. Nur auf diese Weise kann sich Kontakt und emotionale Nähe entwickeln, woraus für die Kinder und ihre psychisch kranken Eltern schließlich ein kontinuierlicher Beziehungsstützpunkt in akuten Krisensituationen erwächst. Die räumliche Nähe ist auch deshalb wichtig, damit bei einer vorübergehenden Unterbringung in der Patenfamilie das gewohnte soziale Umfeld erhalten bleibt, das Kind also ohne Unterbrechung den Schulbesuch fortsetzen kann oder sogar die Schule wechseln muss sowie Freundschaftskontakte und Freizeitaktivitäten weiter gepflegt werden können.

Damit Patenschaften für Kinder psychisch kranker Eltern gelingen können, müssen neben der räumlichen Nähe weitere grundlegende Voraussetzungen gegeben sein:
- Die Patenfamilie bietet in erster Linie eine relativ leichte Erreichbarkeit und Verfügbarkeit für das Kind. Sie übernimmt nicht die pädagogische Verantwortung für die (Wieder-)Herstellung der Erziehungsfähigkeit des Elternteils oder für die Verbesserung der familiären Beziehungen.
- Patenschaften dienen dem Erhalt der Eltern-Kind-Beziehung. Ein Übergang von der Patenschaft zu einer Dauerpflege sollte deshalb ausgeschlossen werden.
- Freiwilligkeit stellt eines der zentralen Grundprinzipien dar. Ein Kontrakt kann nur dann zustande kommen, wenn die Beteiligten dies wollen. Das heißt, die Familien suchen sich gegenseitig aus. Die Patenschaft kann nur funktionieren, wenn sich die Patenfamilie das Kind und seine Familie mögen und sich sympathisch finden. Die gegenseitige subjektive Akzeptanz stellt die Grundvoraussetzung für den Aufbau einer Patenbeziehung dar.

Die Übernahme von Patenschaften stellt eine komplexe Aufgabe dar, die mit hohen Anforderungen an die Paten verbunden ist. So kann die Dynamik der psychischen Erkrankung die gesamte Patenfamilie erfassen und diese in die bestehenden Konflikte verstricken. Die Paten sollten deshalb Erfahrungen im Umgang mit Kindern haben und vor allem auch über Kompetenzen zur Selbstreflexion und Kommunikation verfügen. Die bisherigen Erfahrungen zeigen, dass Personen, die Patenschaften übernehmen, entweder langjährige Erfahrungen in der Bereitschaft-, Dauer- oder Tagespflege besitzen bzw. aus psychologisch-pädagogischen oder pflegerischen Berufen kommen sollten (Szylowicki, 2001; Trepte, in Druck).

Trotz Erfahrungen und/oder beruflicher Qualifizierungen ist im Vorfeld eine fundierte fachliche Vorbereitung der Paten notwendig, die Informationen über psychische Erkrankungen, Auswirkungen auf die Kinder und die Familie und über Kooperation mit Einrichtungen sowie Übungselemente zur Stärkung kommunikativer und erzieherischer Kompetenzen umfassen. Parallel dazu erfordert eine Patenschaft eine kontinuierliche professionelle Begleitung während der Maßnahme, die ein vertrauensvolles Verhältnis zwischen den Paten und den professionellen Helfern voraussetzt. In Supervisionszirkeln, Einzelberatung, aber auch in Gesprächen im erweiterten Setting gemeinsam mit allen Beteiligten gilt es regelmäßig Erfahrungen und Gefühle aller Akteure zu reflektieren, Probleme und Hindernisse zu thematisieren, Entwicklungen zu analysieren sowie weitere Schritte zu planen (Lenz, 2005).

Peer-Counselling

Gemeinsames Merkmal dieser Strategie ist der Einsatz Gleich- oder Ähnlichaltriger für ihresgleichen zu Zwecken der Unterstützung und Beratung bei Problemen. Von gleich zu gleich soll gelernt werden, und es wird vermutet, dass dabei Erfahrungen gemacht werden, die in anderen Interaktionssystemen, wie etwa in der Herkunfts- oder Patenfamilie nicht bzw. nicht so möglich wären (Lenz, 2001).

In der Strategie des Peer-Counselling wird die Bedeutung der Peerbeziehungen für die Bewältigung von Entwicklungsaufgaben aufgegriffen und für die Bearbeitung von Problemen oder themenspezifischen Fragen genutzt. Peers bilden für Kinder ein wichtiges Sozialisationsmilieu. Sie bieten einen sozialen Spielraum für die Erprobung neuer Handlungsmöglichkeiten und lassen oftmals Verhaltensweisen zu, die in einem anderen sozialen Kontext zu riskant wären oder sogar sanktioniert würden. Peerbeziehungen können zur Orientierung, zur Stabilisierung und emotionalen Geborgenheit beitragen. Peers vermitteln Normen und Regeln, die bei der Durchsetzung von persönlichen Interessen und Bedürfnissen gegenüber den Eltern helfen und die alters- und entwicklungsgemäße Ablösung unterstützen. Insofern fördern Peers die Identitätsbildung, vermitteln Identifikationsmöglichkeiten und helfen Lebensstile sowie die Selbstpräsentation einzuüben (vgl. Oerter & Dreher, 1995). In Peerbeziehungen werden darüber hinaus gleiche Sprachcodes verwendet, die einen direkteren Umgang miteinander ermöglichen als zwischen Kindern und Erwachsenen. Dadurch findet implizites Lernen statt, das sich insbesondere beim Erwerb von Problemlösefertigkeiten, Denkstrategien und Erklärungsmodellen für die psychische Krankheit der Eltern sowie Aushandlungs- und Verhandlungsfähigkeiten bewährt.

Als Erklärung für die potenzielle Wirksamkeit von Peer-Involvement-Ansätzen wird meist die sozial-kognitive Lerntheorie von Bandura (1986) herangezogen. Bandura konnte in zahlreichen Studien experimentell aufzeigen, dass menschliches Handeln stark durch Modelle vermittelt wird. Modell- oder Imitationslernen liegt vor, wenn eine Person Beobachtungen des Verhaltens und der Verhaltenskonsequenzen bei einer anderen Person nutzt, um später ihr eigenes Verhalten danach zu gestalten. Allerdings werden nur bestimmte Personen als Modelle betrachtet und nur bestimmte Verhaltensweisen übernommen. Bedingungen unter denen Imitationslernen und Nachahmung von Verhalten stattfinden, betreffen sowohl die Merkmale des Modells als auch das Verhältnis zwischen Beobachtern und Modell sowie Merkmale der Beobachter. So stellte Bandura beispielsweise fest, dass das beobachtete Verhalten nur dann übernommen wird, wenn das Modell positiv wahrgenommen wird, Ähnlichkeiten zwischen Eigenschaften und Charakteristika des Modells und der Beobachter bestehen, die Beobachter dem Modell Aufmerksamkeit schenken und es vor allem auch im Bereich ihrer kognitiven Möglichkeiten liegt, das Verhalten des Modells zu übernehmen. Werden hier zu große Diskrepanzen zwischen eigenen Fähigkeiten und dem Modell wahrgenommen, findet kein Imitationslernen statt.

Darüber hinaus wird die Wirksamkeit von Peer-Counselling stark vom Effekt der „geteilten Erfahrungen" beeinflusst. Kinder, die über ähnliche Erfahrungen verfügen und denen es etwa bereits gelungen ist, die Probleme im Zusammenleben mit dem psychisch kranken Elternteil zu meistern bzw. sie zumindest unter Kontrolle zu bekommen oder die damit umzugehen gelernt haben, genießen meist ein hohes Maß an Anerkennung und Vertrauen. Ihre Verhaltensmuster, Reaktionen, ihre Bewältigungsstrategien und Wege aus der Krise werden besonders schnell nachgeahmt. Personen mit Vorerfahrungen vermitteln darüber hinaus häufiger Gefühle der Hoffnung und Zuversicht und neigen weniger zu Bagatellisierungen, Rationalisierungen oder oberflächlichen Tröstungen wie Menschen ohne direkte Problemerfahrung. Diese versuchen nicht selten, aus Unsicherheit und Angst vor möglichen Anforderungen bzw. Erwartungen, Gesprächen über Probleme aus dem Weg zu gehen und entmutigen dadurch eher Hilfesuchende, ihre Gedanken, Gefühle und Fragen offen zum Ausdruck zu bringen (Lenz, 2001).

Erfahrungen aus der Praxis zeigen, dass Peers in der Lage sind, anderen Kindern bei einer Reihe von Problemen oder in bestimmten Bewältigungsphasen wertvolle und effektive Hilfestellungen zu bieten und die Rolle eines Begleiters zu übernehmen. Der Aufbau von Selbstvertrauen, die Entwicklung von kommunikativen Kompetenzen, wie auch einfach Ermutigung und Verständnis, gelingen möglicherweise in einer derartigen „Peer-Paten-Beziehung" sehr viel leichter als im professionellen Setting oder im Kontakt zu erwachsenen Paten. Aus der Unmittelbarkeit, der emotionalen und sozialen Nähe können Vertrautheit, Spontaneität und Sicherheit erwachsen, die das Durchleben und Bearbeiten der Auflösung, Umstrukturierung und Neuformierung familiärer Bezüge unterstützen bzw. abpolstern.

Die zentrale Aufgabe des professionellen Helfers im Peer-Counselling-Ansatz besteht zum einen in der Schaffung und Sicherung bestimmter organisatorischer und sachlicher Rahmenbedingungen für die helfenden Peers und zum anderen in einer sorgfältigen, aber nicht bevormundenden Einführung in die Arbeit sowie in einer kontinuierlichen fachlichen und psychosozialen Betreuung und Unterstützung. Zu letzteren sind regelmäßige Zusammenkünfte mit allen Beteiligten notwendig. Sie dienen einem doppelten Zweck: Zum einen sollen sie dazu beitragen, dass die Peers durch die Bereitstellung der Hilfeleistungen, durch ihr Geben und ihr Engagement, nicht überfordert oder ausgenutzt werden. Der Hilfeerhalt darf zum anderen natürlich auch nicht zur Passivität, zum Verlust von Autonomie und Selbstinitiative oder zur Beeinträchtigung des Selbstwertgefühls des Empfängers führen. Wesentliche Inhalte dieser „Kontrollsitzungen" sind deshalb die Erfahrungen und Gefühle der Akteure, die Thematisierung von Hindernissen und Problemen, die gemeinsame Analyse der persönlichen, familiären und lebensweltlichen Entwicklungen oder Ereignisse sowie die Diskussion und Planung weiterer Schritte.

Studien zeigen, dass sich Peer-Counselling nicht nur förderlich auf die persönliche Entwicklung der Hilfeempfänger auswirkt, sondern auch auf die der Akteure (vgl. ausführlich Lenz, 2001). Studien zeigen, dass Kinder, die als Peer-Counsellor ausgebildet worden sind, aus ihrer Ausbildung persönlichen Nutzen zogen. Sie fühlten sich nach ihren Angaben informierter, sozial kompetenter und waren davon überzeugt, ihre Bedürfnisse nun eher erkennen zu können als die meisten ihrer Altersgenossen. Darüber hinaus erlebten sie sich selbstbewusster, selbstsicherer und offener. Sie sahen sich nach der Ausbildung und ihren Erfahrungen mit anderen Jugendlichen und Kindern nun auch besser in der Lage, eigene Probleme und an sie gestellte Anforderungen zu bewältigen.

Strategien zur Netzwerkförderung
• Netzwerkkonferenz • Patenschaften • Peer-Counselling

Gruppeninterventionen

Das Gruppensetting bietet einen Pool von sozialen Ressourcen und kann zum Austausch verschiedener Lösungsmodelle und Bewältigungsstrategien genutzt werden. Die Gruppe bietet darüber hinaus emotionale Sicherheit und einen geschützten Rahmen, in dem zum einen das Ausleben negativer bzw. schädlicher Verhaltensweisen möglich ist und zum anderen positive und bestärkende Rückmeldungen durch die anderen Gruppenmitglieder erfolgen. Bereits in den 70er Jahren hat Yalom (vgl. Tschuske, 2001) vierzehn Wirkfaktoren der Gruppenintervention formuliert, die in den letzten Jahrzehnten ihren potenziellen Wert für die Theorie und Praxis von Gruppentherapie bewiesen haben. Sie lassen sich in drei Kategorien unterteilen, nämlich in instrumentelle, spezifische und allgemeine Faktoren. Unter instrumentellen Faktoren werden *Kohäsion* der Gruppe, gegenseitige *Offenheit* und gegenseitiges *Vertrauen* sowie eine konstruktive und aktive *Arbeitshaltung* verstanden. Diese instrumentellen Faktoren sind wichtig für das Gruppenklima und bilden eine notwendige Voraussetzung für die Wirksamkeit der spezifischen Faktoren. In einer Gruppe, in der Zusammenhalt, Offenheit, Vertrauen und positive Arbeitshaltung herrschen, sind die einzelnen Gruppenmitglieder auch bereit, sich einem *Feedback* zu öffnen und sich auf ein *Rollenspiel* einzulassen. Zu den spezifischen Faktoren zählen darüber hinaus gegenseitige *Unterstützung*, *Modelllernen* und *Altruismus*. So kann beispielsweise die Erfahrung, sich selbst als hilfreich für andere zu erleben, selbstwerterhöhend sein. Die instrumentellen und spezifischen Faktoren bereiten das Fundament für die allgemeinen Wirkfaktoren wie die Erkenntnis, dass Leid keine *isolierte Erfahrung* ist, sondern auch andere Menschen betrifft oder die *Hoffnung* darauf, dass Veränderung tatsächlich möglich ist. Zu den allgemeinen Wirkfaktoren gehören auch die *Rekapitulation* von subjektiv angstbesetzten Situationen, die *Katharsis* durch ein Sichbefreien von Konflikten und Spannung durch eine emotionale Abreaktion sowie die Einsicht in *existenzielle Erkenntnisse*, wie beispielsweise die Erkenntnis, dass man für sein Leben selbst verantwortlich ist oder dass das Leben nicht immer gerecht ist.

Tschuske (2001) betont, dass die Mehrzahl der Studien sich mit den subjektiv als wirksam erlebten Faktoren auseinandersetzen. Empirisch gut belegt werden konnte in den Studien die Bedeutung der emotionalen Bezogenheit zur Gruppe für die Selbstöffnung von Menschen. Eine größere Selbstöffnung führt zu einem deutlich erhöhten Feedback durch die Gruppenmitglieder, das sich positiv auf Veränderungen auswirkt. Es zeigte sich darüber hinaus, dass je nach Phase der Gruppentherapie andere Faktoren im Vordergrund stehen. So ist beispielsweise zu Beginn der Gruppentherapie der Aufbau einer konstruktiven Arbeitsatmosphäre, die von gegenseitigem Vertrauen geprägt ist, von herausragender Bedeutung.

Im Folgenden sollen zwei Gruppeninterventionsprogramme für Kinder vorgestellt werden, die sich in der Praxis bereits vielfach bewährt haben:

Ressourcenorientierte Gruppentherapie

Vogt et al. (2003) haben ein ressourcenorientiertes Gruppenprogramm für Kinder suchtkranker Eltern entwickelt, das inhaltlich so angelegt ist, dass es ohne Veränderungen auch in der Arbeit mit Kindern psychisch kranker Eltern eingesetzt werden kann. Das Programm besteht aus 12 Einheiten und ist für eine Gruppengröße von 4 bis 8 Kindern gedacht, die altersgemäß und entsprechend ihres Entwicklungsstandes zusammengesetzt werden. Grundsätzlich eignet sich das Interventionsprogramm für Kinder als auch für Jugendliche. Die Gruppensitzungen beginnen mit einem aktivitätsorientierten Begrüßungsritual, um die Alltagsspannungen aufzunehmen, dann folgt eine Bearbeitungsphase, die in jeder Sitzung einen Themenschwerpunkt hat, beendet werden die Sitzungen mit dem Entwurf einer Beobachtungs- oder Handlungsaufgabe und einer konzentrativen Fantasiereise. Die Struktur der Gruppensitzungen und die inhaltlichen Schwerpunktthemen sollten dabei an den individuellen Bedürfnissen der zu einer Gruppe zusammengesetzten Kinder ausgerichtet werden und daher gegebenenfalls auch verändert werden.

Inhaltliche Themenkomplexe der ressourcenorientierten Gruppentherapie (nach Vogt et al., 2003)

1. *Ach wie gut, dass niemand weiß – Ach wie schade, was weiß ich*
   - Kennenlernen (Interessenanalyse: Austausch von Hobbies, Stärken, Lieblingsfächer etc.)
   - Gruppenklima fördern und Vorstellung des Programms
   - Zielklärung, Wünsche und Befürchtungen sammeln
   - Thema: *Woran erkennst du bei dir/bei anderen Veränderung? Was wünscht du dir für dich?*
   - Wunderszenario imaginieren und gegebenenfalls als Wunschbild malen
   - Fantasiereise: „Als Wünschen noch geholfen hat"

2. *Schätze der Vergangenheit – schätze die Vergangenheit*
   - Beziehungsanalyse: Beziehungsgrad und Familienbrett zur Darstellung der aktuellen Lebenssituation – Thema: *Wie sieht deine Lebenssituation aus? Was wäre dein Wunschbild?*
   - Ziele beschreiben und konkretisieren, Referenzkriterien entwickeln und Skalierungstechnik einführen – Thema: *Woran erkennst du, wenn du vorankommst, deinen Zielen näherkommst?*
   - Eigenverantwortlichkeit für das Handeln reflektieren – Thema: *Was kannst du tun? Wie kann dein eigener Beitrag dazu aussehen, dass es dir gut/besser geht?*
   - Fantasiereise: „Schätze der Vergangenheit – schätze die Vergangenheit"

3. *Schätze den kleinen Schritt*
   - Walking Scale als Bezugssystem für Veränderung und Fortschritt
   - Wahrnehmungssensibilisierung für kleinste Veränderungen – Thema: *Was hat sich bisher getan? Was hast du bereits bemerkt? Woran hast du das gemerkt? Woran haben andere das gemerkt?*
   - Fantasiereise: „Schätze den kleinen Schritt"

4. *Schätze deine Fähigkeiten*
   - Fähigkeitsanalyse: Sammeln, Austausch, Analyse und Bewertung von vorhandenen Copingstrategien zur Sensibilisierung individueller Verhaltensweisen – Thema: *Was gelingt dir gut? Was brauchst du darüber hinaus, wenn ...? Was habt ihr aneinander wahrgenommen? Wer kann was gut?*
   - Reporterspiel
   - Austausch von Ressourcen-Symbolen
   - Fantasiereise: „Schätze deine Fähigkeiten"

5. *Schätze dich selbst und das, was du erreicht hast*
   - Halbzeitbilanz und Fortschritt skalieren – Thema: *Wo steht du heute? Was glaubst du, wo sehen dich andere auf der Skala? Was glaubst du selbst? Was ist dein nächster Schritt?* Individuelle und Gruppenbefindlichkeit skalieren – Thema: *Wie merke ich, wenn es mir gut geht/wenn mir Dinge gut gelingen?*
   - Lösungsmodelle und -strategien vergleichen und modellieren
   - Fantasiereise: „Schätze dich selbst"

6. *Schätze die Möglichkeiten – wenn zwei sich streiten ...*
   - Rollenspiel zu Konfliktlösungsstrategien – szenisches Spiel mit Handpuppen oder im realen Rollenspiel
   - Gegenseitige Rückmeldungen, Wertschätzungen und Anerkennungen austauschen
   - Austausch von Ressourcenkarten und anderen Symbolen
   - Reflektion kritischer Ereignisse – Thema: *Berichte kritische (schwierige) Ereignisse/Erlebnisse und was du daraus gelernt hast.*
   - Rückmeldung dazu durch andere Gruppenmitglieder
   - Fantasiereise: „Wenn zwei sich streiten, freut sich der Dritte – Und dann?"

7. *Schätze deine Schätze*
   - Sammeln und Skalieren von erfolgreich bewältigten Situationen im eigenen Leben – Thema: *Berichte kritische Ereignisse und wie du diesmal anders als bisher damit umgegangen bist!*
   - Anfertigen von Ressourcenrädern
   - Rückmeldung dazu durch andere Gruppenmitglieder
   - Fantasiereise: „Schätze deine Schätze"

8. *Schätze die Gruppe*
   - Sammeln, Würdigen und Dokumentieren von erarbeiteten Ressourcen – Thema: *Meine Stärken und Fähigkeiten*
   - Schriftliche oder malerische Darstellung der Stärken und Fähigkeiten
   - Auswertung
   - Fantasiereise: „Schätze deine Schätze und schätze die anderen"

9. *Schätze den Zufall*
   - Misserfolgsprävention: Analyse der bisherigen Verhaltensweisen und Copingmuster; Antizipieren möglicher Schwierigkeiten; den Rückfall zum Vorfall machen und erfolgreiches Bewältigen reflektieren und üben – Thema: *Was mache ich, wenn ...? Woran merke ich, dass ich das gut mache?*
   - Fantasiereise: „Schätze den Zufall"

10. Schätze deiner Fantasie – schätze deine Fantasie
- Erfolgsdokumentation und Urkunden erstellen und rituell aushändigen – Thema: *Das kann ich gut an mir anerkennen und würdigen.*
- Reflexion und Ausblick
- Fantasiereise: „Schätze die Kraft deiner Fantasie und deiner Erfahrungen – vertraue dir selbst"

11. Zum Stand der Ergebnisse
- Drei Monate nach Beendigung der regelmäßigen Gruppensitzungen treffen sich die Gruppenmitglieder, reflektieren die Erfahrungen und festigen die Ergebnisse.
- Familiendialog: Reflektierender Austausch zwischen Eltern und Kindern

12. Zum Stand der Lebenskunst
- Sechs Monate nach Abschluss der Gruppe kommen die Gruppenmitglieder – gegebenenfalls gemeinsam mit den Eltern – zusammen, reflektieren die weiteren Erfahrungen und festigen die Ergebnisse
- Verabschiedung der Gruppe

Vor Beginn der Gruppentherapie finden zunächst Familien- und Elterngespräche statt, um die Beteiligten über Inhalte, Methoden und Vorgangsweisen zu informieren. Gemeinsame Gespräche werden darüber hinaus im Verlauf und am der Ende der therapeutischen Arbeit angeboten. In einem Zwischentreffen werden die wahrgenommenen Veränderungen thematisiert und die weiteren Schritte abgesprochen. Zum Abschluss wird von allen eine Bilanz gezogen, die einen Ausblick auf die individuelle und familiäre Entwicklung beinhaltet. Familien- und Elterngespräche werden immer dann anberaumt, wenn sich aus Sicht der Beteiligten eine Notwendigkeit dazu ergibt.

AURYN-Kindergruppe

In der „Unendlichen Geschichte" von Michael Ende ist „Auryn" der Name eines Amuletts, das dem Träger Kraft und Schutz bei der Bewältigung von schwierigen Aufgaben verleiht. „Auryn" wurde als Name für ein Gruppenkonzept verwendet, dass in der Psychiatrischen Universitätsklinik Freiburg entwickelt und erprobt wurde (Bohus et al., 1998). Bei der AURYN-Gruppe handelt es sich um ein spezielles Gruppenangebot für 7- bis 14-jährige Kinder mit einem kranken Elternteil, das mittlerweile im deutschsprachigen Raum eine relativ große Verbreitung gefunden hat. An der Klinik für Kinder- und Jugendpsychiatrie des Universitätsklinikums Hamburg-Eppendorf wurde das Gruppenkonzept weiterentwickelt und evaluiert (Deneke et al., in Druck).

Die Ziele dieses themenzentrierten Gruppenangebots sind:
- Stärkung der emotionalen Wahrnehmung und damit des Selbst- und Selbstwertgefühls der Kinder.
- Enttabuisierung des Themas psychische Erkrankung der Mutter/des Vaters.
- Informationsvermittlung zu psychischen Krankheiten in altersangemessener Weise.
- Entlastung von Schuldgefühlen.
- Stärkung individueller Bewältigungsformen und der Selbstreflexion.

• Förderung des Austausches über die eigene persönliche und familiäre Situation und damit des Gefühls von Zugehörigkeit und Solidarität durch den Kontakt mit ähnlich Betroffenen.
• Erleben und Integration kindlicher Gefühle und Bedürfnisse.

Um sich gegenseitig kennenzulernen und Ängste abzubauen werden in dem Hamburger AURYN-Projekt die Familien vor Beginn der Gruppe zuhause aufgesucht. Die eigentliche Gruppenarbeit besteht aus 25 Treffen, die für jüngere Kinder 1 1/2, für ältere Kinder 2 Stunden dauern. In der Anfangsphase, die ca. 5 Treffen umfasst, lernen die Kinder das Zuhören und Eingehen aufeinander und fassen schrittweise Vertrauen in die Gruppe und die Gruppenleiterinnen. Die sich anschließende Arbeitsphase umfasst ca. 15 Treffen und die Abschiedsphase wiederum etwa 5 Treffen. Das letzte Treffen ist ein Abschiedsfest, auf dem die Kinder kleine persönliche Geschenke und Briefe der Gruppenleiterinnen erhalten und die im Lauf der Gruppenarbeit gestalteten Dinge nach Hause mitnehmen dürfen. Einige Wochen nach Beendigung der Gruppe findet ein Hausbesuch durch die Gruppenleiterinnen statt, nach 4 Monaten und nach einem Jahr werden die Kinder und die Eltern zu einem Nachtreffen eingeladen (Deneke et al., in Druck).

Inhaltliche Themenkomplexe der AURYN-Gruppe

• Das Selbstbild, die eigenen Stärken und Schwächen
• Das eigene Empfinden in Einklang mit oder in Abgrenzung zu den Anderen
• Die Familie und die eigene Position darin
• Das Thema Krankheit und seine Bedeutung für die Kinder und ihre Familien

Zu Beginn der Gruppensitzung werden die Kinder nach ihrer Befindlichkeit gefragt: *Wie geht es mir heute? Was war in der Zwischenzeit? Was hat mich vom letzten Mal noch beschäftigt?* Anschließend wird gemeinsam das Thema der Gruppensitzung festgelegt. Um den Kindern den Zugang zu ihren Erlebnissen, Gefühlen, Wahrnehmungen, Zielvorstellungen und Lösungsideen zu erleichtern bzw. überhaupt zu ermöglichen, werden verschiedene Medien und Techniken eingesetzt: Geschichten, Fantasiereisen, Rollenspiele, kreatives Malen und Zeichnen sowie psychomotorische Übungen und Interaktionsspiele. Die Erfahrungen zeigen, dass jüngere Kinder einen ausreichenden (Zeit-)Raum für Bewegung und freies Spiel brauchen. In einer Abschlussrunde geht es um die Fragen: *Wie fühle ich mich jetzt? Was hat mir heute gefallen/nicht gefallen? Was erwartet mich nach der Gruppe?*

Die parallel zur Kindergruppe stattfindende Elternarbeit umfasst mindestens drei Elterntreffen. Ziel der Elternarbeit ist, über die Inhalte der Gruppenarbeit zu informieren, den gegenseitigen Austausch über die besonderen Bedingungen der Elternschaft zu fördern, Verständnis für die kindlichen Bedürfnisse und Perspektiven zu stärken und Selbsthilfepotenziale der Eltern zu aktivieren. Dabei ist es wichtig, den Eltern zu verdeutlichen, dass die Gruppe für die Kinder einen eigenen Erfahrungsraum darstellt und die Kinder darüber selbst entscheiden, in welchem Ausmaß sie ihn öffnen wollen.

Die ersten systematischen Auswertungen des Hamburger AURYN-Projektes erbrachten eine Reihe von wichtigen Erkenntnissen, die generell für den Aufbau und die Durchführung von Gruppenangeboten für Kinder psychisch kranken Eltern von Bedeutung sind (Deneke et al., in Druck):

- Es zeigte sich, dass viele Eltern zögern, ein Gruppenangebot für ihre Kinder in Anspruch zu nehmen. Scham- und Schuldgefühle sowie Ängste vor einem möglichen Verlust des Kindes führen dazu, dass sich psychisch kranke Eltern oftmals sehr reserviert und vorsichtig gegenüber solchen Hilfsangeboten verhalten (vgl. auch Lenz, 2005). Gespräche in der vertrauten häuslichen Atmosphäre, in denen die Familienmitglieder zum einen alle relevanten Informationen über das Gruppenangebot und die Ziele der Maßnahme erhalten, und zum anderen mögliche Alternativen zum Gruppenangebot für das Kind und die Familie aufgezeigt werden, kann die Betroffenen befähigen, sich im Sinne einer Informierten Zustimmung („informed consent") eigenständig für einen Weg zu entscheiden. Durch eine Vorgehensweise, die auf dem Prinzip des Respekts vor der Autonomie der Betroffenen beruht und auf Transparenz, das heißt auf Klarheit und Verständlichkeit der Hilfsangebote und Unterstützungsoptionen abzielt, können oftmals viele Ängste und Bedenken der Eltern abgebaut werden (vgl. auch Lenz, 2001).

- Die Kinder lassen sich erst auf die Gruppe ein, wenn sie von ihren Eltern die innere „Erlaubnis" zur Teilnahme erhalten haben. Die Eltern erteilen die Erlaubnis dann, wenn sie vom Gruppenangebot überzeugt sind, sich davon für ihre Kinder Unterstützung und Förderung versprechen und keine Konkurrenz befürchten. Eine positive Einstellung lässt sich meist an der Bereitschaft zur Mitarbeit und dem Interesse an der Gruppenarbeit ablesen. So berichteten die Gruppenleiterinnen, dass sich die Eltern mit der Zeit als Teil des Projekts verstanden. Es entwickelte sich eine vertrauensvolle Beziehung und die Eltern wandten sich zunehmend auch mit Erziehungsfragen und familiären Problemen an die Expertinnen.

- Die Analyse und Auswertung der Abbrüche machte deutlich, dass eine gewisse Individuation eine wichtige Voraussetzung für die Teilnahme an der Gruppe darstellt. So scheint für jüngere, stark parentifizierte Kinder eine Gruppe nicht das geeignete Setting zu sein. Ein Gruppenangebot, das sich an das Kind richtet, wird in Familien mit massiven Grenzenstörungen schnell als trennend und bedrohlich erlebt und führt meist zum Abbruch. Die Erfahrungen deuten vielmehr darauf hin, dass für symbiotisch verstrickte Kinder und ihre Eltern Familiengespräche oder auch Familiengruppen meist besser geeignet sind.

- Vor allem die zeitliche Begrenzung der Gruppenarbeit erwies sich als eine der größten Schwierigkeiten. Aufgrund der langjährigen Erfahrungen haben Kinder psychisch kranker Eltern verschiedene Schutzmechanismen in Form von Rückzug, Vorsicht und Misstrauen entwickelt. Sie benötigen daher eine längere Zeit, um Vertrauen zu fassen, sich zu öffnen und auf andere Personen einzulassen. Umso schwerer fällt es ihnen häufig, sich am Ende der Gruppenarbeit zu trennen, wenn sie sich auf die Beziehungen sowohl zu den professionellen Helfern als auch zu den Kindern erst einmal eingelassen haben. Deneke et al. (in Druck) empfehlen daher eine Einbettung des Gruppenangebots in eine längerfristige Beratung und Unterstützung der Kinder und ihrer Familien.

Wie könnten Gruppeninterventionen in weitergehende Unterstützungsangebote eingebettet werden, um abrupte Trennungen nach Abschluss der Gruppenarbeit zu vermeiden? Um dieses Ziel zu erreichen, ist der Einsatz von zwei Strategien notwendig, von denen eine auf der inhaltlichen Ebene und die zweite auf der institutionell-organisatorischen Ebene angesiedelt ist:

• In die Gruppenarbeit sollte „Förderung sozialer Beziehungen der Kinder untereinander" als eigenständiger inhaltlicher Themenkomplex bzw. als eine wichtige Zielsetzung eingeführt werden. Dies bedeutet, dass in dem verlässlichen und geschützten Gruppenkontext die professionellen Helfer gezielt Solidaritätsimpulse der Kinder aufgreifen, die aus der Ähnlichkeit ihrer Lebenssituation entstehen, ihre Wünsche nach Gemeinsamkeiten verbalisieren, gemeinsame Interessen stärken und sie anregen, diese auch in ihrem Alltag zu verfolgen bzw. weiterzuentwickeln. Im Vordergrund stehen hierbei also der Aufbau neuer Kontakte, gemeinsamer Freizeitaktivitäten und Gesprächsmöglichkeiten. Unterstützt werden könnte dieser Prozess des Stiftens sozialer Beziehungen durch ein zusätzliches begleitendes Freizeitangebot für die Kinder und die Familien – etwa in Form von gemeinsamen Unternehmungen und sportlichen Aktivitäten an Wochenenden oder in Ferienzeiten.

• Darüber hinaus setzt eine Einbettung der Gruppenarbeit in andere Unterstützungsangebote funktionierende und dauerhafte Kooperationsbeziehungen zwischen den beteiligten Institutionen voraus. Ein fachlich fundierter Umgang mit Kindern psychisch kranker Eltern erfordert eine interdisziplinäre Handlungsperspektive, in der psychotherapeutisches, psychiatrisch-medizinisches und sozialpädagogisches bzw. sozialarbeiterisches Wissen miteinander verknüpft werden. Um eine angemessene Hilfe und Unterstützung gewährleisten zu können, ist also eine institutionalisierte Form der Kooperation zwischen Hilfesystemen notwendig, die in ihrer tagtäglichen Praxis wenig oder überhaupt nicht zusammenarbeiten. Verbindliche Kooperationsstrukturen sind insbesondere zwischen der Erwachsenenpsychiatrie und der Jugendhilfe erforderlich (siehe dazu auch die ausführlichen Überlegungen im abschließenden Kapitel). Das Präventionsprojekt „Kinder psychisch kranker Eltern" (KIPKEL), das im Kreis Mettmann (Nordrhein-Westfalen) entstanden ist, zeigt, wie aus der Kooperation verschiedener Einrichtungen in einer Region ein aufeinander abgestimmtes Unterstützungsangebot, das sich aus Einzelgesprächen für Kinder, Eltern- und Familiengesprächen, Gruppenangeboten für Kinder und Eltern sowie offenen Sprechstunden zusammensetzt, entstehen kann (Staets & Hipp, 2001).

4.1.5 Empowerment als integratives Handlungskonzept für die Ressourcenaktivierung

Der Empowermentansatz erweitert den Blick auf Ressourcen und lenkt die Aufmerksamkeit auch auf den sozialen Kontext und die sozialstrukturellen Gegebenheiten. Der Mensch wird als handelndes Subjekt betrachtet, das zur Bearbeitung und Gestaltung seines Lebens sowie zur Aufrechterhaltung seiner Gesundheit und seines psychosozialen Wohlbefindens sowohl personale, familiäre, soziale Ressourcen und darüber hinaus auch kontextbezogene, das heißt insbesondere materielle und ökologische Ressourcen benötigt. Damit werden Subjekt und Ort zueinander ins Verhältnis gesetzt. Es wird davon ausgegangen, dass Menschen auch unter einschränkenden Bedingungen des Mangels und der verschütteten Fähigkeiten über genügend Ressourcen und Stärken zur Gestaltung und Bewältigung des eigenen Lebens verfügen. Ob sich diese Entwicklungspotenziale entfalten, ist sowohl von individuellen Fertigkeiten und Fähigkeiten als auch von sozialen und kontextuellen Bedingungen, in denen sie leben, abhängig.

Sinngemäß lässt sich ⌐Empowerment⌐ als Selbst-Bemächtigung, als Gewinnung oder Wiedergewinnung von Stärke, Energie und Fantasie zur Gestaltung eigener Lebensverhältnisse, übersetzen. Empowerment bezeichnet einen Prozess, „innerhalb dessen Menschen sich ermutigt fühlen, ihre eigenen Angelegenheiten in die Hand zu nehmen, ihre eigenen Kräfte und Kompetenzen zu entdecken und ernst zu nehmen und den Wert selbst erarbeiteter Lösungen schätzen lernen" (Keupp, 1997, S. 256). Die Geschichte dieses Ansatzes ist eng verbunden mit der Bürgerrechtsbewegung der 60er Jahre in den USA, den sozialen Bewegungen, der Emanzipationsbewegung der Frauen, der Selbstbestimmt-Leben-Bewegung („independent living") von behinderten Menschen und nicht zuletzt der Selbsthilfebewegung mit ihrer Kritik an den qualitativ und quantitativ unzureichenden psychosozialen und gesundheitsbezogenen Dienstleistungen (vgl. dazu ausführlich Herriger, 2006). Rappaport (1987) hat die Empowermentperspektive in die Gemeindepsychologie eingeführt und maßgeblich an ihrer Weiterentwicklung zu einem professionellen Handlungsmodell mitgewirkt.

In der professionellen Förderung von Empowermentprozessen geht es darum, den Handlungs- und Möglichkeitsspielraum der Betroffenen dadurch zu erweitern, indem sich die besondere Aufmerksamkeit auf die vermittelnden Strukturen zwischen den unterschiedlichen Ressourcenebenen richtet. Ziel ist es, die Menschen zur Entwicklung ihrer eigenen vielfach verschütteten Stärken zu ermutigen, ihre Fähigkeiten zu Selbstbestimmung und Selbstveränderung zu stärken und sie bei der Suche nach Lebensräumen und Lebensperspektiven zu unterstützen:
- Auf der individuellen Ebene fördert Empowerment Selbstbewusstsein, Selbstwert, Autonomie und persönliches Kontrollbewusstsein.
- Auf der sozialen Netzwerk- und Gruppenebene fördert Empowerment gegenseitige Unterstützung, Integration und Solidarität.
- Auf der Ebene des sozialen Umfeldes zielt Empowerment schließlich auf die gemeinsame Beseitigung von Entfaltungshindernissen, die lokale Lebenskontexte mitprägen sowie auf die gleichzeitige Entwicklung von Ressourcen und Ressourcennutzung in den jeweiligen Kontexten ab.

Es kennzeichnet die Empowermentperspektive, dass sie sich bei der Entwicklung und Förderung von Ressourcen nicht auf eine Ebene beschränkt, wie es gerade in den klassischen klinisch-psychologischen und psychotherapeutischen Handlungsmodellen der Fall ist. Die primären Ziele in diesen Modellen bestehen in der Förderung individueller Prozesse, also in der Aktivierung personaler Ressourcen wie Selbstwertgefühl, Kontrollerfahrungen und Selbstwirksamkeitserwartungen. Soziale Ressourcen werden nur auf der interpersonalen Ebene im Familien- oder Gruppenkontext Gegenstand von Interventionsbemühungen. Extrafamiliäre Beziehungssysteme und Netzwerksegmente bleiben in aller Regel unberücksichtigt oder gelten lediglich als soziale Rahmenbedingungen, die die Aufnahme, den Verlauf und den Erfolg von Interventionen positiv beeinflussen oder auch hemmen können (Lenz, 2001). Professionelle Helfer, die aus einer Empowermentperspektive heraus handeln, bemühen sich hingegen immer wieder darum, ausgehend von der Ebene des Individuums, Verknüpfungen mit dem sozialen Netzwerk und anderen sozialen Kontexten herzustellen sowie Prozesse auf einzelnen Ressourcenebenen mit dem Ziel auszulösen, um dadurch möglichst Synergieeffekte anzustoßen. Das Ziel der Intervention besteht darin, auf den verschiedenen Ebenen versteckte oder noch nicht genutzte Ressourcen gemeinsam zu entdecken und sie für die Bearbeitung von Problemen und für die Weiterentwicklung und Stärkung der Person und des familiären Systems nutzbar zu machen (Lenz, 2002).

Leitfragen zur Förderung von Empowermentprozessen

1. Wie können Kinder/Eltern ermutigt werden, die eigene Kräfte und Fähigkeiten zu entdecken, damit sie in die Lage versetzt werden, ihr Leben (wieder) eigenständig und eigenverantwortlich mitzugestalten sowie Ressourcen produktiv zur Bewältigung belastender Lebensumstände einzusetzen?
2. Welche Ressourcen nehme ich bei den Betroffenen auf der personalen, sozialen und kontextuellen Ebene wahr?
3. Inwieweit gelingt der Blick auf Ressourcen? Bleibt der Blick auf eine bestimmte Ebene und/oder mehr auf Defizite gerichtet?
4. Auf welcher Ebene gelingt es, Anknüpfungspunkte zur Ressourcenaktivierung zu entdecken?
   - personale Ebene
   - familiäre Ebene
   - soziale und kontextuelle Ebene
5. Wie können Synergie-Effekte zwischen den Ressourcenebenen gefördert werden?
6. Gelingt es, Vertrauen in die Fähigkeiten und Möglichkeiten der Betroffenen zu entwickeln?
7. Gelingt es, den Eigen-Sinn der Lösungswege der Betroffenen, ihre Lebensentwürfe, Handlungen und Wahrnehmungen zu akzeptieren?
   - Bestehen Zweifel?
   - Wo sind meine Grenzen der Akzeptanz?
   - Welche Ziele hat der Betroffene?
   - Welche Ziele habe ich als professioneller Helfer?
   - Widersprechen sich diese Ziele?
   - Welchen Auftrag gibt mir der Betroffene?
   - Welchen Auftrag hätte ich gerne?

4.2 Förderung der Problembewältigung

Probleme und Ressourcen erscheinen zunächst als ein Gegensatzpaar. Ressourcen werden mit Begriffen wie „Stärken" oder „Potenzial" der Person bzw. der Umwelt verknüpft, während der Blick auf Probleme mit Begriffen wie Schwächen, Mängel, Fehler und Verluste der Person verbunden wird. Der Ressourcenperspektive wird häufig die Defizitperspektive oder die klinifizierende Sichtweise gegenübergestellt. Wie lässt sich nun das Verhältnis von Problemen und Ressourcen zumindest annäherungsweise charakterisieren? Nach der Durchsicht der Literatur kommt Willutzki (2003) zu dem Ergebnis, dass das Verhältnis von Problemen und Ressourcen unterschiedlich gesehen wird und definitorisch oder gar normativ kaum bestimmbar sein dürfte. Ressourcen werden häufig als zwei Seiten einer Medaille betrachtet, die gleichwertig nebeneinanderstehen und erst in der Zusammenschau Sinn und Perspektive ergeben. Antonovsky (1997) weist darauf hin, dass bei dieser Sichtweise die Gefahr besteht, entweder nur von der Ressourcen- oder von der Problemseite her zu argumentieren und es übersehen wird, dass Menschen zugleich Ressourcen und Probleme haben. Im salutogenetischen Modell von Antonovsky (1997) stellen Ressourcen und Probleme bzw. Gesundheit und Krankheit Pole einer Dimension dar. Antonovsky geht von einem Kontinuum mit fließenden Übergängen und Mischverhältnissen zwischen Gesundheit und Krankheit bzw. Ressourcen und Problemen aus. Bei enger Auslegung unterstellt das Kontinuumskonzept, dass Ressourcen und Probleme gegeneinander aufgerechnet werden und sich damit Ressourcen als Mangel an Problemen darstellen. Becker (1998) schlägt deshalb vor, Ressourcen und Probleme explizit als unabhängige Dimensionen zu betrachten. Diese Sichtweise hat den Vorteil, dass Ressourcen und Probleme gleichzeitig wahrgenommen werden können und darüber hinaus Ressourcen ein konkret zu beschreibendes Potenzial konstituieren. Das Modell von Ressourcen und Problemen als unabhängige Dimensionen bedeutet in der Praxis, dass der professionelle Helfer Probleme als ein echtes Nicht-anders-können in bestimmten Bereichen wahrnimmt, ohne diesem Nichtkönnen irgendwelche andere Bedeutungen zu unterstellen und es auf andere Bereiche zu übertragen.

Kinder psychisch kranker Eltern sind im Alltag mit verschiedenen Problemen in der Familie, in der Schule, im Wohnumfeld und im Kontakt mit Gleichaltrigen konfrontiert, für deren Bewältigung sie aktive Hilfe und gezielte Unterstützung benötigen. Häufig sind es die alltäglichen Spannungen und Probleme, wie beispielsweise Erwartungsdruck der Eltern, Streitigkeiten mit Familienmitgliedern oder Freunden, Misserfolg in der Schule, die unmittelbar oder mittelbar in Zusammenhang mit dem kritischen Lebensereignis der psychischen Krankheit eines Elternteils stehen können. Die Kinder scheinen durch alltägliche Probleme und Spannung stärker belastet zu werden als Erwachsene, die eher akzeptieren können, dass sich bestimmte Dinge nicht vermeiden lassen und ihnen weniger Bedeutung zuschreiben. Eine unangemessene Bewältigung solcher Probleme kann langfristig zu einer Kumulierung von Belastungen führen und das Risiko für die Entwicklung psychischer Störungen erhöhen. Grawe (1995) weist darauf hin, dass es auch in der Psychotherapie häufig angemessen ist, den Patienten aktiv dabei zu helfen, bestimmte alltägliche Schwierigkeiten und Probleme, die den unmittelbaren Gegenstand des Leidens ausmachen, besser zu bewältigen.

Die Verfügbarkeit von Problemlösekompetenz stellt eine übergreifende Form des Bewältigungshandelns dar. Problemlösekompetenz verbessert die Anpassungsfähigkeit der Person in akuten Belastungssituationen und befähigt sie, in neuen oder bislang ungewohnten Belastungssituationen mit Anforderungen besser fertig zu werden. Es handelt dabei um einen Prozess, in dem verschiedene angemessene Lösungsmöglichkeiten für Probleme erzeugt werden, von denen die Beste ausgewählt und eingesetzt wird. Das Problemlösemodell besteht aus einer Grundstruktur mit folgenden Prozessmerkmalen (vgl. beispielsweise Kanfer et al., 1996):

• Erkennen einer Schwierigkeit (Problemdefinition),
• Definition oder Spezifizierung der Schwierigkeit (Problemanalyse),
• Sammlung und Reflexion möglicher Lösungsalternativen,

- Auswahl eines optimalen Lösungsweges,
- Ausführung der gewählten Lösung und ihrer Bewertung.

Beyer und Lohaus (2007) weisen darauf hin, dass Problemlösen eine Metastrategie darstellt, mit deren Hilfe das Bewältigungsverhalten optimiert werden kann und nicht ver-
wechselt werden darf mit der instrumentellen bzw. problemorientierten Copingstrategie
nach Lazarus und Folkman (1984). Das Problemlösen ist ein bewusstes, rationales und
zweckgerichtetes Vorgehen, in dem typischerweise eine Handlungssequenz definiert wird,
die eine Lösung des Problems erleichtern soll.

D'Zurilla und Goldfried (1971) haben auf der Grundlage des oben genannten Problem-
lösemodells ein Training für den Erwachsenenbereich entwickelt, das eine sehr starke
Verbreitung gefunden hat und als Vorlage für die Entwicklung von Interventionsmodel-
len im Kindesalter diente:
- *Generelle Orientierung:* Zunächst soll eine Einstellung zum Problem geschaffen werden, die die Lösbarkeit des Problems betont.
- *Definition und Formulierung des Problems:* Das vorliegende Problem soll genau benannt werden, um dadurch zu einer lösungserleichternden Strukturierung zu gelangen.
- *Erarbeitung von Lösungsalternativen:* Im Rahmen eines Brainstormings soll ein möglichst breites Spektrum von Lösungsmöglichkeiten entwickelt werden.
- *Entscheidung für eine Lösung:* Aus den Lösungsalternativen soll die subjektiv am besten geeignete ausgewählt werden.
- *Durchführung und Überprüfung:* Das ausgewählte Lösungsverhalten wird realisiert
  und der damit erreichte Erfolg bewertet.

Insbesondere Spivack und seine Mitarbeiter haben den Problemlöseansatz von D'Zurilla
und Goldfried (1971) an die Möglichkeiten und Bedürfnisse von Kindern angepasst und
systematisch im Kindesalter eingesetzt. Kinder sollen Fähigkeiten erlernen, sich wir-
kungsvoll mit Anforderungen und Belastungssituationen in ihrer realen Lebenswirklichkeit auseinanderzusetzen. Für jüngere Kinder sind eltern- bzw. erzieherzentrierte Vorgehensweisen entwickelt worden, bei denen Eltern, Erzieher oder Lehrer trainiert werden,
mit Kindern in einen problemlösenden Dialog zu treten (vgl. Shure & Spivack, 1981).
Kindzentrierte Strategien, bei denen das Kind unmittelbar Adressat der problemlösungsorientierten Interventionen ist, können nach den Erfahrungen von Kazdin und Weisz
(1998) sowie von Döpfner (1998) frühestens ab dem Schulalter eingesetzt werden. Erst
ab dem 6. oder 7. Lebensjahr verfügen Kinder in etwa über die notwendigen kognitiven
Kompetenzen.

Welche Anforderungen stellt ein Problemlösetraining an Kinder? Welche Entwicklungs-
voraussetzungen müssen gegeben sein? Die einzelnen Phasen des Problemlöseprozesses
erfordern:
- bestimmte kognitive Fähigkeiten wie Diskriminationsfähigkeit, schlussfolgerndes und
  planerisch-strategisches Denken,
- die Fähigkeit, soziale Zusammenhänge zu erkennen wie beispielsweise die Wechselwirkung zwischen dem eigenen Verhalten und den Reaktionen aus der Umwelt,
- die Fähigkeit, den Einfluss emotionaler Befindlichkeit auf den Lösungsprozess wahrzunehmen und

- die Fähigkeit zur Selbstkontrolle und dabei vor allem zur Selbstbeobachtung und Selbstbewertung.

Eine erste wichtige Voraussetzung für ein problemlösungsorientiertes Vorgehen ist das Erkennen und die Beschreibung eines Problems. Es stellt sich daher zunächst die Frage, ob das Kind ein Problem selber wahrnehmen und benennen kann oder ob es andere Personen zum Ausdruck bringen. Zur Wahrnehmung eines Problems gehören des Weiteren die Benennung einer Unzufriedenheit mit einem Zustand oder einem Ereignis und die Fähigkeit, diesen Zusammenhang zu äußern sowie der Wunsch nach Änderung der unbefriedigenden Situation. Eine zweite wichtige Voraussetzung für problemlösendes Handeln besteht in der Fähigkeit der Kinder, eine Verbindung zwischen dem beschriebenen Problem, ihren bisherigen Lösungsstrategien, möglichen alternativen Lösungswegen und den von ihnen gewünschten Zielen herzustellen. Dazu ist die Verfügbarkeit von Kompetenzen zur Selbstbeobachtung, zur Selbststeuerung durch Selbstinstruktionen und zur sozialen Perspektivübernahme notwendig (Döpfner, 1998).

Kazdin und Weisz (1998) haben einige Regeln zur Durchführung von Problemlöseprogrammen formuliert:

- Es gilt zunächst die Art und Weise zu identifizieren, wie Kinder an die Belastungssituation herangehen, vor allem von welchen Kognitionen sie sich beim Umgang mit den Ereignissen bzw. interpersonellen Problemen leiten lassen.
- Problemlösefertigkeiten sollten zunächst an strukturierten Aufgabenstellungen (Spiele, Übungsmaterialien und Geschichten) eingeübt und erst allmählich Schritt für Schritt an die reale soziale Lebenswirklichkeit angepasst werden.
- Die professionellen Helfer nehmen im Prozess eine aktive Rolle ein, indem die einzelnen Problemlösungsschritte mittels verbaler Selbstinstruktion modellhaft vorgeführt und Hinweisreize gegeben werden, die den Kindern helfen, die gezeigten Lösungsschritte auch selber durchzuführen. Sie geben darüber hinaus Rückmeldungen und loben die Kinder für den situationsangemessenen und korrekten Einsatz der Fertigkeiten.
- In dem Trainingsprogramm werden unterschiedliche Vorgehensweisen und Methoden kombiniert wie Modelllernen, Rollenspiele, Hausaufgaben und positive Verstärkung.

Stressbewältigungs- und Therapieprogramme für Kinder enthalten Problemlösemodule, die auch in der Arbeit mit Kindern psychisch kranker Eltern eingesetzt werden können und eine wirksame Möglichkeit zur Förderung und Stärkung der Problemlösekompetenz bieten (vgl. Hampel & Petermann, 1998; Döpfner et al., 2002; Beyer & Lohaus, 2006). Durch das strukturierte Vorgehen anhand von einzelnen Teilschritten und die dazugehörigen anschaulichen Arbeitsmaterialien können Kinder die basalen Problemlösefertigkeiten einüben und durch entsprechende Unterstützung allmählich auf die reale familiäre Situation übertragen lernen.

Im Stressbewältigungsprogramm SNAKE – Stress Nicht Als Katastrophe Erleben (Beyer & Lohaus, 2006) wird im Grundmodul Problemlösen mit Hilfe des Modells der „Problemlöseschlange" ein Problemlöseansatz vermittelt, der fünf Teilschritte umfasst:

SNAKE – die Problemlöseschlange (Beyer & Lohaus, 2006)

1. *Problembeschreibung:* Stopp – Was ist das Problem? (Um ein Problem lösen zu können, muss zunächst geklärt werden, was das Problem genau ist. Dazu ist es notwendig, die Situation zu analysieren und sich zu fragen, wann und wo das Problem auftritt.)
2. *Lösungssuche:* Welche Lösungen gibt es? Was kann ich tun? (Das Kind wird angeregt, in einem Brainstorming über verschiedene Möglichkeiten nachzudenken. Dabei soll deutlich werden, dass es durchaus mehr als nur eine Handlungsmöglichkeit gibt. Die Lösungen werden aufgelistet und zunächst nicht bewertet. Es kann hilfreich sein, das Kind zu ermuntern, auch auf den ersten Blick verrückt erscheinende Lösungen aufzunehmen.)
3. *Entscheidung:* Was ist die beste Lösung? (Gemeinsam werden die einzelnen Lösungsmöglichkeiten besprochen und nach ihren Vor- und Nachteilen bewertet. Ausgewählt soll die Lösung werden, die mit den meisten Vorteilen und den wenigsten Nachteilen verbunden ist und am ehesten Hilfe verspricht.)
4. *Aktion:* Jetzt geht es los! (Die ausgewählte Lösung soll nun in die Tat umgesetzt werden. Dabei ist es wichtig gemeinsam zu überlegen, welche Schwierigkeiten bei der Umsetzung auftreten können. Manchmal kann es auch sinnvoll sein, mit kleinen Schritten zu beginnen.)
5. *Bewertung:* Hat es funktioniert? (Die einzelnen Lösungsschritte werden gemeinsam bewertet und dahingehend überprüft, ob das ursprünglich festgelegte Ziel erreicht wurde. Wenn es nicht gelungen ist, das Problem zu lösen, kann entweder eine andere Lösungsmöglichkeit eingesetzt werden oder es ist eine erneute Problem- und Situationsanalyse notwendig.)

Das Modell der „Problemlöseschlange" veranschaulicht dabei den Weg, den das Problem nimmt, bevor es „verdaut" werden kann. Gelingt es nicht, eine passende Lösung für das Problem zu finden, beginnt der Prozess wieder von vorne. Dieses anschauliche Modell soll helfen, dass die Kinder die Problemlöseschritte besser im Gedächtnis behalten.

Auf ähnliche Weise beschreiben Döpfner et al. (2002) diesen Prozess in dem Therapieprogramm („THOP"), das speziell für Kinder mit hyperkinetischem und oppositionellem Trotzverhalten entwickelt wurde. Wie im Stressbewältigungsprogramm SNAKE sollen Kinder in Problemlöseschritten lernen, besser mit sozialen Konfliktsituationen umzugehen. Das Therapieprogramm bietet Trainingsmaterialien an, die sich ebenfalls gut in der Arbeit mit Kindern psychisch kranker Eltern einsetzen lassen. So dient das Arbeitsblatt „Mein Ziel" etwa dazu eine Problemlösung zu erarbeiten:

THOP – Arbeitsblatt „Mein Ziel" (nach Döpfner et al., 2002)

• Auf der Grundlage einer gemeinsam entwickelten Problemdefinition, z. B. *Ich streite mich mit anderen Kindern,* wird zunächst eine allgemeine Zielbestimmung festgelegt: *Ich will mich mit anderen Kindern besser vertragen und mich nicht mehr so oft prügeln.*
• In einem nächsten Schritte werden die Vorteile *(Ich werde meine Wut los. Dann lassen sie mich in Ruh. Dann trauen sie sich nicht mehr, mich blöd anzumachen.)*

und die Nachteile *(Ich habe weniger Freunde. Alle sagen, du bist ein Schläger. Ich habe Ärger mit meinem Lehrer und meinen Eltern. Keiner will mit mir spielen.)* gemeinsam identifiziert.

- Auf der Grundlage der negativen Konsequenzen des bisherigen Verhaltens lassen sich konkretere Zielbestimmungen im Sinne von Lösungsalternativen vornehmen: *Was heißt es tatsächlich, sich besser mit den anderen zu vertragen? Indem die Zahl der Streitereien pro Woche abnimmt? Indem es gelingt, sich mit anderen Kindern zum Spielen zu verabreden? Indem es anderen öfters mal den Vortritt lässt?* In diesem Arbeitsschritt geht es also darum, welche Konsequenzen des veränderten Verhaltens dem Kind einfallen und welche Bewertungen es vornimmt.
- Ein weiterer wesentliches Bestandteil dieses Problemlösemoduls sind sogenannte diagnostisch-therapeutische Hausaufgaben. Das Kind wird ermutigt, die neu gewonnenen Sichtweisen schrittweise in den Alltag zu übertragen und neue Verhaltensweisen in bestimmten Kontexten konkret zu erproben.

Eltern werden meist als zusätzliche Mediatoren in das Interventionsprogramm einbezogen. Sie sollen ihre Kinder bei der Realisierung der einzelnen Problemlöseschritte unterstützen und insbesondere dann ermutigen, wenn Lösungen nicht sofort eintreten und Durchhaltevermögen erforderlich ist. Shure und Spivack (1981) betonen, dass darüber hinaus häufig die grundlegenden Fertigkeiten der Eltern im Umgang mit den Problemen ihrer Kinder gestärkt werden müssen.

Im Einzelnen nennen Shure und Spivack (1981)

- die Wahrnehmung der Alltagsprobleme der Kinder,
- die Sensibilisierung für veränderte Gefühlslagen der Kinder, das heißt, ein sicheres Gespür zu entwickeln, wann das Kind beispielsweise traurig, verzweifelt oder wütend ist,
- das Führen konstruktive Gespräche über die Alltagsprobleme der Kinder und
- die Realisierung geeigneter Kommunikationsformen, um Kinder zu eigenständigen Problemlösungen anzuregen.

Diese Fertigkeiten gehören zu den grundlegenden Erziehungskompetenzen und werden daher bereits teilweise in den Programmen zur Förderung der Erziehungskompetenz aufgegriffen und gefördert (siehe Kapitel 4.1.3). Die Erfahrungen zeigen allerdings, dass es hilfreich ist, wenn auch im Zusammenhang mit dem kindzentrierten Problemlösetraining der Umgang mit den kindlichen Problemen nochmals zum Thema gemacht wird und die Eltern in ihrer Wahrnehmung sensibilisiert werden.

4.3   Klärungsorientierte Vorgehensweisen

In ihren Gedanken kreisen die Kinder immer wieder um die Fragen nach der Ursache der Erkrankung des Elternteils, die für sie – wie insbesondere die qualitativen Studien zu den Belastungs- und Bewältigungsprozessen deutlich machen – auf Grund innerfamiliärer Tabuisierung und des Kommunikationsverbots nach außen in aller Regel nur unzureichend geklärt sind (Lenz, 2005). Es überwiegen diffuse Vorstellungen und Erklärungsmuster, die häufig Ängste vor der Krankheit und Befürchtungen in Bezug auf eine mögliche eigene Erkrankung auslösen. Meist verknüpfen die Kinder in ihrer Suche nach einer Erklärung für die Krankheit die Überlastung und Überforderung der Eltern im familiären oder beruflichen Alltag als eine mögliche Ursache mit einer persönlichen Schuldzuschreibung. Sie fühlen sich schuldig als Mitverursacher der Erkrankung, weil sie und die Geschwister – obwohl sie beispielsweise die Belastungen der Mutter im Haushalt wahrgenommen haben – diese nicht ausreichend unterstützt und entlastet haben, wie es aus ihrer Sicht eigentlich notwendig gewesen wäre. Jüngere Kinder bringen die belastende Schuldfrage häufig mit ihrem Verhalten in Verbindung. Sie vermuten, dass beispielsweise die Mutter durch ihr schlechtes Benehmen, ihre Unfolgsamkeit oder ihr lautes Schreien und Herumtoben krank geworden ist und in die Klinik muss. Derartig geprägte subjektive Krankheitstheorien der Kinder und die damit einhergehenden Ängste tragen zu einer Stresskumulation bei und erschweren oder verhindern vielleicht sogar die Stärkung bzw. den Aufbau eines adaptiven und situationsgerechten Bewältigungsverhaltens.

Neben der Ressourcenaktivierung und der Förderung der Problembewältigung stellt deshalb Klärungsarbeit ein weiteres grundlegendes Interventionsprinzip dar. Unter der Klärungsperspektive geht es im Anschluss an Grawe (1998) darum, der hilfesuchenden Person dabei zu helfen, sich über die Bedeutungen ihres Erlebens und Verhaltens im Hinblick auf ihre bewussten und unbewussten Ziele und Werte klarer zu werden. Die Aufgabe eines klärungsorientierten Vorgehens besteht darin, Einsicht in problematische Überzeugungen zu fördern, eigene Verhaltensweisen und das Verhalten bzw. Reaktionen anderer in bestimmten Situationen besser zu verstehen und Zusammenhänge zu erkennen. Ein zentrales Ziel in der Klärungsarbeit besteht darin, die Person zu ermutigen, die individuellen Erklärungsmodelle zu überprüfen und andere, weniger belastende subjektive Theorien über die Ursachen von Problemen zu finden.

Wie kann bei Kindern psychisch kranker Eltern ein Prozess angestoßen werden, in dem sie Erklärungen für die Ursachen der elterlichen Krankheit entdecken können, die Schuldgefühle und Ängste reduzieren und emotionale Entlastung ermöglichen? Im Folgenden sollen einige Strategien und Vorgehensweisen vorgestellt werden, die geeignet sind, Kinder zu einer Klärung und Neuorientierung in ihren Kognitionen und Gefühlen hinsichtlich der Ursachen der elterlichen Erkrankung und ihrer Rolle dabei zu verhelfen.

4.3.1 Strategien der narrativen Psychologie

Die narrative Psychologie bietet eine Reihe von Methoden und Techniken, um mit den Kindern über ihre Annahmen, Attributionen und Vorstellungen ins Gespräch zu kommen und die Erzählungen über die Ursachen der Krankheit der Eltern zu transformieren. Die narrative Psychologie geht davon aus, dass Erzählungen die natürliche und einzigartige Form darstellen, menschliches Erleben zu ordnen und zu begreifen. Erst in einer Erzählung, in einer geordneten Sequenz von Ereignissen, gewinnt der Strom von Eindrücken und Erfahrungen, dem jeder Mensch in seinem Alltag unterworfen ist, eine Struktur und eine Bedeutung. Durch die Verbindung der einzelnen Muster und Episoden entsteht ein mehr oder weniger schlüssiger Text zu einer ganz persönlichen Geschichte eines Menschen, die Beschreibungen von Problemen, von problemassoziierten Kontexten, von Hindernissen, von Problemlösungsversuchen und Zielen umfasst (Grossmann, 2000). Die Erzählungen Kinder psychisch kranker Eltern fügen sich meist zu einer Geschichte zusammen, deren Elemente Schuldgefühle, Verpflichtung und Verantwortungsübernahme, Schonung und Rücksichtnahme darstellen, in denen Lösungsversuche wie Abgrenzung, Distanzierung und die Verwirklichung eigener Bedürfnisse bzw. Wünsche wenig Platz haben, sondern allenfalls das Schulderleben noch verstärken (siehe ausführlich Kapitel 1.2).

Um einen Zugang zu den Erzählungen bzw. narrativen Strukturen der Kinder zu gewinnen, sollte eine spezifisch biografisch-narrativ angelegte Gesprächsführungstechnik eingesetzt werden (vgl. Völzke, 1997). Eröffnet wird das narrative Gespräch durch eine breite, aber präzise formulierte, erzählauffordernde Anfangsfrage, die in der Lage ist, einen Erzählfluss anzustoßen. Der professionelle Helfer nimmt zunächst die Rolle eines aufmerksamen Zuhörers ein, der einfühlend mit der Erzähldarstellung mitschwingt und versucht, die Perspektive des Kindes zu verstehen und dieses Verstehen durch entsprechende verbale und nonverbale Zeichen zum Ausdruck zu bringen. In der ersten Gesprächsphase werden möglichst keine Zwischenfragen gestellt und auch keine Kommentare abgeben, weil darin die Gefahr besteht, dass auf diese Weise neue Themen „von außen" eingeführt werden. Erst nachdem das Kind seine Erzählung zum Abschluss gebracht hat, wird der professionelle Helfer aktiv, fragt nach und bittet die unklar gebliebenen Passagen zu erläutern bzw. zu verdeutlichen. Diese Form der Gesprächsführung setzt eine personenzentrierte Beziehungsgestaltung und Kommunikation voraus, die sich durch folgende Anforderungen an den professionellen Helfer charakterisieren lässt (vgl. Rogers, 1981):

1. *Das Zeigen einer unbedingten Wertschätzung:* die Bedürfnisse des Kindes werden als voll und ganz berechtigt angesehen und dem Kind wird ein Recht auf Verwirklichung dieser Bedürfnisse eingeräumt.

2. *Das Bemühen um ein einfühlsames Verstehen der Lebensprozesse des Kindes:* Die Gefühle, Bewertungen und Handlungen des Kindes müssen durch ein sensibles und differenziertes Verständnis begleitet werden. Im Rahmen seiner Empathiebemühungen übernimmt der Helfer die Perspektive des Kindes und spiegelt diese einfühlsam zurück, so dass das Kind beispielsweise über das Spiel immer tiefer in die Erfahrungsprozesse seiner Existenz vordringen kann.

3. *Das Bemühen um ein psychisch authentisches Einbringen der eigenen Person in die Begegnung mit dem Kind:* Der Helfer begegnet dem Kind als „echte" Person, mit eigenen Ansichten und Einstellungen und hilft ihm auf diese Weise, seine Unterschiedlichkeit zu sehen und zu akzeptieren. Damit das Kind sich nicht durch die Einstellungen und Ansichten behindert fühlt, wird der Helfer seine Sichtweisen zurückhaltend und vorsichtig einbringen und immer auf das Recht des Kindes, sein Leben nach den eigenen Maßstäben zu gestalten, hinweisen.

Im Anschluss an Völzke (1997) sollen einige Gesprächsregeln und Strukturierungsprinzipien formuliert werden, die helfen können, Erzählschwellen der Kinder zu überwinden, um mit ihnen in ein vertieftes Gespräch über ihre Annahmen über die Ursachen der elterlichen Erkrankung und über die sie belastenden Erklärungsmodelle zu kommen:

Regeln für eine narrative Gesprächsführung

- Die Erzählkommunikation wird durch einen gezielten Erzählstimulus eröffnet, der in Form einer offenen Frage gesetzt wird und sich auf einen bestimmten zeitlichen und thematischen Ausschnitt des alltäglichen Lebens des Kindes konzentriert. Beispiele für erzählauffordernde Anstöße zu Erzählungen: *Ich möchte dich bitten, mir zu erzählen, wie so dein Alltag aussieht. Am besten stellst du dir einen ganz normalen Wochentag vor und erzählst dann all das, was da so nach und nach passiert. Du kannst dir dabei ruhig Zeit nehmen, auch für Einzelheiten, denn für mich ist alles das interessant, was dir wichtig ist. Was beschäftigt dich gerade so zurzeit?*
- Das narrative Gespräch wird im Wesentlichen durch zugewandtes, aktives Zuhören aufrechterhalten und strukturiert. Der professionelle Helfer unterstützt das erzählende Kind ausschließlich durch sein einfühlendes Zuhören, das er durch Aufmerksamkeitsmarkierungen zum Ausdruck bringt, z. B. durch Mimik und Gestik, durch emotionale Reaktionen wie Lachen oder Seufzen oder durch kurze emotionale Rückmeldungen, beispielsweise durch Formulierungen wie – *Das war ja wirklich schwierig* oder *Das war ja wirklich auffallend* – sichtbar macht.
- Entstehen Gesprächspausen, dann sollten diese nicht vorschnell unterbrochen werden. Pausen stellen in der Kommunikation nicht selten besonders kreative Phasen dar. Hier werden innere Dialoge geführt, in denen die Kinder Gedanken und Gefühle ordnen, Inhalte abwägen und bewerten, Fäden weiterspinnen. Vorschnelle Bemerkungen oder Fragen können daher diese inneren Prozesse stören und Erzählstränge abreißen lassen oder die Kinder von außen in eine andere Richtung drängen. Erst nach längeren Pausen oder deutlich nachvollziehbarer Beendigung der Erzählung sollte daher durch vorsichtiges, anknüpfendes Nachfragen eingegriffen werden. Beispiele für solche Nachfragen: *Du hast vorhin gerade den Besuch in der Klinik erwähnt. Was hast du dann weiter mit der Mutter erlebt? Da waren ja viele lustige Erlebnisse nach der Schule. Erzähl doch mal so ein Beispiel dafür!*
- Durch gezieltes Nachfragen soll das Kind angeregt werden, zusätzliche Aspekte und Hintergründe der Ereignisse oder Erfahrungen zu erzählen. Die Kunst besteht dabei, solche Fragen zu stellen, die selbst wiederum geeignet sind, das Erzählen weiterer kleiner Geschichten in Gang zu setzen. Die Frage nach dem „Wie?" (von Ereignisabläufen) bekommt hier einen zentralen Stellenwert, weil sie im Gegensatz zu „Was?"-, „Wo?"-, „Wann?"- oder „Wieso?"-Fragen Ablaufprozesse von Ereignissen in den Blick rückt.
- Verständnisfragen sollten gestellt werden, um Lücken in der Erzählung zu schließen und auf diese Weise zu einer nachvollziehbaren Gesamtform der Geschichte zu kommen. Von zentraler Bedeutung ist eine weitgehende Zurückhaltung des professionellen Helfers mit Bewertungen, Deutungen, Interpretationen sowie Schlussfolgerungen und Verbalisierungen emotionaler Inhalte, wie sie für die traditionellen Gesprächsführungstechniken charakteristisch sind. Die Gefahr solcher vertrauter Interventionen besteht in erster Linie darin, dass dadurch neue Themen oder Akzentsetzungen von außen eingeführt werden, die eine persönliche Geschichte leicht verändern können. Eventuell nicht zu vermeidende Kommentare oder Zwischenfragen während der Erzählung sollten daher mehr in folgende Richtung gehen: *Und wie ging es dann weiter in dem Streit mit der Mutter? Hast du so etwas schon einmal erlebt? Erzähle mal.*

• Abgeschlossen wird das narrative Gespräch mit einem Austausch über den Prozess der Kommunikation selbst. Der professionelle Helfer stößt diese metakommunikative Auswertung beispielsweise durch folgende Fragen an: *Wie ging das mit dem Erzählen? Hast du noch etwas Wichtiges vergessen?*

Der professionelle Helfer übernimmt in diesem dialogischen Geschehen die Rolle eines Prozesswächters, der Erzählimpulse setzt und durch sein intensives, aktives Zuhören sowie durch sein vorsichtiges, nicht deutendes oder nicht interpretierendes Nachfragen den Erzählfluss in Gang hält. Die Erfahrungen zeigen, dass viele Kinder durch diese Form der Gesprächsführung zunächst irritiert sind. Sie sind es häufig nicht gewohnt, dass ihnen ein für ihre Gedanken, Sichtweisen und Erfahrungen solch zeitlich großer und geschützter Raum zur Verfügung steht. Darüber hinaus ist Erzählen eine Kompetenz, der ein hohes Maß an Gesprächsbereitschaft und -fähigkeit zugrunde liegt, über das nicht alle Kinder im gleichen Umfang verfügen. Eher verschlossene, schüchterne, wortkarge oder übermäßig zurückhaltende Kinder benötigen oftmals mehr Zeit, um Vertrauen und Sicherheit zu gewinnen. Andererseits ist Erzählen eine Alltagskompetenz, die von allen Menschen mehr oder weniger beherrscht wird. Insbesondere für Kinder stellen Geschichten ein wichtiges und vertrautes Medium dar, um sich selbst unmittelbar oder mittelbar verständlich zu machen, um ihre Situation zu beschreiben und ihre Weltdeutungen und Entwürfe zum Ausdruck zu bringen (siehe dazu auch im Kapitel 3.1 die Ausführungen über das Explorationsgespräch mit den Kindern).

Mit dem Aufdecken und dem Sichtbarmachen der tabuisierten Erzählungen über Annahmen und Vermutungen, sind die Voraussetzungen für die Einführung neuer Zuschreibungen, Bedeutungsinhalte und Erfahrungen geschaffen, die geeignet sind, die Erzählungen bzw. die Geschichte der Kinder umzugestalten. Eine Geschichte, in der beispielsweise Schulderleben und Verantwortungsübernahme plötzlich in einem anderen Kontext erscheinen sowie Ereignisse und Verhalten als beeinflussbar wahrgenommen werden, kann Belastungen vermindern und vor allem entlastende Perspektiven eröffnen.

Gemeinsam mit den Betroffenen alternative Erzählungen zu schaffen, das heißt Umgestaltungen in den Beschreibungen von Ereignissen, Erfahrungen und Gefühlen vorzunehmen, ist der zentrale Ansatzpunkt der narrativen Psychologie (Sluzki, 1992, Grossmann, 2000). Wie kann der professionelle Helfer den Prozess der Transformation von Erzählungen anzustoßen und fördern?

Auf der inhaltlichen Ebene ist es notwendig, dass sich die neue Erzählung aus der alten entwickelt, das heißt sie muss Elemente der alten, vertrauten Erzählung enthalten. Die transformierte Erzählung sollte möglichst aus neu zusammengesetzten Bestandteilen der alten Erzählung und neuen Elementen bestehen, die vom Kind, von anderen Familienmitgliedern oder vom professionellen Helfer eingebracht und im Verlaufe des Gesprächs von allen Beteiligten „konsolidiert" werden. Sluzki (1992) macht darauf aufmerksam, dass sich die neue Erzählung zum einen von der alten nicht zu sehr unterscheiden darf, weil sie sonst von den Betroffenen nicht anerkannt wird. Zum anderen darf sie der alten Erzählung aber auch nicht zu ähnlich sein, denn sonst entsteht die Gefahr, dass die alte Geschichte insgesamt wieder hergestellt wird.

Es kommt auf das kreative Gleichgewicht zwischen Alt und Neu an:

- So sollte beispielsweise nicht versucht werden, dem Kind das Gefühl der Verpflichtung für das Wohlbefinden des erkrankten Elternteils und die Übernahme von Verantwortung im Familienleben in irgendeiner Weise auszureden, also eine völlig neue Erzählung zu anzustoßen. Vielmehr sollte die Übernahme einer Sorgerrolle in der Familie hervorgehoben und dafür Anerkennung gezollt werden, zugleich aber als neues Element die Bedeutung der eigenen Bedürfnisse und das Recht auf Abgrenzung und „Aussteigen" aus dem familiären Alltag in die Erzählung eingeführt werden. Die Kinder sollten auf diese Weise ermutigt und unterstützt werden, sich auch einen eigenen Raum außerhalb der familiären Situation zu schaffen, den Alltag im Zusammenleben mit dem erkrankten Elternteil von Zeit zu Zeit zu unterbrechen und beispielsweise bewusst Freizeitaktivitäten, Sport oder anderen Hobbies nachzugehen. Auch Kinder verstehen, dass sowohl eine räumliche als auch eine kognitiv-emotionale Distanz für Ablenkung und Entspannung sorgt und zugleich eine wichtige Quelle von Selbstwert und Selbstbestätigung darstellt.
- Neue Elemente sollten auch bei den persönlichen Schuldzuschreibungen der Kinder eingeführt werden, wenn sie sich aufgrund mangelnder Unterstützung oder bestimmter Verhaltensweisen als Mitverursacher der elterlichen Erkrankung fühlen. So könnten Schuldgefühle auch als Mitgefühl betrachtet werden, wodurch sie ihre Zuneigung und Liebe den Eltern gegenüber zum Ausdruck bringen. Die Kinder könnten beispielsweise darauf hingewiesen werden, dass sie auf diese Weise den Eltern zeigen, wie wichtig sie ihnen „trotz" ihrer Krankheit und dem nicht immer zur „Verfügung-stehen-können", sind. Gleichzeitig könnte mit den Kindern ein Gespräch darüber angestoßen werden, wie sich die Mutter wohl fühlen mag, wenn sie die Sorgen, Schuldgefühle und das daraus resultierende Mitgefühl ständig spürt.
- Die Ängste vor einer möglichen eigenen Erkrankung sollten dem Kind gegenüber in keiner Weise bagatellisiert oder gar verleugnet werden. Den Ängsten und Befürchtungen sollte aber der Schutz, den persönliche Stärken wie Selbstbewusstsein, gute vertrauensvolle Beziehungen zu den Eltern, zu anderen Erwachsenen und Freunden sowie eine aktive und situationsangemessene Auseinandersetzung mit schwierigen Situationen und Konflikten bietet, gegenübergestellt werden. Damit werden Elemente eingebracht, die auf Handhabbarkeit und Bewältigbarkeit abzielen, das heißt dem Gefühl von Hilflosigkeit und Demoralisierung werden Kontroll- und Lernmöglichkeiten sowie Selbstwirksamkeitserwartungen entgegen gesetzt.

Brücken zu alternativen Erzählungen lassen sich mit Hilfe verschiedener systemischer Fragetechniken und Interventionsformen wie lösungsorientierte Fragen nach Ausnahmen oder Wunder- und Skalierungsfragen (siehe Kapitel 4.1.2) sowie durch zirkuläres Fragen, Reframing bzw. Umdeutung und wertschätzende Konnotation schlagen:

Zirkuläres Fragen. Ausgangspunkt dieser zentralen Methode in der systemischen Arbeit ist die Annahme, dass das Verhalten in einem sozialen System immer auch als kommunikatives Angebot verstanden werden kann (Tomm, 1994). So sind Verhaltensweisen und Gefühle nicht nur als im Menschen ablaufende Ereignisse zu betrachten, sondern sie haben immer zugleich eine Funktion in den wechselseitigen Beziehungsdefinitionen. Es ist daher wichtig, diese kommunikativen Bedeutungen sichtbar zu machen, indem die

Person gefragt wird, die die Botschaft empfängt und nicht diejenige, die die Botschaft sendet:

- Was denkst du, wie deine Mutter sich fühlt, wenn sie versucht dich zu überreden, zu Hause zu bleiben?
- Wer merkt es in der Familie zuerst, wenn es dem Vater wieder schlechter geht?
- Wer ist darüber am meisten beunruhigt, wer am zweit meisten ...?
- Was denkst du, wie dein Vater (deine große Schwester, deine Oma ...) sich eigentlich fühlt, wenn du weinst und so traurig bist?

Durch das zirkuläre Fragen werden neue Sichtweisen und Denkprozesse angeregt, wie die Wirklichkeit auch anders gesehen werden könnte. Sie stellen damit einen wichtigen Schritt dar, neue Elemente in den Beschreibungen und Erklärungsmustern zu entdecken und die gewohnten Erzählungen umzugestalten.

Reframing bzw. Umdeutung. Bei der Methode des Reframings bzw. der Umdeutung wird einem Geschehen dadurch ein anderer Sinn gegeben, dass es in einen anderen Rahmen gestellt wird, der die Bedeutung des Geschehens verändert (von Schlippe & Schweitzer, 1996). Es geht darum, dem Rahmen, in dem eine Person ein Ereignis wahrnimmt, einen anderen Rahmen gegenüberzustellen. Der professionelle Helfer fragt sich daher bei jeder Äußerung oder Verhaltensweise der Person, welcher Kontext denkbar wäre, unter dem das Problem sinnvoll sein könnte, eventuell sogar eine bessere Lösung darstellen würde:

- Obwohl es dir manchmal schwer fällt, schaffst du es immer wieder deinen Wunsch weg zu gehen und sich mit Freundinnen zu treffen, hinten anzustellen: Du bleibst zu Hause bei deiner Mutter und unterstützt sie im Haushalt oder hilfst deinem Bruder bei den Schularbeiten. Da zeigst du enorme Willensstärke und Verantwortung für die Familie.
- Es gelingt dir, deinen Mund zu halten und nichts von dem auszuplaudern, von dem du dir nicht sicher bist, ob es Mutter (Vater) recht wäre.
- Du wünschst dir, auch noch eine andere Möglichkeit zu haben, um zu zeigen, dass du sauer (enttäuscht etc.) bist.

Die Umdeutung muss dabei einen deutlichen Unterschied zu der bisherigen Erzählung bzw. Wirklichkeitssicht herstellen und bei der Person einen Zweifel über diese Sichtweise oder Erklärung auslösen. „Die wichtigste Funktion eines Reframing ist die Verstörung der bisherigen Sicht der Dinge. Wenn ‚alles auch anders sein‘ könnte, anders gesehen werden könnte, ist viel dafür getan, dass die Dinge nicht mehr so festgefahren und rigide erlebt werden wie bisher" (von Schlippe & Schweitzer, 1996, S. 181).

Wertschätzende Konnotation. Die Technik der wertschätzenden Konnotation beruht auf der Einsicht, dass jede Verhaltensweise und Äußerung wichtige stabilisierende Funktionen erfüllt und als konstruktiver Beitrag der Person anzusehen ist, die Einheit und Kohäsion der Familie zu erhalten (Selvini Palazzoli, 1981). Dabei muss nicht unbedingt jedes Verhalten positiv bewertet werden. Die Betroffenen würden sich möglicherweise sogar überhaupt nicht ernst genommen fühlen, wenn der professionelle Helfer jede Äußerung oder Reaktion positiv konnotieren würde. Es geht für den professionellen Helfer vielmehr darum, eine wertschätzende Haltung einzunehmen und sich zu bemühen, die subjektiven Hintergründe des Verhaltens und der Gefühle nachzuvollziehen, sich in die Erzählungen der Personen einzufühlen und nach den Bedeutungen des Verhaltens im Kontext des sozialen Systems zu suchen:

Es gehört sehr viel Kraft dazu, der Mutter zu sagen, heute Nachmittag möchte ich wieder zum Fußballtraining gehen, obwohl du weißt, dass es ihr nicht recht ist und sie Angst hat, es könnte dir etwas passieren.

Methoden und Techniken zur Transformation von Erzählungen

- Lösungsorientierte Fragen nach Ausnahmen sowie Wunder- und Skalierungsfragen
- Zirkuläres Fragen
- Reframing bzw. Umdeutung
- Wertschätzende Konnotation

Wenn es gelungen ist, die Grundtendenzen der Erzählungen durch den Einsatz der verschiedenen Fragetechniken aufzuweichen und neue Elemente einzufügen, wodurch eine Alternative zur Hauptgeschichte allmählich an Gestalt gewinnt, schlägt Sluzki (1992) vor, die neuen Sichtweisen durch Handlungsvorschläge und durch bestimmte Aufgaben zu festigen und dadurch im familiären Alltag zunehmend stärker zu verankern. Das Kind wird beispielsweise aufgefordert, bis zum nächsten Treffen etwas im Umgang mit den psychisch kranken Elternteil auszuprobieren, indem etwa eine Handlung unterlassen wird oder etwas Neues erprobt werden soll. Da alles Neue immer Angst auslösen kann, weil es nicht vertraut ist bzw. alltägliche Routinen und Rituale in Frage stellt, sollte in den Handlungsvorschlägen und Aufgaben Vertrautes und Neues zu verschiedenen Formen von Experimenten kombiniert werden. In möglichst zeitnah anberaumten Auswertungsgesprächen sollte dann eine ausführliche Analyse der Erfahrungen erfolgen (siehe dazu auch Kapitel 4.1.2).

4.3.2 Psychoedukation – Informationsvermittlung und Aufklärung

Das Wissen um die Krankheit des Elternteils, Informationen über Krankheitsverlauf und Behandlung tragen ebenfalls zu einer Klärung und Neuorientierung in den Kognitionen und Gefühlen der Kinder hinsichtlich der möglichen Ursachen der elterlichen Erkrankung bei. Informationsvermittlung und Aufklärung über die Krankheit spielen in den modernen Präventions- und Behandlungsprogrammen mittlerweile eine wichtige Rolle. Im psychiatrisch-psychosozialen und psychotherapeutischen Bereich spricht man im Zusammenhang mit Wissensvermittlung von Psychoedukation (Lenz, 2005). Befunde aus der Resilienzforschung deuten darauf hin, dass eine ausreichende alters- und entwicklungsgemäße Aufklärung der Kinder über die Erkrankung und Behandlung des Elternteils einen der wichtigsten Schutzfaktoren darstellt. Ausreichendes Wissen erhöht die Widerstandsfähigkeit der Kinder gegenüber den Belastungen, die sich aus dem familiären Zusammenleben mit dem kranken Elternteil ergeben. Wissen vermittelt Hoffnung und positive Zukunftserwartungen. Es befähigt Kinder, neue Perspektiven und Wege zu beschreiten sowie ein Gefühl der Kontrolle und Selbstwirksamkeit zu entdecken. Wenn Kinder Wissen über die Krankheit der Mutter oder des Vater besitzen, sind sie in der Lage, Einsichten in problematische Überzeugungen und Erklärungszusammenhänge zu gewinnen und daraus Energie und Fantasie zur Gestaltung des eigenen Lebens zu schöpfen (siehe dazu auch Kapitel 2.3.3). Wissen, Verständnis und Einsicht in Zusammenhänge bilden die Basis für das Kohärenzgefühl, das Antonovsky (1997) als entscheidende Variable dafür betrachtet, sich auf dem Gesundheits-Krankheits-Kontinuum möglichst weit in Richtung Gesundheit bewegen zu können. Das Kohärenzgefühl stellt nach Antonovsky die zentrale Kraft dar, die alle Ressourcen integriert und den Weg zu einer erfolgreichen Bewältigung von Spannungen und Stressoren bahnt. „Das Gefühl der Kohärenz ist eine globale Orientierung, die ausdrückt, in welchem Ausmaß man ein durchgehendes, überdauerndes und dennoch dynamisches Gefühl der Zuversicht hat, dass (1) die Ereignisse der eigenen inneren und äußeren Umwelt im Lebenslauf strukturiert, vorhersehbar und erklärbar sind; (2) die Ressourcen verfügbar sind, um den durch diese Ereignisse gestellten Anforderungen gerecht zu werden und (3) diese Anforderungen als Herausforderungen zu verstehen sind, die es wert sind, sich dafür einzusetzen und zu engagieren" (1997, S. 16). Ein stark ausgeprägtes Kohärenzgefühl führt dazu, dass ein Mensch flexibel auf Anforderungen reagiert und in der Lage ist, die für diese spezifischen Situationen angemessenen Ressourcen zu aktivieren. Ein Mensch mit einem gering ausgeprägten Kohärenzgefühl wird dagegen Anforderungen eher starr und rigide beantworten, da er weniger Ressourcen zur Bewältigung zur Verfügung hat bzw. wahrnimmt (vgl. dazu auch Lenz, 2006).

Studien zeigen allerdings, dass Kinder meist nur über ein diffuses Wissen über die psychische Krankheit ihrer Eltern verfügen, das ihnen kein oder allenfalls wenig Verständnis für den Zustand ihrer Mutter oder ihres Vaters gestattet und ihnen kaum ermöglicht, ihre individuellen Erklärungsmodelle zu überprüfen und andere, weniger belastende subjektive Theorien über die Ursachen von Problemen zu finden (Lenz, 2005). Den Wissensdefiziten steht ein großes Informationsbedürfnis der Kinder gegenüber, das aber in ihrem Umfeld nicht in einem ausreichenden Ausmaß befriedigt wird. Die innerfamiliären Tabuisierungen und Schweigegebote lassen häufig nur vage Umdeutungen und vorsichtige Umschreibungen des Krankheitszustandes zu. Dahinter steckt meist die Angst des gesunden Elternteils oder anderer relevanter Bezugspersonen, dass die Kinder den erkrankten Elternteil verachten oder sich von ihm vielleicht sogar zurückziehen könnten, wenn sie mehr Einzelheiten über die psychische Erkrankung erfahren würden (siehe auch Kapitel 1.2.5).

Folge dieser Tabuisierungen ist, dass die Kinder auf eigene Vermutungen und Annahmen über die Krankheit angewiesen sind und mit belastenden – oftmals sogar quälenden – Fragen alleine bleiben. Aus Rücksicht gegenüber den Eltern und aufgrund eigener Unsicherheiten und Ängsten trauen sie sich oftmals nicht ihren Wunsch nach mehr und genaueren Informationen zu äußern. Wie in einigen Studien deutlich wurde, kann die Mehrzahl der Kinder allerdings ihre Informationsbedürfnisse in Bezug auf die Krankheit der Eltern konkret benennen (vgl. ausführlich Lenz, 2005):

Informationsbedürfnisse der Kinder

- Umgang im familiären Alltag: Wie sollen sie sich dem kranken Elternteil gegenüber verhalten? Wie sollen sie auf Äußerungen und Verhaltensweisen des kranken Elternteils reagieren? Wie können sie Vater oder Mutter in gesunden Phasen und akuten Krankheitsphasen unterstützen?
- Krankheitsursachen und Verlauf der Krankheit: Gefahren der Verschlechterung.
- Unterschiede zwischen psychischer Krankheit und körperlicher Krankheit.
- Behandlungsverlauf: Heilungsmöglichkeiten und Medikamente.
- Erbeinflüsse: Angst vor einer möglichen eigenen Erkrankung.

Der Begriff „Psycho"-Edukation verweist bereits darauf, dass es sich dabei um keine rein sachlich-informative Vermittlung handelt, sondern bei deren Gestaltung sowohl die emotionale als auch die kognitive Ebene der Informationsvermittlung berücksichtigt werden (Lenz, 2005). Auch Beardslee und Mitarbeiter (1993) kommen in ihre Präventionsstudie zu dem Ergebnis, dass sich die Psychoedukation nicht auf die reine Vermittlung von Wissensinhalten beschränken darf. Ausgangspunkt sollte vielmehr das persönliche Erleben der Kinder, das heißt ihre Informationsbedürfnisse und Fragen sein, die individuell sehr unterschiedlich sein können und sich vor allem im Verlauf der Krankheit und der Behandlung verändern werden. So dürften beispielsweise die Informationsbedürfnisse in der akuten Krankheitsphase, die zu einer Klinikeinweisung führt, anders gelagert sein als nach dem Klinikaufenthalt, wenn sich der Gesundheitszustand des erkranken Elternteils wieder stabilisiert hat. Ein Kind, das die Erkrankung zum ersten Mal erlebt, hat andere Fragen als Kinder, die bereits mehrmalige Krankheitsphasen erlebt haben. Auch das Geschlecht und das Alter der Kinder sowie die familiäre Situation werden die Art, Umfang und Form der Wünsche nach Informationen beeinflussen. Beispielsweise zeigt sich immer wieder, dass Mädchen für familiäre Konflikte sensitiver sind und deshalb diese belastender und anforderungsreicher erleben als Jungen. Darüber hinaus erfolgt bei Mädchen das Selbstwertempfinden mehr über soziale Beziehungen als bei Jungen. Angst vor Ablehnung und Suche nach Zuwendung spielen hierbei eine wichtige Rolle. Wirksame und hilfreiche Psychoedukation ist also keine „Schulung" und „Unterrichtung" mit dem Ziel der Weitergabe von Wissensinhalten, sondern ein dialogischer Prozess, in dem die Kinder immer wieder ermutigt werden, Fragen zu stellen, ihre Informationsbedürfnisse zum Ausdruck zu bringen und auf die Mitteilungen zu reagieren. Die Ermutigung und Anregung, Fragen zu stellen, setzt einen förderlichen Rapport zwischen dem professionellen Helfer und dem Kind voraus (siehe dazu auch im Kapitel 3.1 die Ausführungen über das Explorationsgespräch mit den Kindern).

Den Kindern fällt es zunächst meist schwer, ihre Informationsbedürfnisse offen anzusprechen, weil damit Ängste, Schuldgefühle und Verunsicherungen verbunden sind, die bislang vielleicht noch niemals offen zum Ausdruck gebracht werden konnten. In ihrer Not und Unsicherheit verbergen sie ihre emotionalen Anliegen oftmals hinter scheinbar eindeutigen Sachfragen wie zum Beispiel:

Woher kommt die Krankheit der Mutter (des Vaters)?

Mit einer solchen Frage möchten die Kinder in der Regel keine Erläuterung etwa des „Vulnerabilitäts-Stress-Bewältigungsmodells" von Ciompi oder eines anderen theoretischen Erklärungsansatzes, vielmehr suchen sie Antworten auf Fragen, die sie emotional bewegen, die sie sich aber nicht offen stellen trauen, z. B.:

- Bin ich schuld, dass Mama wieder in die Klinik muss?
- Habe ich etwas falsch gemacht?
- Habe ich der Mama zu wenig geholfen?
- Habe ich mich zu wenig um sie gekümmert?

Es ist Aufgabe der professionellen Helfer, offen und sensibel für die möglicherweise hinter den sachlichen Fragen liegenden emotionalen Anliegen der Kinder zu sein und einen entsprechenden zeitlichen Raum und Ort für die Information und Aufklärung zu bieten. Darüber hinaus gilt es genau zu beobachten, wann das Informationsbedürfnis befriedigt ist. Informationen werden nur in dem Umfang von einer Person aufgenommen, wie sie zum gegenwärtigen Zeitpunkt gebraucht und emotional verarbeitet werden können. Die meisten Kinder bringen über Mimik und Gestik deutlich zum Ausdruck, wann sie nicht mehr aufnahmebereit und -fähig sind. Dies sollte respektiert und zugleich von einer Offenheit und Sensibilität begleitet werden (Lenz, 2005).

Die Orientierung an den konkreten Fragen und Informationsbedürfnissen erleichtert auch das Anknüpfen an dem bestehenden Wissen und an Vorstellungen der Kinder über die Erkrankung der Eltern. Aus der Entwicklungspsychologie ist bekannt, dass der verkraftbare Komplexitätsgrad in der Informationsverarbeitung wesentlich von der Möglichkeit abhängt, an gesichertes Wissen anknüpfen zu können. Neue Informationen können schnell aufgenommen, mit dem vorhandenen Wissen abgeglichen und dann mit neuen Inhalten ergänzt werden, wenn diese einigermaßen nahtlos in die kognitiven Strukturen eingefügt werden können. Völlig neue oder auch den bisherigen Erfahrungen widersprechende Informationen können dagegen nur in Maßen aufgenommen und verarbeitet werden. In der Psychoedukation mit Kindern ist es daher wichtig, ihre innere Welt und kognitiven Strukturen zu verstehen, was ein „zeitaufwändiges" Einfühlungsvermögen sowie Verständnis und Offenheit für die kindlichen Botschaften erfordert. Eine Brücke zu den Gedanken und der Vorstellungswelt der Kinder stellt die Art und die Inhalte ihrer Fragen dar. Fragen geben deutliche Hinweise auf ihre Denkstruktur wie auch auf ihre Aufnahme- und Verarbeitungsmöglichkeiten (vgl. ausführlich Lenz, 2005). Bei jüngeren Kindern ist es darüber hinaus sinnvoll, sich zusätzlich auch bei den Bezugspersonen über den vorhandenen Wissensstand zu informieren.

Wie muss eine altersangemessene Informationsvermittlung gestaltet sein? Es ist davon auszugehen, dass Kinder auch schon im Vorschulalter in der Lage sind, Zusammenhänge zu erschließen oder Konsequenzen abzuleiten. Im Laufe der Entwicklung nehmen die Unterscheidungsfähigkeit wie auch die Aufnahme- und Verarbeitungsmöglichkeiten zu. Sie lernen erste kausale Verknüpfungen und wägen oft schon intuitiv ab, ob sich beispielsweise ihre Anstrengungen, etwas zu tun, auch lohnen (Goswami, 2001). Spätestens mit dem Schulalter können sie sich in die Rolle anderer hineinversetzen, deren Bedürfnisse und Argumente verstehen und sich kritisch damit befassen. So sind sie beispielsweise in der Lage, Zusammenhänge zwischen dem Verhalten ihres erkrankten Elternteils und ihren Reaktionen herzustellen bzw. den psychischen Zustand mit bestimmten Belastungsfaktoren in Verbindung zu bringen.

Bei der verbalen Vermittlung ist generell darauf zu achten, über welchen Wortschatz ein Kind verfügt und ob es die gebrauchten Begriffe versteht bzw. ob diese eine ähnliche Bedeutung haben wie für den professionellen Helfer. Bei jüngeren Kindern erweist es sich meist als sinnvoll, die Eltern bzw. einen Elternteil als „Dolmetscher" einzubeziehen. Hilfreich ist es darüber hinaus, kontinuierliche Rückkopplungsprozesse in die Kommunikation mit dem Kind einzubauen, um einen möglichst konkreten Einblick in die Qualität der kognitiven Aufnahme und Verarbeitung der Informationen zu erhalten. Das Kind wird dabei gebeten, die erhaltenen Informationen und Erläuterungen in eigenen Worten wiederzugeben (vgl. Lenz, 2005):

- Ich möchte ganz sichergehen, dass du verstanden hast, was ich dir auf deine Frage geantwortet habe.
- Kannst du mir noch einmal in deinen Worten sagen, was ich dir gerade erzählt habe?

Bei der Einschätzung, ob und inwieweit das Kind die erhaltenen Informationen und Erklärungen in seinen inneren Bezugsrahmen und Gedankengängen aufgenommen hat, gilt es die Rückmeldung sowohl auf der verbalen als auch auf der nonverbalen Ebene zu beachten:

- Werden die Information oder zumindest Teile davon eindeutig und in eigenen Wortfärbungen wiedergegeben oder lediglich echohaft nachgesprochen?
- Wie reagiert das Kind in Mimik und Gestik auf diese Frage, wirkt es etwa sehr angespannt, rutscht es auf dem Stuhl unruhig hin und her oder spricht es sehr stockend?
- Treten starke Diskrepanzen zwischen verbalem und nonverbalem Kommunikationskanal auf?
- Schweigt das Kind und sucht Blickkontakt oder vermeidet es Blickkontakt? (Blickkontakt lässt meist auf weiteren Informations- bzw. Erklärungsbedarf schließen, während die Vermeidung des Blickkontakts auch bedeuten kann, die Informationen werden mit dem bestehenden Wissen noch verglichen bzw. die verschiedenen Informationsteile werden noch miteinander verknüpft). Bei Letzterem braucht das Kind noch Zeit zum Überlegen bzw. Einordnen und sollte nicht durch frühzeitiges Nachfragen unterbrochen bzw. gestört werden.

Die Hinweise auf den verschiedenen Ebenen ermöglichen vor dem Hintergrund des Alters und des kognitiven Entwicklungsstandes des Kindes sowie der familiären Situation eine tragfähige Einschätzung der Qualität der Informationsaufnahme und -verarbeitung.

Materialen für die Psychoedukation mit Kindern

Anschauliche und ansprechende Materialien helfen in der Aufklärungsarbeit mit Kindern, die Aufmerksamkeit auf die gegebenen Informationen zu richten und zu erhalten. Insbesondere bei längeren Informationsvermittlungen kommt es auf eine möglichst anwechslungsreiche Gestaltung an, um die Aufmerksamkeit immer wieder zurückzugewinnen bzw. aufrechtzuerhalten und zugleich die Aufnahmekapazität von Kindern nicht zu überfordern. Es liegen mittlerweile einige ansprechend gestaltete Materialien zum Thema „Kinder psychisch kranker Eltern" vor, die gut in der psychoedukativen Arbeit mit Kindern eingesetzt werden können. Zum einen handelt es sich dabei um drei in Holland entwickelte Broschüren, die von Mattejat den deutschen Verhältnissen angepasst wurden und über den Dachverband psychosozialer Hilfsvereinigungen e. V. (1997 a,b,c) erhältlich sind. Die Broschüre *Wenn Dein Vater oder Deine Mutter in psychiatrische Behandlung müssen ... Mit wem kannst Du eigentlich reden* wendet sich an 8- bis 11-jährige Kinder und die Broschüre *Wenn Deine Mutter oder Dein Vater psychische Probleme hat ...* an 12- bis 18-jährige Kinder und Jugendliche. Beide Informationshefte enthalten Erläuterungen von Fachbegriffen sowie Erklärungen häufiger Krankheiten und des Unterschiedes zwischen „psychotisch" und „neurotisch". Darüber hinaus werden wichtige Fragen diskutiert, die oft von betroffenen Kindern gestellt werden. Die Broschüren zielen darauf ab, den Kindern und Jugendlichen zu vermitteln, dass sie für ihre schwierige familiäre Situation nicht verantwortlich sind, dass sie nicht die einzigen sind, die mit solchen Problemen konfrontiert sind, und dass es hilfreich ist, mit anderen Menschen darüber zu sprechen. In dem Informationsheft für Jugendliche wird darüber hinaus auf mögliche Ursachen von psychischen Erkrankungen sowie auf deren Verlauf und Behandlungsmöglichkeiten sowie die Gefahr der eigenen Erkrankung eingegangen. Einen breiten Raum nehmen Anregungen zu eigenen Freizeitaktivitäten und Kontakten zu Peers sowie die Möglichkeiten der Inanspruchnahme professioneller Hilfe ein.

Die Broschüre *Wenn eine Mutter oder ein Vater psychische Probleme hat ... Wie geht es dann den Kindern?* richtet sich an die Eltern. Sie werden darin informiert, wie unterschiedlich Kinder auf eine psychische Erkrankung reagieren können und was Kinder in dieser Situation brauchen. Praktische Tipps und ein Überblick über Hilfe- bzw. Unterstützungsmöglichkeiten stellen die weiteren Inhalte dar. Trepte (in Druck) hat Info-Karten für Bezugspersonen von Kindern psychisch kranker Eltern entwickelt, auf denen zu häufig gestellten Fragen der Kinder verschiedene Antwortmöglichkeiten gegeben werden. Abbildung 1 zeigt beispielhaft Info-Karten, die sich mit dem Thema Vererbung auseinandersetzen.

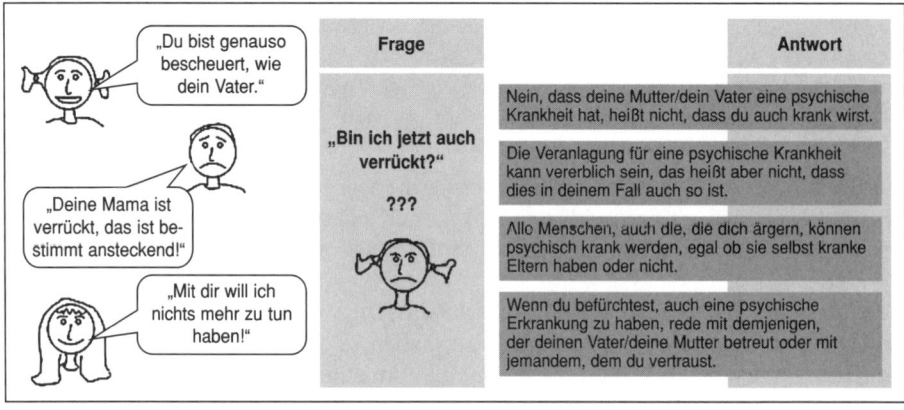

Abbildung 1: Info-Karten für Psychoedukation mit Kindern (Trepte, in Druck)

Die Antworten sollen verschiedene Erklärungsmuster anbieten und Eltern oder andere Bezugspersonen besser befähigen, mit den Kindern über die Aspekte der belastenden Lebenssituation ins Gespräch zu kommen. Inhaltlich beschäftigen sich die Info-Karten mit dem Beziehungsaspekt, die Sorge um die psychisch kranken Eltern und die persönliche Betroffenheit:

Themenbereiche der Info-Karten (Trepte, in Druck)

- Psychisch kranke Eltern als Ansprechpartner in einer belastenden Lebenssituation und die Gefahr einer eigenen psychischen Erkrankung.
- Heilbarkeit psychischer Krankheiten sowie die Notwendigkeit, sich anders zu verhalten als in unbelasteten Familien.
- Erklärung zentraler Fachbegriffe wie Psychiater, Therapie und psychische Erkrankung.
- Bewältigung der belastenden Situation: Inanspruchnahme von externen, außerfamiliären Hilfen. Umgang mit einer häuslichen Krisensituation.
- Überwindung der sozialen Isolierung: Bedeutet die psychische Erkrankung einen Sonderstatus der Familie oder ein nicht seltenes Schicksal, das möglicherweise mit anderen Altersgenossen geteilt wird?

Mit dem Buch „Sonnige Traurigtage" (Homeier, 2006) steht ein sehr ansprechend illustriertes und unterhaltsames Fachbuch für Kinder und deren Bezugspersonen zur Verfügung. Der fachlich fundierte Text gibt im ersten und zweiten Teil in einer anschaulichen und verständlichen Form Antworten auf typische Fragen der betroffenen Kinder, wie beispielsweise
- Zu Hause ist etwas merkwürdig. Sind Mama und Papa krank?
- Wer findet heraus, was mit Mama oder Papa los ist?
- Mit wem kann ich reden?
- Was tun, wenn ich niemanden zum Reden habe?
- Wer kann was für mich tun, wenn Mama oder Papa einen Traurigtag haben?
- Notfallplan.
- Was tun, wenn andere Kinder blödes Zeugs über mich reden?

Der dritte Teil des Buches „Ratgeber für Eltern und Bezugspersonen" gibt konkrete Hilfestellungen und Empfehlungen im Umgang mit den Kindern. Es werden dabei zentrale Problembereiche bzw. Themen aufgegriffen und behandelt, wie beispielsweise:
- Viele Kinder fragen sich: Was ist los mit Mama oder Papa? Doch die Antwort bleibt oft aus.
- Viele Kinder fragen sich, ob auch sie eine psychische Erkrankung entwickeln können.
- Viele Kinder von psychisch kranken Eltern finden keinen Anschluss an Gleichaltrige.
- Oft sind Kinder der Meinung, dass ihr Verhalten Einfluss auf die elterliche Erkrankung habe und übernehmen Verantwortung für Geschwister und Eltern.

Materialien für die Psychoedukation

- Broschüre „Wenn Dein Vater oder Deine Mutter in psychiatrische Behandlung müssen ... Mit wem kannst Du eigentlich reden" (für 8- bis 11-jährige Kinder)
- Broschüre „Wenn Deine Mutter oder Dein Vater psychische Probleme hat ..." (für 12- bis 18-jährige Kinder und Jugendliche)
- Broschüre „Wenn eine Mutter oder ein Vater psychische Probleme hat ... Wie geht es dann den Kindern?" (für Eltern)
- Info-Karten für Bezugspersonen von Kindern psychisch kranker Eltern
- Kinderfachbuch „Sonnige Traurigtage"

Belletristische Bücher stellen eine weitere Möglichkeit dar, Kinder anzuregen, sich emotional mit dem Thema „psychische Erkrankung eines Elternteils" zu beschäftigen. Gerade literarische Erzählungen sind in der Lage, jenseits von sachlichen Informationen und fachlich-konkretem Wissen den kindlichen Lesern emotional in ein dramatisches Geschehen hineinzuziehen, „in eine durch das Auftreten eines unerwarteten Ereignisse ausgelöste Spannung, die einer entsprechenden Lösung bedarf" (Boueke et al., 1995, S. 15). Als Leser fühlt das Kind mit den Figuren in der Geschichte mit, identifiziert sich mit einigen und distanziert sich von anderen, sucht nach Gemeinsamkeiten und nach Trennendem. Durch diese Auseinandersetzung und dem Mitfühlen ergeben sich neue Einsichten in die eigene Situation, eröffnen sich neue Perspektiven und Handlungsmöglichkeiten. Mittlerweile sind einige Bücher verfügbar, die Kindern psychisch kranker Eltern empfohlen werden können, wenn sie sich über die Psychoedukation hinaus literarisch mit der Thematik beschäftigen wollen.

Belletristische Literatur für Kinder psychisch kranker Eltern

- Kirsten Boie (2005). Mit Kindern redet ja keiner. Fischer Verlag
- Endre Lund Erikson (2004). Beste Freunde, kapiert! Cecile Dressler Verlag
- Brigitte Minne (2004). Eichhörnchenzeit oder der Zoo in Mamas Kopf. Sauerländer Verlag
- Gwyneth Rees (2004). Erde an Pluto oder als Mum abhob. Ravensburger Buchverlag
- Jacqueline Wilson (2002). Tattoo Mum. Sauerländer Verlag

Wie bereits betont, sind die Informationsbedürfnisse der Kinder sehr individuell und stark von der familiären Situation sowie der Krankheitsphase abhängig. Hinzu kommt, dass sich im Verlauf der Krankheit und der Behandlung für die Kinder immer wieder neue Fragen ergeben können. Da Informationsvermittlung also keine einmalige Aktion darstellt, sollte möglichst ein flexibles Setting hergestellt werden, um den Kindern entsprechende Räume und Gelegenheiten zu verschaffen:
- Der Vorteil des Einzelsettings besteht darin, dass Kinder zum einen die Möglichkeit haben, offen über ihre Ängste und Sorgen um den erkrankten Elternteil, ihre Befürchtungen selber zu erkranken, ihre Hilflosigkeit, ihre Scham- und Schuldgefühle sowie über ihren Ärger bzw. ihre Wut auf den erkrankten Elternteil und/oder auf an-

dere Familienmitglieder zu sprechen. Zum anderen ermöglicht es der Einzelkontakt, die Wünsche nach Informationen ohne große Rücksichtsnahme und Schuldgefühle gegenüber der erkrankten Mutter bzw. des erkrankten Vaters zum Ausdruck bringen zu können, also offen und spontan Fragen zu den Themen zu stellen, die sie im Moment bewegen.

- Das Familiensetting kann die Transparenz und Offenheit fördern. Gemeinsame Gespräche ermutigen die Familienmitglieder, mit dem Thema offener und aktiver umzugehen und die gegenseitige Schonhaltung zu überwinden. Die Eltern können dadurch lernen, ihre Befindlichkeiten und Gefühle auszudrücken und ehrliche Antworten zu geben und die Kinder können lernen, sich zu trauen Fragen zu stellen und ihre Wünsche und Bedürfnisse auch dem kranken Elternteil gegenüber zum Ausdruck zu bringen. Das Familiensetting bietet für die Anwesenden darüber hinaus ein wichtiges Lernfeld. Die Eltern erleben, was ihre Kinder bewegt, welche Anliegen und Informationsbedürfnisse sie haben und erhalten durch das Verhalten und die Haltung des professionellen Helfers Anregungen, wie sie eine Atmosphäre des Sich-fragen-trauens schaffen und wie sie auf die Anliegen ihrer Kinder reagieren könnten. Die Kinder gewinnen einen Einblick in die Ängste und Schuldgefühle der Eltern und in ihre oftmals verzweifelten Versuche durch Verheimlichung und Tabuisierung, zumindest teilweise eine familiäre Normalität herzustellen.
- Da sich insbesondere jüngere Kinder Informationen und Aufklärung von ihren Eltern wünschen, sollten in Elterngesprächen sowohl der kranke als auch möglicherweise der gesunde Elternteil zum einen ermutigt werden, eine Offenheit gegenüber Fragen der Kinder zu entwickelt. Zum anderen sollten sie über die Informationsbedürfnisse ihrer Kinder und die Bedeutung von Wissen als wichtigen protektiven Faktor aufgeklärt werden. Die vorliegenden Materialien und Bücher können den Eltern hierbei wertvolle Hilfestellungen geben.
- Das Gruppensetting bietet den Kindern in einem geschützten sozialen Kontext Möglichkeiten zum Erfahrungsaustausch und zur relativierenden Einordnung eigener Probleme und damit zu einer emotionalen Entlastung. Durch das Gespräch mit anderen Betroffenen können die Kinder sehr schnell Ähnlichkeiten zu ihrer Lebenssituation herstellen und dadurch erkennen, dass sie kein Einzelschicksal erleiden. Gerade diese Wahrnehmung, dass andere Kinder ebenfalls unter der familiären Situation leiden – Yalom (1989) spricht in diesem Zusammenhang von der „Universalität des Leidens" – erzeugt sicherlich eine Atmosphäre, in der Kinder aufnahmebereiter sind für allgemeine Informationen etwa über Krankheit und Umgang mit dem erkrankten Elternteil und zugleich ermutigt werden, Fragen zu stellen.

Es stellt sich hierbei die Frage, in welchen institutionellen Rahmen das Setting für Informationsvermittlung und Aufklärung gestellt werden sollte. Während das Gruppensetting relativ unabhängig von der Behandlung des erkrankten Elternteils eingerichtet werden kann, müssten die übrigen Settings zu einem Bestandteil der Behandlung der erkrankten Eltern werden. Für eine gezielte Einbeziehung der Kinder als Angehörige in die Behandlung ihres erkrankten Elternteils gibt es in der Erwachsenenpsychiatrie bislang allenfalls einzelne Projekte, aber noch keine erprobten Modelle (vgl. Lenz, 2005). Hier ist noch ein großer Entwicklungsbedarf festzustellen.

5 Ausblick

Die psychische Erkrankung eines Elternteils stellt für Kinder ein kritisches Lebensereignis dar, das mit einschneidenden Änderungen von Alltagsroutinen und Neuanpassun-
gen einhergeht und in der Regel mit großen Belastungen verbunden ist. Die empirischen
Befunde sowohl aus der Risikoforschung als auch aus der Belastung- und Bewältigungsforschung liefern hierfür eindeutige und differenzierte Belege (vgl. ausführlich Kapitel 1).
Ihre Lebenssituation als Eltern stellt aber auch für psychisch kranke Menschen häufig
eine zusätzliche Belastungsquelle dar. Es gibt eindeutige Hinweise dafür, dass vor allem
bei psychisch kranken Müttern insbesondere eine stationäre Behandlung häufig von hohem
Druck begleitet ist. Ein innerer Druck wird dabei in erster Linie ausgelöst durch Schuldgefühle und Selbstvorwürfe; ein äußerer Druck entsteht durch die Angehörigen und ist
eng mit den Kindern verbunden (Lenz & Lenz, 2004). Einerseits machen sie sich Vorwürfe, ihre Kinder nicht mehr ausreichend versorgen zu können und betrachten sich zugleich als verantwortlich für die Belastungen und Probleme der Kinder. Zudem befürchten sie langfristige negative Auswirkungen ihrer Erkrankung auf die Entwicklung der
Kinder. Dieser innere Druck wird andererseits oftmals durch die mehr oder weniger offen
ausgedrückte Forderung von Seiten des Partners, der Eltern und/oder Schwiegereltern
verstärkt, möglichst schnell gesund zu werden und in die Familie zurückzukehren, um
die Kinder wieder versorgen zu können. Die Folge ist, dass viele psychisch kranke Mütter auch gegen den ärztlichen Rat die Behandlung abbrechen oder eine notwendige Behandlung möglichst lange zeitlich verzögern und Klinikaufenthalte eventuell sogar völlig
vermeiden. Umgekehrt zeigt sich, dass es den Müttern offensichtlich wesentlich leichter fällt, sich auf die Behandlung einzulassen bzw. sich in die Behandlung zu begeben,
wenn Hilfen und Unterstützungsangebote für die Kinder und für sie als Eltern zur Verfügung stehen.

Betrachtet man auf der einen Seite die Belastungen der Kinder, die aus dem Zusammenleben mit einem psychisch kranken Elternteil resultieren und auf der anderen Seite die
Belastungen der psychisch kranken Eltern, die mit ihrer spezifischen Rolle und Aufgabe
als Eltern sowie deren möglichen Auswirkungen auf den Krankheitsverlauf und die Behandlung verknüpft sind, liegt es nahe, die Interventionen und Unterstützungsmaßnahmen für die Kinder in die Angehörigenarbeit der Erwachsenenpsychiatrie einzubetten
und sie damit als einen Bestandteil der Angehörigenarbeit zu begreifen.

Die Einbeziehung der Angehörigen gehört mittlerweile zu einem festen Bestandteil in
der psychiatrisch-psychotherapeutischen Behandlung. Lange Zeit wurde Angehörigenarbeit in erster Linie als ein therapeutisches Instrument betrachtet, um die Rehabilitations-
chancen für den Patienten zu erhöhen bzw. das Rückfallrisiko zu vermindern. Zunehmend
wird inzwischen jedoch die Auffassung vertreten, dass die Aufgabe der Angehörigenarbeit auch darin besteht, den Familienmitgliedern Unterstützung bei der Bewältigung
ihrer Belastungen anzubieten. Die Ziele in der Angehörigenarbeit bestehen neben der
Reduktion innerfamiliärer Spannungen und der Förderung familiärer Interaktionspro-
zesse, die der Gesundung des erkrankten Familienmitglieds dienen sollen, auch in der
Entlastung und Stärkung der Angehörigen sowie in der Mobilisierung von Selbsthilfe-
und Selbstorganisationspotenzialen, die alle Familienmitglieder in die Lage versetzen,

ihre Kräfte zu entdecken und ihre Angelegenheiten wieder in die Hand zu nehmen (vgl. Dörner et al., 2001). Diese erweiterte Sichtweise in der Angehörigenarbeit auf die ganze Familie wurde speziell durch das systemische Paradigma geschärft, in der die Zirkularität als grundlegendes Prinzip im Mittelpunkt steht. Zirkularität bedeutet Kreisförmigkeit. Zirkuläres Denken ist das Bemühen, das Verhalten der Elemente eines Systems als Regelkreise zu beschreiben, so dass die Eingebundenheit der Verhaltensweisen in kreisförmigen Prozessen sichtbar wird. Die einzelnen Elemente wirken in dieser Betrachtungsweise in einem komplex vernetzten Prozess und in der Regel unter Einbeziehung weiterer Elemente aufeinander ein. Systeme sind darüber hinaus dynamisch ausgerichtet, das heißt es geht um Veränderungen in der Zeit, wobei jede Einwirkung auf ein Element auf andere Elemente wieder zurückwirkt. Probleme werden daher im systemischen Denken nicht als Ausdruck einer „inhärenten Dysfunktionalität" (von Schlippe & Schweitzer, 1996, S. 102), das heißt einer Pathologie eines personalen oder sozialen Systems, verstanden, sondern als Folge einer Verkettung von Umständen. So darf etwa Parentifizierung nicht als linearer Prozess des Gebens und Nehmens mit automatisch schädlichen Folgen für die Entwicklung der Kinder verstanden werden, sondern als ein vielschichtiges interdependentes Geschehen, in welchem den Kindern durch Macht und Einfluss auch eine Rolle zuwächst, die sie nicht bereit sind, so einfach aufzugeben. Darüber hinaus ist die Rollenumkehr nicht nur überfordernd, sondern kann auch sinnstiftend und selbstwerterhöhend wirken, wenn Anerkennung und Zuwendung durch die Eltern damit verknüpft sind und zugleich genügend Raum für die Erfüllung eigener Bedürfnisse nach Autonomie und außerfamiliären Beziehungen bleibt. Dies kann beispielsweise möglich werden, wenn die beiden Elternteile unterschiedlich stark in die Prozesse involviert sind und/oder relevante Bezugspersonen Ausgleich und Entlastung schaffen können. An diesem Beispiel wird deutlich, dass sich die Problemsysteme aus ganz unterschiedlichen Handlungen eventuell sogar aus ganz verschiedenen Akteuren auf verschiedenen Systemebenen zusammensetzen können.

Obwohl sie meist stark durch das systemische Denken beeinflusst ist, richtet die Angehörigenarbeit in der Psychiatrie ihren Blick bislang immer noch in erster Linie auf die Eltern und Geschwister sowie auf die Partner der Patienten. Es liegt mittlerweile eine Reihe von Konzepten für die Einbeziehung der erwachsenen Angehörigen vor, deren Spektrum von sporadischen Gesprächen in bestimmten Behandlungsphasen und Angehörigenvisiten, über therapeutische und psychoedukative Angehörigengruppen und Angehörigenselbsthilfegruppen bis zu gezielter Paartherapie und Familientherapie mit den psychisch Kranken und deren Partnern oder Eltern reicht. Handlungsmodelle für eine systematische Einbeziehung der Kinder bestehen bislang kaum. Die Kinder werden nach wie vor zu wenig als Angehörige wahrgenommen. Erfreulicherweise hat sich die Situation im deutschen Sprachraum mittlerweile deutlich verbessert. So ist in den letzten Jahren eine ganze Reihe von Initiativen entstanden, die Kindern und ihren psychisch kranken Eltern Hilfen anbieten. Die Hilfen konzentrieren sich auf Gruppenangebote, die sich zumeist am AURYN-Konzept orientierten (siehe im Kapitel 4.1.4 die Ausführungen über Gruppeninterventionen). Es fehlen aber immer noch differenzierte Angebote bzw. Programme, die den komplexen Belastungen und Bedürfnissen der Kinder, ihrer erkrankten Eltern und der Familie gerecht werden sowie darüber hinaus eine Einbeziehung der verschiedenen Maßnahmen und Hilfsangebote in ein erweitertes Konzept von Angehörigenarbeit bieten. Erste konkrete Ansätze zu einer Verknüpfung der Hilfen für die Kinder mit der Behandlung des erkrankten Elternteils finden sich im Präventionsprojekt KIPKEL, das ein Beispiel für eine gelungene interdisziplinäre Kooperation darstellt (Staets & Hipp, 2001).

Wie können die Interventionen und Unterstützungsmaßnahmen für Kinder enger mit der Behandlung des erkrankten Elternteils verbunden werden? Wie sollten die Grundzüge eines Handlungsmodells für die Angehörigenarbeit mit Kindern gestaltet sein? Dazu erscheint ein Vorgehen notwendig, das – durch unterschiedliche Settings bzw. interpersonelle Arrangements geleitet und strukturiert – auf unterschiedlichen Systemebenen abläuft:

- *Elternebene.* Die Lebenssituation als Eltern sollte in der Behandlung von Anfang an zum Thema gemacht und vom Arzt oder Therapeuten gezielt aufgegriffen werden. Bereits im Aufnahme- bzw. Erstgespräch kann die Patientin oder der Patient nach den Kindern gefragt werden, wie sie versorgt sind, wer sich um sie kümmert und ob sie sich zusätzliche alltägliche und/oder therapeutische Hilfen wünschen. In den Therapiegesprächen und Gruppentreffen sollte darüber hinaus eine Auseinandersetzung über Familie, Kinder und über Erziehungsfragen angeregt werden. Vorstellbar wäre auch, Programme zur Stärkung von Elternkompetenzen bzw. einzelne Interventionsbausteine aus den vorliegenden Programmen in die stationäre, teilstationäre oder ambulante Behandlung aufzunehmen (vgl. Kapitel 4.1.3). Durch eine gezielte Wahrnehmung als Eltern und das Aufgreifen spezifischer mit der Rolle als Eltern einhergehender Fragen und Anforderungen im Verlauf der Behandlung kann insbesondere den psychisch kranken Müttern viel an Druck und Schuldgefühlen genommen werden. Vor allem lassen sich dadurch Ängste vor dem Verlust des Kindes reduzieren, die oftmals dazu führen, dass sich psychisch kranke Eltern gegenüber Hilfsangeboten und professionellen Einrichtungen sehr reserviert und vorsichtig verhalten. Eine kontinuierliche Auseinandersetzung mit dem Lebensbereich Erziehung und Familie erleichtert häufig eine möglichst frühzeitige Inanspruchnahme von Hilfen und Unterstützungsmaßnahmen für die Kinder. Dieser Schritt ist dann nicht nur mit weniger Ängsten und Schamgefühlen verbunden, sondern wird vor allem auch weniger als Einmischung oder gar Bedrohung der persönlichen und familiären Autonomie erlebt. Die Akzeptanz der Eltern stellt die grundlegende Voraussetzung dafür dar, dass sich auch die Kinder innerlich auf die Hilfsangebote und Interventionen einlassen und davon profitieren können. Die innere Bereitschaft der Eltern entscheidet letztlich darüber, ob Hilfsangebote überhaupt in Anspruch genommen werden und reduziert zudem die Gefahr eines vorzeitigen Abbruchs einer eingeleiteten Maßnahme.
- *Familienebene.* Verstärkt nachgedacht werden sollte über Möglichkeiten der Einbeziehung der Kinder in die Behandlung. Die Einbeziehung kann in Form der Angehörigenvisite geschehen, die als ein Setting zu verstehen ist, um den häufig eher zufälligen Kontakten in der Klinik größere Verbindlichkeit zu verleihen (Lenz, 2005). Die Angehörigenvisite bietet einen geeigneten Rahmen für die individuellen Informationsbedürfnisse und Fragen, die im Krankheits- und Behandlungsverlauf auftauchen, und für mehr Transparenz im Geschehen. Darüber hinaus schafft dieses Instrument für Kinder eine gute Gelegenheit, Kontakt und Vertrauen zu Ärzten und Therapeuten der erkrankten Eltern zu verbessern bzw. aufzubauen, worüber meist der Weg zu hilf-

reichen Familiengesprächen überhaupt erst geebnet wird. Familiengespräche, die sich in der Zusammensetzung der Teilnehmer im Verlauf der Arbeit immer wieder verändern können, sollten in der Angehörigenarbeit mit Kindern eine zentrale Rolle spielen. Sie fördern in erster Linie die notwendige Transparenz und Offenheit. Im vertrauten und intimen Familiensetting können nach einer gewissen Zeit zum einen die Gefühle und Belastungen oftmals besser zum Ausdruck gebracht und zum anderen individuelle bzw. familienspezifische Wege gefunden oder gemeinsam entwickeln werden, die zur emotionalen Entlastung der Kinder und zu einer Stärkung ihrer Position beitragen. Die verschiedenen Interventionen und Unterstützungsmaßnahmen (siehe Kapitel 4) setzen in unterschiedlicher Kombination die Arbeit im Familiensetting voraus. In sogenannten sequenziellen Vorgehensweisen folgen einzelne Arbeitsformen aufeinander. So wird zum Beispiel in der ersten Phase ein Familiensetting vereinbart, das dann später in eine Einzelarbeit mit dem Kind oder eine Gruppenarbeit übergeht. In den kombinierten Arbeitsformen kommen verschiedene Interventionen parallel zum Einsatz. Im Gegensatz zur sequenziellen Kombination wird hier beispielsweise eine Einzelarbeit mit dem Kind nicht nur mit Elterngesprächen, sondern mit zusätzlichen Familiengesprächen in größeren zeitlichen Abständen verknüpft. Manchmal machen auch Probleme oder Fragen, die im Verlaufe der Arbeit auftauchen vorübergehend ein anderes Vorgehen oder insgesamt ein verändertes Settings notwendig.

- *Kindesebene.* Psychisch kranke Eltern und andere Familienangehörige wie Großeltern entwickeln zunächst häufig Misstrauen und Ängste gegenüber Einzel- oder Gruppenarbeit mit den Kindern. Sie befürchten eine „negative Beeinflussung" der Kinder durch Einzel- und Gruppengespräche oder vermuten, dass die Kinder über das Familienleben und ihre Verhaltensweisen „ausgehorcht" werden. Erst durch gemeinsame Gespräche mit den Eltern bzw. mit der ganzen Familie lässt sich in der Regel bei den Beteiligten eine Einsicht in die Relevanz gezielter Hilfen für die Kinder erzeugen. Die Erfahrungen zeigen, dass den Eltern und den relevanten Familienangehörigen Zeit und Raum für die Bedenken und Ängste gegeben werden muss, bis sie die Hilfsangebote akzeptieren und den Kindern die innerliche Erlaubnis zur Teilnahme geben können. Wenn es nicht gelungen ist, diesen Entscheidungsprozess produktiv zu gestalten, bleibt die Gefahr, dass die eingeleiteten Hilfen von den Eltern mehr oder weniger offen boykottiert werden und es zu einem Abbruch kommt (siehe auch Elternebene). Einzel- und Gruppenarbeit bieten für Kinder einen sehr hilfreichen Rahmen, der dazu beiträgt, Veränderungen zu erreichen und tragfähige Lösungs- und Bewältigungswege zu entwickeln. Das Einzelsetting bietet den Kindern einen geschützten Raum, der es ihnen erleichtert, offen über ihre Situation und ihre Ängste vor einer möglichen eigenen Erkrankungen zu sprechen, ihre Erklärungsmodelle zu überprüfen und Fragen zu stellen oder negative Gefühle wie Wut auszudrücken, die sie vor den Eltern nicht äußern wollen. Das Einzelsetting bietet daher insbesondere einen geeigneten Rahmen für die klärungsorientierten Vorgehensweisen (siehe Kapitel 4.3) aber auch für das Entdecken von personalen Ressourcen (siehe Kapitel 4.1.1) sowie für Problembewältigungsstrategien (siehe Kapitel 4.2). Das Gruppensetting stellt darüber hinaus einen sozialen Lebensraum her, in dem vielfältige Begegnungen zwischen den Kindern untereinander stattfinden, so dass breitgefächerte Erfahrungs- und Lernmöglichkeiten durch Übertragungs- und Nachahmungsprozesse geschaffen werden. Die Gruppe stellt einen Schutzraum dar, in dem auch negative Gefühle Platz haben und Diskretion nach außen einen wichtigen Grundsatz darstellt, der Sicherheit und ein Gefühl der Zugehörigkeit vermittelt. Es gibt viel Raum für freies Spiel, freien Austausch, Dynamik in der Gruppe und soziales Lernen, worüber neue Kontakte und Unterstützungsmöglichkeiten geschaffen werden können. Über entsprechend ausgewählte Vorgaben (Bücher, Geschichten, Spiele) wird die elterliche Erkrankung schrittweise als Thema eingeführt, wobei nicht die Psychoedukation im Sinne einer rein kognitiv ausgerichteten Vermittlung von Informationen, sondern das Erleben und die emotionale Befindlichkeit der Kinder im Vordergrund stehen sollten (siehe Kapitel 4.3.2).

Eine Einbettung der Interventionen für Kinder in die Behandlung ihrer psychisch kranken Eltern als eine Form der Angehörigenarbeit setzt eine interdisziplinäre Handlungsperspektive voraus, in die psychologisch-psychotherapeutische, psychiatrisch-medizinische und sozialpädagogische bzw. sozialarbeiterische Wissensbestände sowie kurative und präventive Strategien einfließen. Je besser eine inhaltlich-fachliche Abstimmung der Wissensbestände und Handlungskonzepte gelingt, umso wirksamer können die Hilfen für Kinder und ihre psychisch kranken Eltern gestaltet werden. Um dies gewährleisten zu können, ist eine institutionalisierte Form der Kooperation zwischen Psychiatrie und Jugendhilfe erforderlich. Die Notwendigkeit für eine Kooperation zwischen diesen beiden Hilfesystemen ergibt sich aus dem Versorgungsauftrag der beiden Systeme. Auftrag der Psychiatrie ist die psychiatrisch-psychotherapeutische Behandlung des erkrankten Elternteils. Im Mittelpunkt des psychiatrischen Versorgungssystems stehen die Bedürfnisse und Interessen der Patientin bzw. des Patienten. Der Jugendhilfe als wohlfahrtsstaatliches Unterstützungssystem liegt ein sozialpolitischer und sozialpädagogischer Handlungsmodus zugrunde. Sie zielt darauf ab, positive Lebensbedingungen für Kinder, Jugendliche und junge Menschen und ihre Familien zu schaffen und Hilfen in Not- und Krisensituationen bereitzustellen. Im Mittelpunkt der Jugendhilfe stehen die Interessen und Bedürfnisse der Kinder.

Kooperation zwischen so unterschiedlichen Hilfesystemen wie Psychiatrie bzw. Gesundheitswesen und Jugendhilfe stellt, wenn sie gelingen soll, eine Reihe von Anforderungen an die beteiligten Institutionen und deren Mitarbeiter sowohl auf der interinstitutionellen als auch auf der intrainstitutionellen Ebene (vgl. ausführlich Lenz, 2005). Eine wichtige Voraussetzung auf der interinstitutionellen Ebene ist die Bildung einfallübergreifender Arbeitskontexte, in denen sich Vertreter der verschiedenen Einrichtungen regelmäßig treffen. Erst ein solches Setting ermöglicht den Aufbau vertrauensvoller Beziehungen und gegenseitiger Akzeptanz sowie das bessere Kennenlernen der Aufgaben, Zuständigkeiten, Aufträge, internen Organisationsabläufe und Arbeitsgrundlagen der jeweils anderen Einrichtungen sowie vor allem auch der professionellen Handlungslogiken, das heißt der unterschiedlichen fachlichen Erfahrungshorizonte, Denkmuster und beruflichen Sozialisationsmuster der Mitarbeiter. Diese Aspekte bilden das Fundament für den Aufbau verbindlicher Kooperationsstrukturen. Effektive Kooperation setzt darüber hinaus auch institutionsinterne Strukturveränderungen voraus. So sind auf Seiten der Psychiatrie bei den Mitarbeitern familientherapeutisch-systemische Kompetenzen, entwicklungspsychologisches Wissen und spezielles Wissen über Stress und Stressbewältigung im Kindesalter sowie methodisches Wissen über Beziehungsaufbau zu Kindern und Gesprächsführung mit Kindern notwendig. Auf der Seite der Jugendhilfe sollte von den Mitarbeitern differenzierteres Wissen über psychische Krankheiten und über die psychiatrisch-psychotherapeutische Behandlung erworben werden. In beiden Hilfesystemen bedarf es darüber hinaus der Etablierung von Fachkräften, die zum einen institutionsintern die Kooperation mit den anderen beteiligten Einrichtungen koordinieren und zum anderen nach außen als Ansprechpartner für die jeweils anderen Einrichtungen zur Verfügung stehen.

Sind solche interinstitutionellen und intrainstitutionellen Strukturen eingerichtet, sind wichtige Voraussetzungen für die Angehörigenarbeit mit Kindern geschaffen. Erst dann ist es möglich, wirksame und mit den anderen Einrichtungen aufeinander abgestimmte Hilfen beispielsweise in der psychiatrischen Klinik oder in einer Institution der Jugendhilfe, wie beispielsweise der Erziehungsberatung anzubieten bzw. Interventionen und Unterstützungsmaßnahmen für Kinder und ihre psychisch kranken Eltern gemeinsam zu entwickeln und etwa im Rahmen interinstitutionellen Kooperationsvereinbarungen auch gemeinsam durchzuführen. Denkbar sind in diesem Zusammenhang etwa regelmäßige Sprechstunden des Jugendamtes und der Erziehungsberatung in der Klinik oder Familien- bzw. Elterngespräche, die jeweils von einem Mitarbeiter aus Psychiatrie und Jugendhilfe geleitet werden oder gemeinsam gestaltete Gruppenangebote für Eltern in der Klinik im Rahmen der stationären Behandlung und/oder für Kinder in der Beratungsstelle.

Literatur

American Professional Society on Abuse of Children (1995). *Guidelines for the psychosocial Evaluation of suspected psychological maltreatment in children and adolescent.* Chicago: APSAC.

Anderson, H. & Goolishian, H. S. (1992). Der Klient ist Experte: Ein therapeutischer Ansatz des Nicht-Wissens. *Zeitschrift für systemische Therapie,* 3, 176–186.

Andrecht, U. & Geiken, G. (1999). Ressourcenorientierte Familiendiagnostik in der Kinder- und Jugendpsychiatrie – Der Unterschied, der einen Unterschied macht. In M. Vogt-Hillmann & W. Burr (Hrsg.), *Kinderleichte Lösungen. Lösungsorientierte kreative Kindertherapie* (S. 171–187). Dortmund: Verlag modernes Lernen.

Antonovsky, A. (1997). *Salutogenese. Zur Entmystifizierung der Gesundheit.* Tübingen: dgvt.

Arbeitsgruppe Deutsche Child Behavior Checklist (1998). *Elternfragebogen über das Verhalten von Kindern und Jugendlichen; deutsche Bearbeitung der Child Behavior Checklist (CBCL/4-18). Einführung und Anleitung zur Handauswertung.* Köln: Arbeitsgruppe Kinder-, Jugend- und Familiendiagnostik.

Armistead, L., McCombie, A., Forhand, R., Wierson, M., Long, N. & Tauber, R. (1990). Coping with divorce: a study of young adolescents. *Journal of Clinical Child Psychology, 19,* 213–232.

Arnold, S., Joraschky, P. & Cierpka, A. (2002). Die Skulpturverfahren. In M. Cierpka (Hrsg.), *Handbuch der Familiendiagnostik* (S. 339–372). Berlin, Heidelberg: Springer.

Baldwin, A. L., Baldwin, C. & Cole, R. E. (1990). Stress-resistant families and stress-resistant children. In J. Rolf, A. Masten, D. Cicchetti, K. Nuechterlein & S. Weintraub (Eds.), *Risk and protective factors in the development of psychopathology* (pp. 257–280). Cambridge: University Press.

Badura, B. (1981). Zur sozialepidemiologischen Bedeutung sozialer Bindung und Unterstützung. In B. Badura (Hrsg.), *Soziale Unterstützung und chronische Krankheit* (S. 13–39). Frankfurt a. M.: Suhrkamp.

Bandura, A. (1986). *Social foundations of thoughts and action.* Englewood Cliffs, N. J.: Prentice Hall.

Bartholomew, K., Cobb, R. J. & Poole, J. A. (1997). Adult attachment and social support processes. In G. R. Pierce, B. Lakey, I. G. Sarason & B. R. Sarason (Eds.), *Sourcebook of social support and personality* (pp. 359–378). New York: Plenum Press.

Baumrind, D. (1989). Rearing competent children. In W. Damon (Ed.), *Child development today and tomorrow* (pp. 349–378). San Francisco: Jossey Bass.

Beardslee, W. R. & Salt, P. (1993). Comparison of preventive interventions for families with parental affective disorders. *Journal of the American Academy for Child an Adolescent Psychiatry, 32,* 254–263.

Beardslee, W. R., Versage, E. M. & Gladstone, T. R. G. (1998). Children of affectively ill parents: A review of the past 10 years. *Journal of the American Academy of Child and Adolescent Psychiatry, 37,* 1134–1141.

Becker, P. (1998). Die Salutogenesetheorie von Antonovsky: Eine wirklich neue, empirisch abgesicherte, zukunftsweisende Perspektive? In J. Margraf, J. Siegrist & S. Neumer (Hrsg.), *Gesundheits- oder Krankheitstheorie?* (S. 13–25). Berlin, Heidelberg: Springer.

Bender, D. & Lösel, F. (1996). *Intelligenz als protektiver Faktor gegen Erlebens- und Verhaltensprobleme im Jugendalter.* Vortrag auf dem 40. Kongress der Deutschen Gesellschaft für Psychologie am 22. 09 bis 26. 09. in München.

Bender, D. & Lösel, F. (1998). Protektive Faktoren der psychisch gesunden Entwicklung junger Menschen. Ein Beitrag zur Kontroverse um saluto- versus pathogenetische Ansätze. In J. Margraf, J. Siegrist & S. Neumer (Hrsg.), *Gesundheits- oder Krankheitstheorie?* (S. 119–145). Berlin, Heidelberg: Springer.

Berger, C. (1996). Soziale Beziehungen von Kindern im Grundschulalter. *Praxis der Kinderpsychologie und Kinderpsychiatrie, 6,* 102–110.

Beyer, A. & Lohaus, A. (2006). *Stressbewältigung im Jugendalter. Ein Trainingsprogramm.* Göttingen: Hogrefe.

Beyer, A. & Lohaus, A. (2007). Konzepte der Stressentstehung und Stressbewältigung im Kindes- und Jugendalter. In I. Seiffge-Krenke & A. Lohaus (Hrsg.), *Stress und Stressbewältigung im Kindes- und Jugendalter* (S. 11–27). Göttingen: Hogrefe.

Billings, A. G. & Moos, R. H. (1983). Comparison of children of depressed and nondepressed parents: A social environmental perspective. *Journal of Abnormal Child Psychology, 11,* 483–486.

Bodenmann, G. (1993). Stress- und Copingdiagnostik in Partnerschaft und Familie. *Zeitschrift für Familienforschung, 5,* 177–214. →

Bodenmann, G. (1995). *Bewältigung von Stress in Partnerschaften. Der Einfluss von Belastungen auf die Qualität und Stabilität von Paarbeziehungen.* Bern: Huber.

Bodenmann, G. (1997). Stress und Coping als Prozess. In C. Tesch-Römer, C. Salewski & G. Schwarz (Hrsg.), *Psychologie der Bewältigung* (S. 74–92). Weinheim: Psychologie Verlags Union.

Bodenmann, G. (1997a). Dyadische Coping – theoretischer und empirischer Stand. *Zeitschrift für Familienforschung, 9,* 7–25.

Bodenmann, G. (2000). *Stress und Coping bei Paaren.* Göttingen: Hogrefe.

Bodenmann, G. & Cina, A. (2000). Stress und Coping als Prädiktoren für Scheidung: Eine 5-Jahres prospektive Längsschnittsstudie. *Zeitschrift für Familienforschung, 2,* 5–20.

Bodenmann, G. & Perrez, M. (1995). Stress- und Ärgerinduktion bei Paaren: Ein experimenteller Ansatz. *Zeitschrift für Differentielle und Diagnostische Psychologie, 16,* 237–250.

Bohus, M., Scher, K., Berger-Sallwitz, F., Novelli, U., Stieglitz, R. D. & Berger, M. (1998). Kinder psychisch kranker Eltern. Eine Untersuchung zum Problembewusstsein im klinischen Alltag. *Psychiatrische Praxis, 25,* 134–138. Hed 4 1850 AZB //

Boszormenyi-Nagy, L. & Spark, G. M. (1981). *Unsichtbare Bindungen. Die Dynamik familiärer Systeme.* Stuttgart: Klett-Cotta.

Boueke, D., Schülein, F., Büscher, H., Terhorst, E. & Wolf, D. (1995). *Wie Kinder erzählen. Untersuchungen zur Erzähltheorie und zur Entwicklung narrativer Fähigkeiten.* München: Fink.

Bowen, M. (1978). *Family therapy in clinical practice.* New York: Jason Aronson.

Bowlby, J. (1977). The making and breaking of affectional bonds. I: Aetiology and psychopathology in the light of attachment theory: *British Journal of Psychiatry, 130,* 201–210.

Brähler, E. (1991). *Gießener Beschwerdefragebogen für Kinder und Jugendliche.* Göttingen: Hogrefe.

Brazelton, T. B. & Greenspan, S. I. (2002). *Die sieben Grundbedürfnisse von Kindern. Was jedes Kind braucht, um gesund aufzuwachsen, gut zu lernen und glücklich zu sein.* Weinheim: Beltz.

Burr, W. R. & Klein, S. R. (1994). *Reexamining family stress.* Thousand Oaks, CA: Sage.

Burr, W. (1999). Schau mal, was schon da ist! Ressourcenfocussierende Diagnostik. In M. Vogt-Hillmann & W. Burr (Hrsg.), *Kinderleichte Lösungen. Lösungsorientierte kreative Kindertherapie* (S. 31–45). Dortmund: Verlag modernes Lernen.

Cassidy, J. & Parke, R. (1991). Children's emotional understanding and peer relations. *Symposium presented at the biennial meeting of the society for research in child development.* Seattle.

Chakrabarti, S., Kulhara, P. & Verma, S. K. (1993). The pattern of burden in families of neurotic patients. *Social Psychiatry and Psychiatric Epidemilogy, 28,* 172–177.

Chan, D. W. (1995). Depressed symptoms and coping strategies among Chinese adolescents in Hong Kong. *Journal of Youth and Adolescence, 24,* 267–279.

Cierpka, M. (2002). Das Drei-Ebenen-Modell in der Familiendiagnostik. In M. Cierpka (Hrsg.), *Handbuch der Familiendiagnostik* (S. 25–43). Berlin, Heidelberg: Springer.

Codega, S. A., Pasley, B. K. & Kreuzer, J. (1990). Coping behaviors of adolescent mothers: An exploratory study and comparison of Mexican-Americans and Anglos. *Journal of Adolescent Research, 5*, 34–53.

Compas, B. E., Banez, G. A., Malcarne, V. L. & Worsham, N. (1991). Perceived control and coping with stress: A developmental perspective. *Journal of Social Issues, 47*, 23–34.

Compas, B. E., Connor-Smith, J. K., Saltzman, H., Thomson, A. & Wadsworth, M. E. (2001). Coping with stress during childhood and adolescence: Problems, progress, and potential in theory and research. *Psychological Bulletin, 127*, 87–127.

Coyne, J. C. & Smith, D. A. (1991). Couples coping with myocardial infarction: A contextual perspective on wive's distress. *Journal of Personality and Social Psychology, 61*, 404–412.

Cox, M. J. & Paley, B. (1997). Families as systems. *Annual Review of Psychology, 48*, 243–267.

Cummings, E-M. & Davis, P. T. (1994). Maternal depression and child development. *Journal of Child Psychology and Psychiatry, 35*, 73–112.

Dachverband psychosozialer Hilfseinrichtungen e. V. (1997a). *Wenn Deine Mutter oder Dein Vater in psychiatrische Behandlung muss ... Mit wem kannst Du dann eigentlich reden?* Bonn: Eigenverlag.

Dachverband psychosozialer Hilfseinrichtungen e. V. (1997b). *Wenn Deine Mutter oder Dein Vater psychische Probleme hat. Information für Jugendliche zwischen 12 und 18 Jahren.* Bonn: Eigenverlag.

Dachverband psychosozialer Hilfseinrichtungen e. V. (1997c). *Wenn eine Mutter oder ein Vater psychische Probleme hat ... Wie geht es dann den Kindern?* Bonn: Eigenverlag.

Davies, P. T. & Windle, M. (1997). Gender-specific pathways between maternal depressive symptoms, family discord, and adolescent adjustment. *Developmental Psychology, 33*, 657–668.

Deci, E. L. & Ryan, R. M. (2000). Self-determination theory and the facilitation of intrinsic motivation, social development, and well-being. *American Psychologist, 55*, 68–78.

De Jong, P. & Berg, I. K. (2001). *Lösungen (er-)finden. Das Werkstattbuch der lösungsorientierten Kurztherapie.* Dortmund: Verlag modernes Lernen.

Delfos, M. F. (2006). *Sag mir mal ... Gesprächsführung mit Kindern (4–12 Jahre).* Weinheim: Beltz.

Deneke, C. (2005). Misshandlung und Vernachlässigung durch psychisch kranke Eltern. In G. Deegener & W. Körner (Hrsg.), *Kindesmisshandlung und Vernachlässigung. Ein Handbuch* (S. 141–154). Göttingen: Hogrefe.

Deneke, C., Beckmann, O. & Dierks, H. (in Druck). Präventive Gruppenarbeit mit Kindern psychisch kranker Eltern. In A. Lenz & J. Jungbauer (Hrsg.), *Kinder und Partner psychisch kranker Menschen: Belastungen, Hilfebedarf, Interventionskonzepte.* Tübingen: dgvt.

Deneke, C. & Lüders, B. (2003). Besonderheiten der Interaktion zwischen psychisch kranken Eltern und ihren kleinen Kindern. *Praxis der Kinderpsychologie und Kinderpsychiatrie, 3*, 172–181.

DePanfilis, D. & Zuravin, S. J. (1999). Epidemiology of child maltreatment recurrences. *Social Service Review, 73*, 218–239.

De Shazer, S. (1992). *Das Spiel mit Unterschieden. Wie therapeutische Lösungen lösen.* Heidelberg: Carl Auer.

Döpfner, M. (1998). Verhaltenstherapie bei Verhaltensstörungen im Kindes- und Jugendalter. *Verhaltenstherapie & Verhaltensmedizin, 2*, 171–206.

Döpfner, M., Berner, W. & Lehmkuhl, G. (1994). *Handbuch: Lehrerfragebogen über das Verhalten von Kindern und Jugendlichen. Forschungsergebnisse zur deutschen Fassung der Teacher's Report Form (TRF) der Child Behavior Checklist.* Köln: Arbeitsgruppe Kinder-, Jugend- und Familiendiagnostik.

Döpfner, M., Lehmkuhl, G., Heubrock, D. & Petermann, F. (2000). *Diagnostik psychischer Störungen im Kindes- und Jugendalter.* Göttingen: Hogrefe.

Döpfner, M., Schürmann, S. & Frölich, J. (2002). *Therapieprogramm für Kinder mit hyperkinetischem und oppositionellem Problemverhalten THOP.* Weinheim: Psychologie Verlags Union.

Dörner, K., Egetmeyer, A. & Koenning, K. (Hrsg.) (2001). *Freispruch der Familie. Wie Angehörige psychiatrischer Patienten sich in Gruppen von Not und Einsamkeit, von Schuld und Last freisprechen.* Bonn: Psychiatrie Verlag.

Downey, G. & Coyne, J. C. (1990). Children of depressed parents: An integrative review. *Psychological Bulletin, 108,* 50–76.

Duhm, E. & Hansen, J. (1957). *Rosenzweig P-F-Test, Form für Kinder.* Göttingen: Hogrefe.

Dunn, B. (1993). Growing up with a psychiatric mother: A retrospective study. *American Journal of Orthopsychiatry, 63,* 177–189.

D'Zurilla, T. J. & Goldfried, M. R. (1971). Problem solving and behavior modification. *Journal of Abnormal Psychology, 78,* 107–126.

Egeland, B. (1997). Mediators of the effects of child maltreatment on developmental adaptation in Adolescence. In D. Cicchetti & S. L. Toth (Eds.), *The effects of trauma on the developmental process* (pp. 403–434). Rochester Symposium on Developmental Psychopathology, Vol. 8. Rochester: University Press.

Ehlers, B., Ehlers, T. & Makus, H. (1978). *Marburger Verhaltensliste.* Göttingen: Hogrefe.

Elkind, D. (1981). *The hurried child: growing up too fast.* Reading M. A.: Addison-Wesley.

Eschenbeck, H. & Kohlmann, C.-W. (2002). Geschlechtsunterschiede in der Stressbewältigung von Grundschulkindern. *Zeitschrift für Gesundheitspsychologie, 1,* 1–7.

Eschenbeck, H., Lohaus, A. & Kohlmann, C.-W. (2007). Instrumente zur Erfassung von Stress und Coping im Jugendalter. In I. Seiffge-Krenke & A. Lohaus (Hrsg.), *Stress und Stressbewältigung im Kindes- und Jugendalter* (S. 31–46). Göttingen: Hogrefe.

Esser, G., Laucht, M. & Schmidt, M. M. (1995). Der Einfluss von Risikofaktoren und der Mutter-Kind-Interaktion des Säuglingsalters auf die seelische Gesundheit des Vorschulkindes. *Kindheit und Entwicklung, 4,* 33–42.

Ethier, L. S., Lacharite, C. & Couture, G. (1995). Childhood adversity, parental stress, and Depression of negligent mothers. *Child Abuse and Neglect, 19,* 619–632.

Feinberg, M. E. (2002). Coparenting and the transition to parenthood: A framework for prevention. *Clinical Child and Family Psychology Review, 5,* 173–195.

Fields, L. & Prinz, R. J. (1997). Coping and adjustment during childhood and adolescence. *Clinical Psychology Review, 17,* 937–976.

Filipp, S. H. (1995) (Hrsg.): *Kritische Lebensereignisse.* München: Psychologie Verlags Union.

Foley, D. L., Pickles, A., Simonof, E., Maes, H., Silberg, L., Hewitt, J. & Eaves, L. (2001). Parental concordance and comorbidity for psychiatric disorder and associate risks for current psychiatric symptoms and disorders in a community sample of juvenile twins. *Journal of Child Psychology and Psychiatry, 42,* 381–394.

Foppa, K. (1988). Über die Möglichkeitsräume von Handlungen. *Psychologische Beiträge, 30,* 248–254.

Forgas, J. (1994). *Interaktion und Kommunikation. Eine Einführung in die Sozialpsychologie.* München, Weinheim: Psychologie Verlags Union.

Frank, M. & Frank, B. (1996). Das Erstgespräch in der Verhaltenstherapie. In J. Margraf (Hrsg.), *Lehrbuch der Verhaltenstherapie. Grundlagen – Diagnostik – Verfahren – Rahmenbedingungen* (Bd. 1, S. 261–269). Berlin, Heidelberg: Springer.

Frank, R. & Räder, K. (1994). *Früherkennung und Intervention bei Kindesmisshandlung. Forschungsbericht.* München: Bayerisches Staatsministerium für Arbeit und Sozialordnung, Familie, Frauen und Gesundheit.

Friedman, M. S., McDermout, W. H., Solomon, D. A., Ryan, C. E., Keitner, G. I. & Miller, I. W. (1997). Family functioning and mental illness: A comparsion of psychiatric and nonclinical families. *Family Process, 36,* 357–367.

Fullinwider-Bush, N. & Jacobvitz, D. B. (1993). The transition to young adulthood: Generational boundary dissolution and female identity development. *Family Process, 32,* 87–103.

Gabriel, B. & Bodenmann, G. (2006). Elterliche Kompetenzen und Erziehungskonflikte. Eine ressourcenorientierte Betrachtung von familiären Negativdynamiken. *Kindheit und Entwicklung, 15,* 9–18.

Garmezy, N. (1987). Stress resistant children: The search for protective factors. In J. E. Stevenson (Ed.), *Recent research in developmental psychopathology. Journal of Child Psychology and Psychiatry. Book Supplement. Vol. 4* (pp. 213–233). Oxford: Pergamon Press.

Göpfert, M., Webster, J. & Seeman, M. V. (1996). *Parental psychiatric disorders. Distressed parents and their families.* Cambridge: University Press.

Gordon, T. (1972). *Familienkonferenz.* Hamburg: Hoffmann & Campe.

Goswami, U. (2001). *So denken Kinder. Einführung in die Psychologie der kognitiven Entwicklung.* Bern: Huber.

Grawe, K. (1995). Grundriss einer Allgemeinen Psychotherapie. *Psychotherapeut, 40,* 130–145.

Grawe, K. (1998). *Psychologische Therapie.* Göttingen: Hogrefe.

Grawe, K., Donati, R. & Bernauer, R. (1994). *Psychotherapie im Wandel. Von der Konfession zur Profession.* Göttingen, Hogrefe.

Grawe, K. & Grawe-Gerber, M. (1999). Ressourcenaktivierung. Ein primäres Wirkprinzip der Psychotherapie. *Psychotherapeut, 2,* 63–69.

Green, A. L. (1988). Early adolescent's perceptions of stress. *Journal of Early Adolescence, 29,* 391–403.

Greenberg, L. S. & Johnson, S. M. (1988). *Emotional focused therapy for couples.* London/New York: Guilford Press.

Grossmann, K. P. (2000). *Der Fluss des Erzählens. Narrative Formen der Therapie.* Heidelberg: Carl Auer.

Grossmann, K. & Grossmann, K. E. (2004). *Bindungen – das Gefüge psychischer Sicherheit.* Stuttgart: Klett-Cotta.

Hahlweg, K. (1996). *Fragebogen zur Partnerschaftsdiagnostik (FPD).* Göttingen: Hogrefe.

Häfner, S., Franz, M., Lieberz, K. & Schepank, H. (2001). Psychosoziale Risiko- und Schutzfaktoren für psychische Störungen: Stand der Forschung. Teil 1: Psychosoziale Risikofaktoren. *Psychotherapeut, 5,* 342–347.

Hampel, P. & Petermann, F. (1998). *Anti-Stress-Training für Kinder.* Weinheim: Psychologie Verlags Union.

Hampel, P., Petermann, F. & Dickow, B. (2001). *Stressverarbeitungsfragebogen von Janke und Erdmann angepasst für Kinder und Jugendliche.* Göttingen: Hogrefe.

Hargens, J. (1998). Lösungen im Fokus und Ressourcen im Geist: Lösungsorientierte (Kurz-)Therapie als experimentelles Setting? In W. Eberling & M. Vogt-Hillmann (Hrsg.), *Kurzgefasst. Zum Stand der lösungsorientierten Praxis in Europa* (S. 74–96). Dortmund: Verlag modernes Lernen.

Havighurst, R. J. (1982). *Developmental tasks and education (1st ed. 1948).* New York: Longman.

Herman-Stahl, M., Stemmler, M. & Petersen, A. C. (1995). Approach and avoidant coping: Implications for adolescent health. *Journal of Youth and Adolescence, 24,* 649–665.

Herriger, N. (2006). *Empowerment in der sozialen Arbeit.* Stuttgart: Kohlhammer.

Hetherington, E. M., Cox, M. & Cox, P. (1989). Effects of divorce on parents and children. In M. Lamb (Ed.), *Non-traditional families* (pp. 233–288). Hillsdale, NJ: Lawrence Erlbaum.

Hill, R. (1958). Generic feature of families under stress. *Social Casework, 49,* 139–150.

Hipwell, A. E. & Kumar, R. C. (2000). Maternal psychopathology and prediction of outcome based on mother-infant interaction ratings (BMIS). *British Journal of Psychiatry, 169,* 655–661.

Holahan, C. J., Valentiner, D. P. & Moos, R. H. (1995). Parental support, coping strategies, and psychological adjustment: An integrative model with late adolescent. *Journal of Youth and Adolescence, 24,* 633–648.

Homeier, S. (2006). *Sonnige Traurigtage.* Frankfurt a. M.: Mabuse.

Jacobsen, T., Miller, L. J. Kirkwood, K. P. (1997). Assessing parental competency in individuals with severe mental illness: A comprehensive service. *The Journal of Mental Health Administration, 24,* 189–199.

Jaffee, S. R., Caspi, A., Moffitt, T. E., Polo-Thomas, M., Price, T. S. & Taylor, A. (2004). The limits of child effects: Evidence of an environmentally mediated process. *Journal of Abnormal Psychology, 113,* 44–55.

Jones, R. A. & Wells, M. (1996). An empirical study of parentification and personality. *American Journal of Family Therapy, 24,* 145–152.

Jurkovic, G. J. (1997). *Lost childhood: The plight of the parentified child.* New York: Brunner & Mazel.

Kazdin, A. E. & Weisz, J. R. (1998). Identifying and developing empirically supported child and adolescent treatments. *Journal of Consulting and Clinical Psychology, 1,* 19–36.

Kanfer, F. H., Reinecker, H. & Schmelzer, D. (1996). *Selbstmanagement-Therapie. Ein Lehrbuch für die klinische Praxis.* Berlin, Heidelberg: Springer.

Karpel, M. A. (Ed.). (1986): *Family resources: The hidden partner in family therapy.* New York: Guilford.

Keller, M. B., Beardslee, W. R., Dorer, D. J., Lavori, P. W., Samuelson, H. & Klerman, G. R. (1986). Impact of severity and chronicity of parental affective illness on adaptive functioning and psychopathology in children. *Archive of General Psychiatry, 42,* 930–937.

Keupp, H. (1997). Psychosoziales Handeln nach dem Ende der Eindeutigkeiten. *Gruppendynamik, 3,* 239–257.

Kindler, H. (2005). Verfahren zur Einschätzung der Gefahr zukünftiger Misshandlung bzw. Vernachlässigung: Ein Forschungsüberblick. In G. Deegener & W. Körner (Hrsg.), *Kindesmisshandlung und Vernachlässigung. Ein Handbuch* (S. 385–404). Göttingen: Hogrefe.

Klauer, T. (2005). Psychotherapie und soziale Unterstützung. *Psychotherapeut, 6,* 425–436.

Klauer, T. & Winkeler, M. (2005). Mobilisierung sozialer Unterstützung: Konzepte, Befunde und Interventionsansätze. In U. Otto & P. Bauer (Hrsg.), *Mit Netzwerken professionell zusammenarbeiten. Band 1: Soziale Netzwerke in Lebenslauf- und Lebenslagenperspektive* (S. 157–180). Tübingen: dgvt.

Klefbeck, J. (1998). Netzwerktherapie – eine Behandlungsmethode in Krisen. In B. Röhrle, G. Sommer & F. Nestmann (Hrsg.), *Netzwerkinterventionen* (S. 139–152). Tübingen: dgvt.

Klein-Heßling, J. & Lohaus, A. (2002). Zur situationalen Angemessenheit der Bewältigung von Alltagsbelastungen im Kindes- und Jugendalter. *Kindheit und Entwicklung, 11,* 29–37.

Klemenz, B. (2003). *Ressourcenorientierte Diagnostik und Intervention bei Kindern und Jugendlichen.* Tübingen: dgvt.

Krampen, G. (1987). *Handlungstheoretische Persönlichkeitspsychologie.* Göttingen: Hogrefe.

Krustjens, S. & Wolke, D. (2001). Effects of maternal depression on cognitive development of children over the first 7 years of life. *Journal of Child Psychology and Psychiatry, 42,* 623–636.

Last, C. G., Hersen, M., Kaedin, A. E., Francis, G. & Grubb, H. (1987). Psychiatric illness in mothers of anxious children. *American Journal of Psychiatry, 1444,* 1580–1583.

Laucht, M., Esser, G. & Schmidt, M. H. (2002). Heterogene Entwicklung von Kindern postpartal depressiver Mütter. *Zeitschrift für Klinische Psychologie und Psychotherapie, 31,* 127–134.

Lazarus, R. S. (1991). *Emotion and Adaptation.* New York: Oxford University Press.

Lazarus, R. S. & Folkman, S. (1984): *Stress, appraisal and coping.* New York: Springer.

Lenz, A. (2000). Praxis der netzwerkorientierten Trennungs- und Scheidungsberatung. In W. Körner & G. Hörmann (Hrsg.), *Handbuch der Erziehungsberatung. Band 2: Praxis der Erziehungsberatung* (S. 91–124). Göttingen: Hogrefe.

Lenz, A. (2001). *Partizipation von Kindern in Beratung und Therapie. Entwicklungen, Befunde und Handlungsperspektiven.* Weinheim, München: Juventa.

Lenz, A. (2002). Empowerment und Ressourcenaktivierung. In: A. Lenz & W. Stark (Hrsg.), *Empowerment. Neue Perspektiven für psychosoziale Praxis und Organisation* (S. 13–53). Tübingen: dgvt.

Lenz, A. (2003). Ressourcenorientierte Beratung – Konzeptionelle und methodische Überlegungen. *Praxis der Kinderpsychologie und Kinderpsychiatrie, 4,* 234–249.

Lenz, A. (2005). *Kinder psychisch kranker Eltern.* Göttingen: Hogrefe.

Lenz, A. (2005a). Vorstellungen der Kinder über die psychische Erkrankung ihrer Eltern. *Praxis der Kinderpsychologie und Kinderpsychiatrie, 5,* 382–398

Lenz, A. (2006). Psychologische Dimensionen der Partizipation. Überlegungen zu einer theoretischen Fundierung eines Handlungs- und Organisationsprinzips. In M. Seckinger (Hrsg.), *Partizipation – Ein zentrales Paradigma. Analysen und Berichte aus psychosozialen und medizinischen Handlungsfeldern* (S. 13–34). Tübingen: dgvt.

Lenz, A. & Lenz, S. (2004). Mutter-Kind-Behandlung – ein geschlechtersensibler Behandlungsansatz. *Krankenhauspsychiatrie, 2,* 70–76.

Lewis, M., Feiring, C., McGoffog, C. & Jaskir, J. (1984). Predicting psychopathology in six year olds from early social relationships. *Child Development, 55,* 123–136.

Lösel, F. (1994). Resilience in childhood and adolescence. *Children Worldwide, 21,* 8–11.

Lösel, F., Kolip, P. & Bender, D. (1992). Stress-Resistenz im Multiproblem-Milieu: Sind seelisch widerstandsfähige Jugendliche „Superkids"? *Zeitschrift für Klinische Psychologie, 21,* 48–63.

Lohaus, A., Fleer, B., Freytag, P. & Klein-Heßling, J. (1996). *Fragebogen zur Erhebung von Stresserleben und Stressbewältigung im Kindesalter (SSK).* Göttingen: Hogrefe.

Lohaus, A., Eschenbeck, H., Kohlmann, C.-W. & Klein-Heßling, J. (2006). *Fragebogen zur Erhebung von Stress und Stressbewältigung im Kindes- und Jugendalter (SSKJ 3-8).* Göttingen: Hogrefe.

Loth, W. (1998). *Auf den Spuren hilfreicher Veränderungen. Das Entwickeln klinischer Kontrakte.* Dortmund: Verlag modernes Lernen.

Lovejoy, C. M., Graczyk, P. A., O'Hara, E. & Neuman, G. (2000). Maternal depression and parenting behavior: A meta-analytic review. *Clincal Psychology Review, 20,* 561–592.

Ludewig, K., Pflieger, K., Wilker, U. & Jakobskötter, G. (1983). Entwicklung eines Verfahrens zur Darstellung von Familienbeziehungen. *Familiendynamik, 8,* 221–235.

Luthar, S. S. (1993). Annotation: Methodological and conceptual issues in research on childhood resilience. *Journal of Child Psychology and Psychiatry, 34,* 441–453.

Massing, A., Reich, G. & Sperling, E. (1999). *Die Mehrgenerationen-Familientherapie.* Göttingen: Vandenhoeck & Ruprecht.

Mattejat, F., Wüthrich, C. & Remschmidt, H. (2000). Kinder psychisch kranker Eltern. Forschungsperspektiven am Beispiel von Kindern depressiver Eltern. *Nervenarzt, 71,* 164–172.

McCubbin, H. I. & Patterson, J. M. (1983). The family stress process: The double ABCX model of adjustment and adaptation. *Marriage and Family Review, 6,* 7–37.

Merten, M. (2003). Psychisch Kranke: Gewalt als Hilferuf. *Deutsches Ärzteblatt, 38,* 2024–2025.

Minuchin, S. (1977). *Familie und Familientherapie.* Freiburg i. B.: Lambertus.

Minuchin, S. & Fishman, H. C. (1983). *Praxis der strukturellen Familientherapie.* Freiburg i. B.: Lambertus.

Münder, J., Mutke, B. & Schone, R. (2000). *Kindeswohl zwischen Jugendhilfe und Justiz. Professionelles Handeln in Kindeswohlverfahren.* Münster: Votum.

Nadler, A. (1997). Personality and Help-seeking: Autonomous and dependent seeking of help. In G. R. Pierce, B. Lakey, I. G. Sarason & B. R. Sarason (Eds.), *Sourcebook of social support and personality* (pp. 379–407). New York: Plenum Press.

NICHD Early child care research network (1999). Chronicity of maternal depressive symptoms. Maternal sensitivity, and child functioning at 36 months. *Developmental Psychology, 35,* 1297–1310.

Niemi, L. T., Suvisaari, J. M., Tuulio-Henrickson, A. & Lönnqvist, J. K. (2003). Childhood developmental abnormalities in schizophrenia: Evidence from high-risk studies. *Schizophrenia Research, 60,* 239–258.

Nolen-Hoeksema, S. (1987). Sex differences in unipolar depression: Evidence and theory. *Psychological Bulletin, 101,* 259–282.

Nolen-Hoeksema, S., Morrow, J. & Fredrickson, B. L. (1993). Response styles and the duration of episodes of depressed moods. *Journal of Abnormal Psychology, 102,* 20–28.

Nolens-Hoeksema, S., Wolfson, A., Mumme, D. & Guskin, K. (1995). Helplessness in children depressed and nondepressed mothers. *Developmental Psychology, 31,* 377–387.

Oates, M. (1997). Patients as parents. The risk to children. *British Journal of Psychiatry, 170,* 22–27.

Ognibene, T. C. & Collins, N. L. (1998). Adult attachment styles, perceived social support and coping strategies. *Journal of Social and Personal Relationship, 15,* 323–345.

Oerter, R. & Dreher, E. (1995). Jugendalter. In R. Oerter & L. Montada (Hrsg.), *Entwicklungspsychologie, 3. Auflage* (S. 310–395). Weinheim: Psychologie Verlags Union.

Olbrich, E. (1982). Die Entwicklung der Persönlichkeit im menschlichen Lebenslauf. In R. Oerter & L. Montada (Hrsg.), *Entwicklungspsychologie* (S. 91–123). München: Urban & Schwarzenberg.

Oerter, R. & Dreher, E. (1995). Jugendalter. In R. Oerter & L. Montada (Hrsg.), *Entwicklungspsychologie. Ein Lehrbuch* (S. 310–395). Weinheim: Psychologie Verlags Union.

Olson, D. H., Russell, C. S. & Sprenkle, D. H. (1983). Circumplex model of marital and family systems IV. Theoretical update. *Family Process, 22,* 69–83.

Olson, D. H., Portner, J. & Lavee, Y. (1985). *FACES III – Family adaptability and cohesion evaluation scales.* St. Paul: University of Minnesota.

Olson, D. H., Lavee, Y. & McCubbin, H. (1988). Types of families and family response to stress across the family life circle. In D. Klein & J. Aldous (Eds.), *Social stress and family development* (pp. 16–43). New York, London: Guilford Press.

Perrez, M., Minsel, B. & Wimmer, H. (1974). *Elternverhaltenstraining.* Salzburg: Otto Müller.

Perrez, M. & Reicherts, M. (1992). *Stress, coping and health: A situation-behavior approach.* Seattle: Hogrefe.

Perrez, M., Berger, R. & Wilhelm, P. (1998). Die Erfassung von Belastungserleben und Belastungsverarbeitung in der Familie. *Psychologie in Erziehung und Unterricht, 45,* 19–35.

Petermann, U. & Petermann, F. (2006). Erziehungskompetenz. *Kindheit und Entwicklung, 15,* 1–8.

Petzold, H. (1997). Das Ressourcenkonzept in der sozialinterventiven Praxeologie und Systemberatung. *Integrative Therapie, 4,* 435–471.

Pierce, T., Baldwin, M. W. & Lydon, J. E. (1997). A relational schema approach to social support. In G. R. Pierce, B. Lakey, I. G. Sarason & B. R. Sarason (Hrsg.), *Sourcebook of social support and personality* (pp. 19–47). New York: Plenum Press.

Radke-Yarrow, M. & Brown, E. (1993). Resilience and vulnerability in children of multiple-risk families. *Development and Psychopathology, 5,* 581–592.

Rappaport, J. (1987). Terms of empowerment – exemplars of prevention. Toward a theory for community psychology. *American Journal of Community Psychology, 2,* 121–148.

Remschmidt, H. (1998). Grundlagen psychiatrischer Klassifikation und Psychodiagnostik. In F. Petermann (Hrsg.), *Lehrbuch der Klinischen Kinderpsychologie* (S. 3–52). Göttingen: Hogrefe.

Remschmidt, H., Strunk, P., Methner, C. & Tegeler, E. (1973). Kinder endogen-depressiver Eltern – Untersuchungen zur Häufigkeit von Verhaltensstörungen und zur Persönlichkeitsstruktur. *Fortschritte der Neurologie und Psychiatrie, 41,* 328–430.

Remschmidt, H. & Mattejat, F. (1994). *Kinder psychotischer Eltern.* Göttingen: Hogrefe.

Richter, H. E. (1969). *Eltern, Kind, Neurose.* Reinbek: Rowohlt.

Riordan, D., Appleby, L. & Faragher, B. (1999). Mother-infant interaction following recovery from severe postpartum mental disorder, female with schizophrenia. *Psychological Medicine, 29,* 991–995.

Robins, L. N. & Regier, D. A. (1991). *Psychiatric disorders in America.* New York: The Free Press.

Robinson, B. E. (1999). Workaholic children: One method of fulfilling the parentification role. In N. Chase (Ed.), *Burdened children. Theory, Research and treatment of parentification* (pp. 56–74). Thousand Oakes: Sage.

Röhrle, B. (1994). *Soziale Netzwerke und soziale Unterstützung.* Weinheim: Psychologie Verlags Union.

Röhrle, B., Sommer, G. & Nestmann, F. (Hrsg.) (1998). *Netzwerkinterventionen.* Tübingen: dgvt.

Rogers, C. R. (1981). *Therapeut und Klient.* München: Kindler.

Roos, J., Lehmkuhl, C., Berger, C. & Lenz, K. (1995). Erfassung und Analyse sozialer Beziehungsstrukturen von Kindern in der klinischen Praxis und Forschung: ‚Soziales Beziehungsverfahren für Kinder (SOBEKI)'. *Zeitschrift für Kinder- und Jugendpsychiatrie, 23,* 255–266.

Rutter, M. (1966). *Children of sick parents. An environmental and psychiatric study.* London: Oxford University Press.

Rutter, M. (1987). Psychosocial resilience and protective mechanisms. *American Journal of Orthopsychiatry, 57,* 316–331.

Rutter, M. (1990). Psychosocial resilience and protective mechanisms. In J. Rolf, A. Masten, D. Cicchetti, K. Nuechterlein & S. Weintraub (Eds.), *Risk and protective factors in the development of psychopathology* (pp. 181–214). Cambridge: University Press.

Rutter, M. (1996). Psychosocial adversity: risk, resilience, and recovery. In L. Verhofstadt-Deneve, I. Kienhorst & C. Braet (Eds.), *Conflict and development in adolescence* (pp. 21–33). Leiden: DSWO Press.

Rutter, M. & Quinton, D. (1984). Parental psychiatric disorders: Effects on children. *Psychological Medicine, 14,* 853–880.

Saile, H. & Hülsebusch, T. (2006). Bewältigung allgemeiner Problemsituationen bei Kindern mit chronischen Kopfschmerzen. Abhängigkeit von der Kontrollierbarkeit der Situation und Zusammenhänge mit Schmerzverarbeitung. *Zeitschrift für Gesundheitspsychologie, 14,* 21–27.

Sameroff, A. (1987). Early indicators of developmental risk: The Rochester Longitudinal Study. *Schizophrenia Bulletin, 1,* 3–24.

Sameroff, A. & Seifer, R. (1983). Familial risk and child competence. *Child Development, 54,* 1254–1268.

Sanders, M. R. (1999). The Triple P-Positive Parenting Program: Towards an empirically validating multi-level parenting and family support strategy for the prevention and treatment of child behavior and emotional problems. *Child and Family Psychology Review, 2,* 71–90.

Satir, V. (1982). *Conjoint family therapy.* Palo Alto: Science & Behavior Books.

Schlippe, A. v. & Schweitzer, J. (1996). *Lehrbuch der systemischen Therapie und Beratung.* Göttingen: Vandenhoeck & Ruprecht.

Schmidt-Denter, U. (1988). *Soziale Entwicklung. Ein Lehrbuch über soziale Entwicklung im Laufe des menschlichen Lebens.* München, Weinheim: Psychologie Verlags Union.

Schneewind, K. A. (2003). *Freiheit in Grenzen. Eine interaktive CD-ROM zur Stärkung elterlicher Erziehungskompetenz für Eltern mit Kindern zwischen 6 und 12 Jahren.* München 3c, Creative Communication Concepts GmbH.

Schneewind, K. A. (2005). „Priorität für die Familie" durch familiäre Prävention. In J. Althammer (Hrsg.), *Familienpolitik und soziale Sicherung* (S. 25–37). Berlin, Heidelberg: Springer.

Schwarzer, R. (1999). *Selbstregulation.* http://www.fu-berlin.de/gesund/skalen.

Schwartz, C. E., Snidman, N. & Kagan, J. (1996). Early childhood temperament as a determinant of externalizing behavior in adolescence. *Development and Psychopathology, 8,* 527–537.

Seiffge-Krenke, I. (1989). Bewältigung alltäglicher Problemsituationen: Ein Coping-Fragebogen für Jugendliche. *Zeitschrift für Differentielle und Diagnostische Psychologie, 10,* 201–220.

Seiffge-Krenke, I. (1995). *Stress, coping, and relationships in adolescence.* Mahwah, NJ: Lawrence Erlbaum Asssociates. ꓭ Matu 428-194

Seiffge-Krenke, I. (2000). „Annäherer" und „Vermeider": Die langfristigen Auswirkungen bestimmter Coping-Stile auf depressive Symptome. *Zeitschrift für Medizinische Psychologie, 2,* S. 53–61.

Seiffge, I. & Becker-Stoll, F. (2004). Bindungsrepräsentation und Coping im Jugend- und jungen Erwachsenenalter. *Kindheit und Entwicklung, 13,* 235–247.

Seiffge, I. & von Irmer, J. (2007). Zur Situationsabhängigkeit von Bewältigung. In I. Seiffge-Krenke. & A. Lohaus (Hrsg.), *Stress und Stressbewältigung im Kindes- und Jugendalter* (S. 69–80). Göttingen: Hogrefe.

Seiffge, I. & Skaletz, C. (2007). Eltern als Modelle für Stressbewältigung. In I. Seiffge-Krenke. & A. Lohaus (Hrsg.), *Stress und Stressbewältigung im Kindes- und Jugendalter* (S. 147–160). Göttingen: Hogrefe. AZB BF 724 Med A 2007 132A

Seitz, W. & Rausche, A. (1992). *Persönlichkeitsfragebogen für Kinder zwischen 9 und 14 Jahren (PFK 9-14).* Göttingen: Hogrefe.

Selvini Palazzoli, M., Boscolo, L., Cecchin, L. & Prata, G. (1981). Hypothetisieren, Zirkularität, Neutralität: drei Richtlinien für den Leiter der Sitzung. *Familiendynamik, 6,* 123–139.

Shure, M. B. & Spivack, G. (1981). *Probleme lösen im Gespräch. Erziehung als Hilfe zur Selbsthilfe.* Stuttgart: Klett-Cotta.

Sluzki, C. E. (1992). Die therapeutische Transformation von Erzählungen. *Familiendynamik, 17,* 19–38.

Snellen, M., Mack, K. & Trauer, T. (1999). Schizophrenia, mental state, and mother-infant interaction: Examining the relationship. *Australian Journal of Psychiatry, 33,* 902–911. AZB Med7(4

Sollberger, D. (2000). *Psychotische Eltern – verletzliche Kinder. Identität und Biografie von Kindern psychisch kranker Eltern.* Bonn: Psychiatrie Verlag

Sollberger, D., Mara Byland, M. & Widmer, G. (in Druck). Erwachsene Kinder psychisch kranker Eltern – Belastungen, Bewältigung und biographische Identität. In A. Lenz & J. Jungbauer (Hrsg.), *Kinder und Partner psychisch kranker Menschen: Belastungen, Hilfebedarf, Interventionskonzepte.* Tübingen: dgvt.

Spirito, A., Overholser, J. & Stark, L. J. (1989). Common problems and coping strategies II: Findings with adolescent suicide attempters. *Journal of Abnormal Childs Psychology, 17,* 213–221.

Spirito, A., Stark, L. J., Grace, N. & Stamoulis, D. (1991). Common problems and coping strategies reported in childhood and early adolescence. *Journal of Youth and Adolescence, 20,* 531–544.

Spangler, G. & Zimmermann, P. (1999). Bindung und Anpassung im Lebenslauf: Erklärungsansätze und empirische Grundlage für Entwicklungsprognosen: In R. Oerter, G. Röper & C. von Hagen (Hrsg.), *Lehrbuch der Klinischen Entwicklungspsychologie* (S. 170–190). Weinheim: Psychologie Verlags Union. 3.F. googlebooks.

Sroufe, L. A., Egeland, B. & Carlson, E. A. (1999). One social world: The integrated development of parent-child and peer relationships. In A. W. Collins & B. Laursen (Eds.), *Relationships as developmental contexts. The Minnesota Symposia on Child Psychology, Vol. 30* (pp. 241–261). Mahwah: Erlbaum.

Staets, S. & Hipp, M. (2001). KIPKEL – ein interdisziplinäres Präventionsprojekt. *Praxis der Kinderpsychologie und Kinderpsychiatrie, 7,* 569–579.

Stattin, H., Romelsjö, A. & Stenbacka, M. (1996). Personal resources as modifiers of the risk for future criminality: An analysis of protective factors in relation to 18-year-old boys. *British Journal of Criminology, 37,* 198–223.

Steiner, T. & Berg, I. K. (2006). *Handbuch Lösungsorientiertes Arbeiten mit Kindern.* Heidelberg: Carl Auer.

Sullivan, S. (2000). *Child neglect: Current definitions and models. A review of child neglect research 1993–1998.* Ottawa: Family Violence Prevention Unit, Health Canada.

Szylowicki, A. (2001). Patenschaften für Kinder psychisch kranker Eltern. *Soziale Praxis, 21,* 103–117.

Thoits, P. (1994): Stressors and problem-solving: The individual as psychological activist. *Journal of Health and Social Behavior, 35,* 143–159.

Tienari, P. & Wynne, L. (2004). Genotype-environment interaction in schizophrenia-sprectrum disorder. *British Journal of Psychiatry, 184,* 216–222.

Tolsdorf, C. C. (1976). Social network, support, and coping: An exploration study. *Family Process, 15,* 407–417.

Tomm, K. (1994). *Die Fragen des Beobachters.* Heidelberg: Carl Auer.

Trepte; H.-V. (in Druck). Patenschaften und Psychoedukation für Kinder psychisch kranker Eltern. In A. Lenz & J. Jungbauer (Hrsg.), *Kinder und Partner psychisch kranker Menschen: Belastungen, Hilfebedarf, Interventionskonzepte.* Tübingen: dgvt.

Tress, W., Reister, G. & Gegenheimer, L. (1989). Mental health inspite of stressful childhood. In M. Brambring, F. Lösel & H. Skrowronek (Eds.), *Children at risk: Assessment, longitudinal research, and intervention* (pp. 173–185). Berlin: De Gruyter.

Tschöpe-Scheffler, S. (2003). *Elternkurse auf dem Prüfstand.* Opladen: Leske + Budrich.

Tschuske, V. (Hrsg.) (2001). *Praxis der Gruppenpsychotherapie.* Stuttgart: Thieme.

Unnewehr, S., Schneider, S. & Margraf, J. (1995). *Diagnostisches Interview bei psychischen Störungen im Kindes- und Jugendalter (Kinder-DIPS).* Göttingen: Hogrefe.

Völzke, R. (1997). Biographisches Erzählen im beruflichen Alltag. Das sozialpädagogische Konzept der biographisch-narrativen Gesprächsführung. In G. Jakob & H.-J. v. Wensierski (Hrsg.), *Rekonstruktive Sozialpädagogik. Konzepte und Methoden sozialpädagogischen Verstehens in Forschung und Praxis* (S. 271–287). Weinheim, München: Juventa.

Vogt-Hillmann, M. (1999). Vom Ressourcosaurus und anderen fabelhaften Wesen. Malen und Zeichnen in der kreativen Kindertherapie. In M. Vogt-Hillmann & M. Burr (Hrsg.), *Kinderleichte Lösungen. Lösungsorientierte kreative Kindertherapie* (S. 11–29). Dortmund: Verlag modernes Lernen.

Vogt-Hillmann, M. & Burr, M. (Hrsg.). (1999). *Kinderleichte Lösungen. Lösungsorientierte kreative Kindertherapie.* Dortmund: Verlag modernes Lernen.

Vogt, M., Nelle, A.-C., Eberling, W., Burr, W. & Decker, R. (2003). Ressourcenorientierte Gruppentherapie für Kinder suchtkranker Eltern – Skizze eines Angebots. In H. Schemmel & J. Schaller (Hrsg.), *Ressourcen. Ein Hand- und Lesebuch zur therapeutischen Arbeit* (S. 379–393). Tübingen: dgvt.

Walsh, C., McMillan, H. & Jamieson, E. (2002). The relationship between parental psychiatric disorder and child physical and sexual abuse: Findings from the Ontario Health Supplement. *Child Abuse and Neglect, 26,* 11–22.

Weber, H. (1992). Belastungsverarbeitung. *Zeitschrift für Klinische Psychologie, 21,* 17–27.

Weissman, M. M., Gammon, G. D., John, K. R., Merikangas, K. R., Warner, V., Prusoff, D. & Shomomskas, D. (1987). Children of depressed parents. *Archives of General Psychiatry, 44,* 847–853.   3T. googlebooks + Mathu 470/446

→Werner, E. E. (1990). Protective factors and individual resilience. In S. J. Meisels & J. P. Shonkoff (Eds.), *Handbook of early childhood intervention* (pp. 97–116). Cambridge: University Press.

Werner, E. E. (1999). Entwicklung zwischen Risiko und Resilienz. In M. Fingerle, A. Freytag & G. Opp (Hrsg.), *Was Kinder stärkt. Erziehung zwischen Risiko und Resilienz* (S. 25–36). München, Reinhardt.

Willutzki, U. (2003). Ressourcen: Einige Bemerkungen zur Begriffsklärung. In H. Schemmel & J. Schaller (Hrsg.), *Ressourcen. Ein Hand- und Lesebuch zur therapeutischen Arbeit* (S. 91–109). Tübingen: dgvt.

Winkeler, M. (2002). *Mobilisierung sozialer Unterstützung im Umfeld eines kritischen Lebensereignisses: Eine quasi-experimentelle Studie.* Trier: Universität Trier, Fachbereich I – Psychologie, Dissertation.

Wyman, P. A., Cowen, E. L., Work, W. C. & Parker, G. R. (1991). Developmental and family milieu correlates of resiliencin urban children who have experienced major life stress. *American Journal of Community Psychology, 19,* 405–426.

Yalom, I. D. (1989). *Theorie und Praxis der Gruppenpsychotherapie: Ein Lehrbuch.* München: Pfeifer.

Zuravin, S. J. (1999). Child neglect: A Review of definitions and Measurement research. In H. Dubowitz (Ed.), *Neglected children: Research, Practice, and Policy* (pp. 24–46). Thousand Oaks: Sage.

Anhang

Explorationsleitfaden zur Einschätzung der kindlichen Belastungen

1. Ist die Mutter psychisch krank? Ist der Vater psychisch krank? Sind beide Elternteile psychisch krank?

   _____

   _____

2. Handelt es sich um eine akute Krankheitsphase? Wie lange dauert diese Phase schon an?

   _____

   _____

3. Ist die Erkrankung in der Vergangenheit schon einmal aufgetreten? Gab es bereits mehrere Krankheitsphasen? Wie lange liegt die letzte akute Krankheitsphase zurück?

   _____

   _____

4. Liegen komorbide Störungen (z. B. Alkohol- und Substanzmissbrauch, Suizidalität) vor?

   _____

   _____

5. Bestand die Krankheit
   - ☐ schon vor der Geburt des Kindes?
   - ☐ trat sie unmittelbar nach der Geburt auf?
   - ☐ trat sie in den ersten Lebensjahren des Kindes (Vorschulalter) auf?
   - ☐ trat sie im Verlaufe des Schulalters/Jugendalters auf?

6. Liegen familiäre Belastungsfaktoren vor?
   - ☐ Partnerschafts- bzw. Eheprobleme
   - ☐ Trennung und Scheidung
   - ☐ familiäre Disharmonien (z. B. sexuelle und/oder körperliche Gewalt)
   - ☐ Störungen in der Eltern-Kind-Beziehung
   - ☐ Ist der erkrankte Elternteil allein erziehend?

Aus Lenz: Interventionen bei Kindern psychisch kranker Eltern © 2008 Hogrefe, Göttingen.

Explorationsleitfaden (Forts.)

7. Liegen psychosoziale Belastungsfaktoren vor?

☐ finanzielle Probleme

☐ Arbeitslosigkeit

☐ schwierige Wohnverhältnisse

8. Gibt es Anzeichen für verleugnende, fatalistische und passive Tendenzen im Umgang mit der Krankheit bei dem erkrankten Elternteil, beim gesunden Elternteil, in der ganzen Familie, bei anderen wichtigen Bezugspersonen?

_____

_____

9. Alter und Geschlecht der betroffenen Kinder.

_____

_____

10. Inwieweit geht die elterliche Erkrankung mit Einschränkungen in der Fürsorge, Betreuung und in der Eltern-Kind-Beziehung einher?

☐ In der Fähigkeit, Bedürfnisse des Kindes nach körperlicher Versorgung sowie nach Schutz vor Bedrohungen innerhalb und außerhalb der Familie zu erfüllen.

☐ In der Fähigkeit, dem Kind als stabile und positive Bezugsperson zu dienen, ihm einfühlendes Verständnis, Zuwendung und emotionale Verlässlichkeit zu vermitteln.

☐ In der Fähigkeit, dem Kind ein Mindestmaß an Regeln und Werten zu vermitteln.

☐ In der Fähigkeit, dem Kind grundlegende Lern- und Entwicklungschancen zu eröffnen, ihm altersentsprechende Anregungen, Umwelterfahrung, Motivation, Sprachanregung und Grenzensetzungen zu vermitteln.

_____

_____

_____

11. Lassen sich Einschränkungen in der Feinfühligkeit und/oder Responsivität gegenüber den kindlichen Signalen und Bedürfnissen feststellen?

_____

_____

Aus Lenz: Interventionen bei Kindern psychisch kranker Eltern © 2008 Hogrefe, Göttingen.

Explorationsleitfaden (Forts.)

12. Inwieweit geht die elterliche Erkrankung mit Einschränkungen im Interaktionsverhalten einher?

☐ Ist der erkrankte Elternteil für das Kind nicht oder nur schwer emotional
erreichbar?

☐ Verhält sich der erkrankte Elternteil dem Kind gegenüber teilnahmslos und
desinteressiert?

☐ Verhält sich der erkrankte Elternteil dem Kind gegenüber überfürsorglich
und bevormundend?

☐ Verhält sich der erkrankte Elternteil dem Kind gegenüber abweisend und
entwertend?

☐ Ist der erkrankte Elternteil in seinem Verhalten stark wechselnd und für
das Kind unberechenbar?

☐ Hat der erkrankte Elternteil das Kind in sein eigenes Wahnsystem integriert?

13. Gibt es Hinweise für körperliche Misshandlung?

14. Gibt es Anzeichen für eine starke Einengung des Handlungs- und Bewegungsspielraums der Kinder im familiären Alltag durch den kranken Elternteil (z. B.
durch Überbehütung und Überbesorgnis)?

15. Inwieweit liegt eine Veränderung in der Persönlichkeit des erkrankten Elternteils
vor? Der erkrankte Elternteil leidet z. B. an einer Schizophrenie oder bipolaren
affektiven Störungen.

Aus Lenz: Interventionen bei Kindern psychisch kranker Eltern © 2008 Hogrefe, Göttingen.

Explorationsleitfaden (Forts.)

16. Wie weitreichend gestaltet sich die Ent-Normalisierung des familiären Alltags für die Kinder vor, während und nach dem Klinikaufenthalt?

☐ Durch Veränderungen im Verhalten und in der Persönlichkeit des erkrankten Elternteils.

☐ Durch die Übernahme von Aufgaben im Haushalt.

☐ Durch die Anpassung an außerfamiliäre Personen, die in der Familie die Versorgung und Betreuung übernehmen.

☐ Durch die Orientierung an der Tagesstruktur und Ruhebedürfnissen des kranken Elternteils.

_____

_____

17. Wie erleben die Kinder die Klinikeinweisung? Wie läuft die Klinikeinweisung ab? Ist sie mit zusätzlich Konflikten und elterlichen Auseinandersetzungen verknüpft?

_____

_____

_____

18. Gibt es Anzeichen für deutliche Parentifizierungsprozesse in den Familienbeziehungen? Beispielsweise:

☐ Kind wird zum Vertrauten und Ratgeber für den erkrankten Elternteil und/oder für beide Elternteile.

☐ Kind wird zum Bündnispartner und Schiedsrichter in einer konfliktbeladenen Paarbeziehung der Eltern.

☐ Kind übernimmt Verantwortung in zentralen familiären Bereichen (z. B. Haushaltsführung, Versorgung jüngere Geschwister).

☐ Kind übernimmt Verantwortung für die Gesundung und das Wohlbefinden des erkrankten Elternteils.

☐ Kind wird zum Partnerersatz.

☐ Kind gerät in die Rolle des Sündenbocks für familiäre bzw. elterliche Probleme und Konflikte.

☐ Kind ist gezwungen, schneller erwachsenen zu werden (Kind wirkt ernst, pseudofrühreif und überverantwortlich).

☐ Kind soll nicht erreichte Lebensziele und Lebensträume der Eltern realisieren.

_____

_____

Aus Lenz: Interventionen bei Kindern psychisch kranker Eltern © 2008 Hogrefe, Göttingen.

Explorationsleitfaden (Forts.)

19. Inwieweit ist die Beziehung des Kindes zum gesunden Elternteil tragfähig und klar? Inwieweit vermittelt sie Sicherheit, Verlässlichkeit und Kontinuität?

20. Gibt es Anzeichen für Tabuisierung der Krankheit in der Familie sowie für Rede- und Kommunikationsverbot über die familiäre Situation nach außen?

   ☐ Kinder wirken gehemmt und finden kaum Worte, wenn es um die Krankheit der Mutter oder des Vaters geht und lenken das Gespräch schnell auf andere Themen.

   ☐ Eltern und nahe Bezugspersonen sprechen nur allgemein und vorsichtig über die Krankheit. Sie beschränken sich auf Andeutungen und Umschreibungen.

21. Wissen Verwandte und enge Freunde über die Krankheit Bescheid?

22. Gibt es Hinweise auf Ereignisse in der Familiengeschichte, die verschwiegen werden, z. B. atmosphärisch und/oder szenisch?

23. Welche Vorstellungen haben die Kinder über die elterliche Erkrankung? Verfügen die Kinder über konkrete Kenntnisse oder besitzen sie nur ein diffuses und lückenhaftes Wissen?

Aus Lenz: Interventionen bei Kindern psychisch kranker Eltern © 2008 Hogrefe, Göttingen.

Explorationsleitfaden (Forts.)

24. Inwieweit fühlt sich das Kind für die Erkrankung des Elternteils verantwortlich/schuldig?

_____

_____

25. Besitzt das Kind eine tragfähige, verlässliche Beziehung zu einer erwachsenen Bezugsperson außerhalb der Familie?

_____

_____

26. Gibt es Konflikte zwischen außerfamiliären Bezugspersonen und dem erkrankten und/oder gesunden Elternteil?

_____

_____

27. Verfügt das Kind über regelmäßige Kontakte zu Schulkameraden und Peers?

_____

_____

28. Inwieweit ist das Kind in Gruppen, Vereine und Freizeitaktivitäten integriert?

_____

_____

29. Kann das Kind Unterstützungsleistungen aus dem sozialen Netzwerk mobilisieren? Welches Mobilisierungs- und Hilfesuchverhalten zeigt das Kind?

_____

_____

_____

Aus Lenz: Interventionen bei Kindern psychisch kranker Eltern © 2008 Hogrefe, Göttingen.

Explorationsleitfaden (Forts.)

30. Welche Erfahrungen macht das Kind im Netzwerk bei der Suche nach Unterstützung? Welche Formen der sozialen Unterstützung erhält das Kind?

_____

_____

_____

31. Wie groß ist die Bereitschaft des Kindes auf andere Personen zuzugehen und seine Probleme, Nöte und Sorgen zu offenbaren? Welche Reaktionen aus dem sozialen Umfeld erlebt das Kind?

_____

_____

_____

32. Hat die Familie regelmäßigen Kontakt zu Verwandten, Freunden und zu Personen im sozialen Umfeld, die unterstützen und helfen? (Verfügbare Lernmodelle für das Kind)

_____

_____

_____

Aus Lenz: Interventionen bei Kindern psychisch kranker Eltern © 2008 Hogrefe, Göttingen.

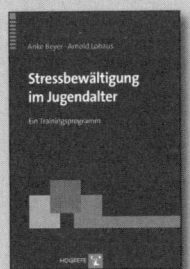

Anke Beyer
Arnold Lohaus

Stressbewältigung im Jugendalter

Ein Trainingsprogramm

(Reihe: »Therapeutische Praxis«)
2006, 220 Seiten, Großformat,
€ 29,95 / sFr. 48,90
ISBN 978-3-8017-2031-5

Das Stresspräventionsprogramm SNAKE soll Jugendliche dabei unterstützen, aktuelle Belastungssituationen besser zu bewältigen und sie auf den Umgang mit zukünftigen Stresssituationen vorzubereiten. Das Programm enthält neben einem Basismodul zum Problemlösen drei weitere Zusatzmodule zu stressbezogenen Kognitionen, zur sozialen Unterstützung sowie zu Entspannung und Zeitmanagement, die optional eingesetzt werden können. Das Präventionsprogramm richtet sich in erster Linie an Jugendliche der Klassen 7 bis 9 und lässt sich gut im Schulalltag integrieren. Alle Trainer- und Teilnehmermaterialien sind im Manual enthalten.

Inge Seiffge-Krenke
Arnold Lohaus (Hrsg.)

Stress und Stressbewältigung im Kindes- und Jugendalter

2007, 296 Seiten,
€ 29,95 / sFr. 48,90
ISBN 978-3-8017-2020-9

Das Buch fasst wichtige Forschungsarbeiten zu Stress--erleben, -symptomatik, -prävention und -bewältigung im Kindes- und Jugendalter zusammen. Die Autoren stellen Theorien und Konzepte zur Stressentstehung vor und geben einen Überblick über die Instrumente zur Erfassung von Stress und Coping. Situationsspezifische Einflüsse und entwicklungsbezogene Veränderungen auf die Stressbewältigung werden herausgearbeitet und die Rolle schulischer, familiärer und kultureller Faktoren erläutert. Trainingsprogramme zur Prävention und Bewältigung von Stress im Kindes- und Jugendalter werden aufgezeigt.

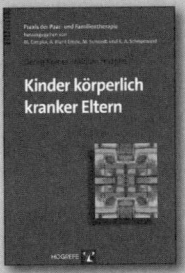

Georg Romer
Miriam Haagen

Kinder körperlich kranker Eltern

(Reihe: »Praxis der Paar- und Familientherapie«, Band 5)
2007, 169 Seiten,
€ 26,95 / sFr. 44,90
ISBN 978-3-8017-2032-2

Wenn Eltern an einer ernsthaften körperlichen Krankheit leiden, ist das Leben aller Familienmitglieder hiervon nachhaltig betroffen. Die Autoren stellen in diesem Band theoretische Grundlagen und Interventionskonzepte vor, die in Beratung und Therapie mit betroffenen Familien zur Anwendung kommen. Anhand zahlreicher Fallbeispiele werden die verschiedenen Beratungs- und Behandlungsstrategien erläutert. Der speziellen Problematik im Umgang mit Kindern sterbender Eltern ist ein eigenes Kapitel gewidmet.

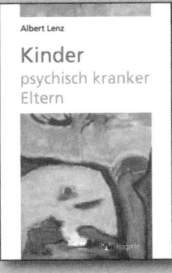

Albert Lenz

Kinder psychisch kranker Eltern

2005, 227 Seiten,
€ 29,95 / sFr. 52,50
ISBN 978-3-8017-1872-5

Der Band zeigt die Betroffenheit der Kinder und Jugendlichen, ihre Belastungen und Erfahrungen im Zusammenleben mit einer psychisch kranken Mutter oder einem psychisch kranken Vater auf. Ziel ist es, präventiv orientierte professionelle Unterstützungs- und Hilfsangebote für Kinder und ihre Familien vorzustellen.

www.hogrefe.de

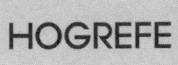

Hogrefe Verlag GmbH & Co. KG
Rohnsweg 25 · 37085 Göttingen · Tel: (0551) 49609-0 · Fax: -88
E-Mail: verlag@hogrefe.de · Internet: www.hogrefe.de

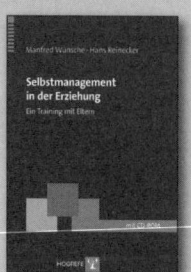

Manfred Wünsche
Hans Reinecker

Selbstmanagement in der Erziehung

Ein Training mit Eltern

(Reihe: »Therapeutische Praxis«)
2006, 112 Seiten, Großformat,
inkl. CD-ROM, € 29,95 / sFr. 52,50
ISBN 978-3-8017-1908-1

Der Band stellt ein sechs Sitzungen umfassendes Elterntraining vor, welches an den Prinzipien der Selbstmanagement-Therapie orientiert ist. Ziel ist es, Eltern in die Lage zu versetzen, autonom, selbstbestimmt und eigenverantwortlich ihre erzieherischen Ziele zu erreichen. Im Training werden relevante Erziehungssituationen bearbeitet und erzieherisches Handeln geübt. Die Umsetzung des Gelernten im jeweiligen erzieherischen Alltag der Teilnehmer wird durch Rollenspiele, Übungen und Hausaufgaben zwischen den Sitzungen unterstützt.

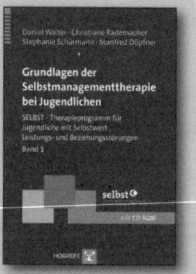

Daniel Walter · Christiane Rademacher
Stephanie Schürmann · Manfred Döpfner

Grundlagen der Selbstmanagementtherapie bei Jugendlichen

SELBST - Therapieprogramm für Jugendliche mit Selbstwert-, Leistungs- und Beziehungsstörungen – Band 1

(Reihe: »Therapeutische Praxis«)
2007, 159 Seiten, Großformat,
inkl. CD-ROM, € 44,95 / sFr. 72,–
ISBN 978-3-8017-1901-2

SELBST ist ein Therapieprogramm zur Behandlung von Jugendlichen mit Selbstwert-, Leistungs- und Beziehungsstörungen im Alter von 12 bis 18 Jahren. SELBST ist störungsübergreifend, problem-, ressourcen und lösungsorientiert. Es integriert jugendlichen-, eltern- und lehrerzentrierte Interventionen. Band 1 erläutert die Grundlagen des Therapieprogramms.

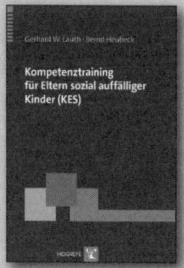

Gerhard W. Lauth
Bernd Heubeck

Kompetenztraining für Eltern sozial auffälliger Kinder (KES)

(Reihe: »Therapeutische Praxis«)
2006, 190 Seiten, Großformat,
€ 34,95 / sFr. 56,–
ISBN 978-3-8017-1829-9

Bei diesem ressourcenorientierten Gruppentraining lernen Eltern von sozial auffälligen Kindern, belastende Alltagssituationen in der Familie zu identifizieren und ihre eigenen Stärken zu erkennen, um anschließend das Lösen der bestehenden Schwierigkeiten zu üben. Das Buch schildert den theoretischen Hintergrund des Konzeptes, gibt eine genaue Anleitung zum Training und enthält alle Materialien.

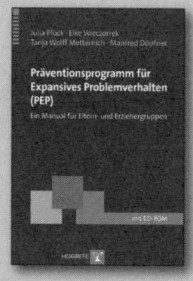

Julia Plück · Elke Wieczorrek
Tanja Wolff Metternich
Manfred Döpfner

Präventionsprogramm für Expansives Problemverhalten (PEP)

Ein Manual für Eltern- und Erziehergruppen

(Reihe: »Therapeutische Praxis«)
2006, 221 Seiten, Großformat,
inkl. CD-ROM, € 59,95 / sFr. 95,–
ISBN 978-3-8017-1894-7

Das Präventionsprogramm »PEP« besteht aus einem Eltern- und einem Erzieherprogramm. Es macht mit den wichtigsten Methoden der Verhaltensänderung vertraut. Ziel des Programmes ist die Stärkung der Erziehenden selbst, die Stärkung der positiven Eltern/Erzieher-Kind-Interaktion sowie die Stärkung der konstruktiven Eltern-Erzieher-Interaktion. Die beiliegende CD-ROM enthält das umfangreiche didaktische Material für alle Sitzungen und darüber hinaus alle Arbeitsblätter, die an die Teilnehmer verteilt werden können.

www.hogrefe.de

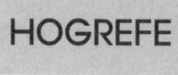

Hogrefe Verlag GmbH & Co. KG
Rohnsweg 25 · 37085 Göttingen · Tel: (0551) 49609-0 · Fax: -88
E-Mail: verlag@hogrefe.de · Internet: www.hogrefe.de